中医临证实录
杨秀炜经验集萃

主编 杨秀炜 周 微 林乐乙

U0198823

北方联合出版传媒（集团）股份有限公司
辽宁科学技术出版社

图书在版编目（CIP）数据

中医临证实录：杨秀炜经验集萃 / 杨秀炜，周微，
林乐乙主编 . -- 沈阳：辽宁科学技术出版社，2024.11.
ISBN 978-7-5591-3878-1

Ⅰ . R249.7

中国国家版本馆 CIP 数据核字第 20247PD038 号

出版发行：辽宁科学技术出版社
　　　　　（地址：沈阳市和平区十一纬路25号　邮编：110003）
印 刷 者：辽宁鼎籍数码科技有限公司
经 销 者：各地新华书店
幅面尺寸：184 mm × 260 mm
印　　张：13
字　　数：300千字
出版时间：2024年11月第1版
印刷时间：2024年11月第1次印刷
责任编辑：凌　敏
封面设计：刘　彬
版式设计：袁　舒
责任校对：于　倩　关　婧

书　　号：ISBN 978-7-5591-3878-1
定　　价：98.00元

联系电话：024—23284356
邮购热线：024—23284502
E-mail:lingmin19@163.com
http://www.lnkj.com.cn

编者名单

主　编　杨秀炜　周　微　林乐乙

副主编　于增利　侯小雪　李丁蕾　王　祺

编　委　刘英楠　周丽姝　张佰峰　许珊珊　许晓蓓
　　　　杨　欣　王爱红　宫雪梅　杨　阳　周　觅
　　　　张松兴

前言

慢性肾脏病已经成为全球性公共健康问题，国际肾脏病学会和国际肾脏基金联盟在2020年3月12日的世界肾脏日宣布，全球肾脏病患者数量达8.5亿，慢性肾脏病每年造成至少240万人死亡。调查显示，我国成人慢性肾脏病患病率高达10.8%，且致残、致死率增速位居慢性病之首，而知晓率仅为12.5%，这就意味着每10个人中就有一个肾脏病患者。因此慢性肾脏病已成为威胁人类健康的主要疾病之一，其患病率和病死率高，并明显增加了心血管疾病的危险性，产生巨额的医疗费用。大量慢性肾脏病患者，尤其是透析患者，已成为我国医疗卫生体系的沉重负担。如何应对慢性肾脏病的发生，延缓肾衰竭的进展，成为全世界亟须攻克的难题。

杨秀炜教授是国家中医药管理局"十二五"重点专科辽宁中医药大学附属第二医院肾病科学科带头人、全国第六批老中医药专家学术继承工作指导老师、全国名老中医药专家传承工作室建设项目专家、第二批全国优秀中医临床人才、辽宁省名中医、沈阳市名中医。杨秀炜教授从事中医内科临床、科研、教学工作30年余，始终致力于中西医结合治疗肾脏病，通过深入探讨医理、医术，学习中医经典著作，借鉴历代医家的学术观点，跟随国医大师张琪教授、熊继柏教授出诊学习，扎实了中医理论基础、丰富了临床经验，并不断创新提出了自己的学术观点。

杨秀炜教授的学术思想主要是重视脾肾，阴阳双补；强调清利湿热，活血化瘀；强调中医辨证思维的培养，强调现代中医要辨病与辨证相结合。在中医、中西医结合治疗慢性肾衰竭、慢性肾小球肾炎、肾病综合征、糖尿病肾病、尿路感染等疾病中形成了一整套独特的治疗方法，精心研制的肾衰系列协定方、肾毒清灌肠液、通络足浴方、尿感膏系列等治疗慢性肾脏病的用药，广泛应用于临床，疗效令人满意。

为了继承和发扬杨秀炜教授的临床及学术经验，我们整理编写了此书，可作为各级临床医师、护士、医学生的肾病专业参考书，因时间仓促，编者水平有限，书中或有不妥之处，敬请各位同人批评指正。

编者
2024年3月

目录

第一章　杨秀炜教授主要学术思想 / 01

第一节　重视脾肾，阴阳双补 / 01

第二节　顾护脾胃，扶助正气 / 02

第三节　强调清利湿热，活血化瘀 / 02

第四节　重视以通为用 / 04

第五节　强调中医辨证思维 / 04

第二章　专病论治 / 06

第一节　慢性肾衰竭从瘀论治的理论与实践探讨 / 06

第二节　从瘀论治慢肾风的理论与实践 / 14

第三节　淋证的中医诊治经验 / 18

第三章　杂病论治 / 32

第一节　失眠的中医临床辨治 / 32

第二节　辛开苦降法治疗痞满 / 35

第四章　临床经验总结 / 38

第一节　杨秀炜教授治疗肾性水肿的经验 / 38

第二节　杨秀炜教授治疗肾性血尿的临床经验 / 44

第三节　杨秀炜教授治疗阴虚水肿的临床经验 / 46

第四节　杨秀炜教授膏灸合治劳淋的临床经验 / 48

第五节　杨秀炜教授治疗慢性肾小球肾炎的临床经验 / 51

第六节　小柴胡汤在肾脏病中应用发微 / 58

第七节　中医临床思维模式的培养 / 63

第五章　临床研究 / 67

第一节　早、中期慢性肾衰竭的中医规范化治疗研究 / 67

第二节　中医一体化治疗慢性肾衰竭的疗效评价 / 71

第三节 早、中期慢性肾衰竭的中医规范化治疗及疗效分析 / 76

第四节 早、中期慢性肾衰竭中医一体化治疗临床研究 / 81

第五节 益气温阳、涩精活血法治疗脾肾阳虚型糖尿病肾病 35 例疗效观察 / 88

第六节 基于数据挖掘法对杨秀炜教授治疗肾小球肾炎遣方用药特色分析研究 / 92

第七节 益肾活血颗粒治疗肾性血尿的临床观察 / 101

第六章 实验研究 / 104

第一节 益肾排毒方对腺嘌呤致慢性肾衰竭大鼠肾间质纤维化的影响 / 104

第二节 益肾排毒方对腺嘌呤所致慢性肾衰竭大鼠肾功能的影响 / 109

第三节 中药复方治疗早期糖尿病肾病的实验研究 / 114

第七章 典型医案 / 121

第八章 杨秀炜教授临床常用方剂 / 162

第一节 临床常用方剂 / 162

第二节 常用治疗水肿方剂 / 173

第九章 杨秀炜教授临床常用药物 / 176

第一节 临床常用药物 / 176

第二节 临床常用药对 / 177

第三节 临床常用治疗慢性肾小球肾炎的药物 / 180

第十章 肾内科常用中医特色疗法 / 185

第一节 中药灌肠疗法 / 185

第二节 结肠透析疗法 / 186

第三节 中药塌渍疗法 / 188

第四节 中药封包疗法 / 189

第五节 中医定向透药疗法 / 190

第六节 耳针疗法 / 192

第七节 埋针治疗 / 193

第八节 拔罐疗法 / 194

第九节 督灸疗法 / 196

第一章 杨秀炜教授主要学术思想

第一节 重视脾肾，阴阳双补

五脏之中，脾为后天之本，肾为先天之本。《景岳全书·脾胃论》[1]说："水谷之海本赖先天为之主，而精血之海又必赖后天为之资。"《脾胃论》言："元气之充足，皆由脾胃之气无所伤，而后能滋养元气。"脾之健运，化生精微，须借助于肾阳的温煦，故有"脾阳根于肾阳"之说，肾中精气亦有赖于水谷精微的培育和充养，才能不断充盈和成熟。因此，脾与肾在生理上是后天与先天的关系，《医宗必读》有："肾为先天之本，脾为后天之本。"它们是相互资助、相互促进的。《傅青主女科·妊娠》[2]云："脾非先天之气不能化，肾非后天之气不能生。"在病理上亦常相互影响，互为因果，最终导致脾肾两虚，若肾不藏精，脾不升清，则精微物质随尿下泄，可见血尿、泡沫尿等；若肾失开合，脾失转输，则水液代谢障碍，泛溢肌肤，可见尿少、水肿等症状；若脾胃虚损日久，水谷精微不能吸收，气血生化乏源，可见面色苍白、倦怠乏力等；若肾虚腰失所养，可见腰膝酸软等；若脾肾阳虚，可见便溏、食少、纳呆等。

在肾病的辨证中，各个疾病的临床表现不尽相同，但就其疾病演变过程分析，究其本质，离不开脾、肾功能失调，脾、肾两脏虚损贯穿各种肾病的始终。病程日久，病机错综复杂，复因失治、误治，常常出现虚实夹杂之证。慢性肾衰多为脾肾两虚，运化失常，气化失司，湿浊毒邪内蕴，损耗气血，久病入络，形成虚实夹杂、本虚标实的症候。慢性肾小球肾炎以水肿、血尿、蛋白尿为主，多为脾肾两虚，脾虚失于统摄，肾虚失于固摄，水液代谢障碍，血随尿出，精微外泄，发为诸症。尿路感染以反复发作之劳淋多见，劳淋特点本虚标实，本虚多为脾肾阳虚、气阴两虚者多见，两种常见证型均与脾肾虚弱密切相关。体虚复感湿热之邪，最易发为本病，正所谓："肾虚膀胱热故也。"糖尿病肾病多为脾肾两虚，水液代谢失衡，久病成瘀，浊毒内蕴，瘀血与浊毒互结，虚实夹杂，发为本病。紫癜性肾炎多为热毒之邪迫血妄行，或日久不愈，或失治误治，耗伤气血，损伤脾肾，而成虚实夹杂之证。

杨秀炜教授根据临床经验总结，常见肾病的发生多与脾肾相关，病机关键为脾肾功能失调，脾肾阴阳失调贯穿慢性肾脏病的始终。杨秀炜教授推崇前贤李东垣补脾治后天、张景岳补肾治先天的学说，在脏腑辨证中尤其重视脾、肾两脏，所以临床上常用健脾补肾之法，常用方剂为升阳益胃汤、参芪地黄汤、六味地黄丸、归脾汤、四君子汤、香砂六君子汤等加减。杨秀炜教授根据肾虚的本质为阴阳两虚，认为在补阳时常酌加滋阴之品，阳根于阴，使阳有所依附，并可防止补阳药过于温燥而伤阴；在滋阴的同时酌加补阳之品，阴根于阳，使阴有所化，并借助其温运制约滋阴药的凝滞滋腻，补阴而不伤阳。

第二节　顾护脾胃，扶助正气

杨秀炜教授师从国医大师张琪教授，张琪教授非常重视调脾胃的理论，杨秀炜教授在跟师学习过程中，受张琪教授的言传身教，结合自身临床实践工作，在肾系疾病以及内科杂病的治疗过程中，亦非常重视脾胃的顾护，杨秀炜教授辨证用药中强调"攻而不伤正，补而不碍脾""寒莫伤脾阳，燥勿伤胃阴""胃气一败，百药难施""胃气旺盛，则食无不消，行无不化，药石得进"。调脾胃的理论起源于《黄帝内经》，《黄帝内经》云："人以胃气为本，有胃气则生，无胃气则死""胃为水谷之海，气血生化之源，脏腑经络之根"。这都表明脾胃为后天之本，气血生化之源，为人体气机升降之枢纽。脾胃健旺，水谷得化，精微得布，才能正气充足，病无所生。若脾胃受损，饮食难入，气血生化乏源，精微不化，则会出现诸虚之证。

杨秀炜教授治疗肾系疾病善于从脾胃着手进行调治，重视脾胃，杨秀炜教授认为补肾药多伤胃，脾胃素弱者更要从脾论治。如治疗脾阳虚衰的水肿时，杨秀炜教授以李东垣的升阳益胃汤为基础方进行加减治疗；治疗慢性肾衰竭患者辨证为肺胃阴虚夹湿热，症状腹胀纳差者，应用甘露饮加减治疗；对于紫癜性肾炎日久不愈，耗伤气血，脾不统血，而尿血者，应用归脾汤加减治疗；对于慢性肾衰竭尿毒症期的患者，出现恶心、呕吐，饮食难下时，杨秀炜教授以辛开苦降之半夏泻心汤联合治疗痰气痞的旋覆代赭汤加减进行治疗。

杨秀炜教授在治疗内科杂病时也十分重视脾胃的调理，问诊过程均会问及饮食和大便情况，无论何种疾病，只要存在脾胃不调的症状，均加入调理脾胃的药物，甚至直接从脾胃入手进行治疗，调理脾胃不仅能化生气血，同时能促进药物的吸收、加速疾病痊愈的速度。

第三节　强调清利湿热，活血化瘀

湿与热均是中医的病因，徐灵胎云："有湿则有热，虽未必尽然，但湿邪每易化热。"但在机体中所反映的湿热现象，一般认为是在正虚的情况下所产生的病理产物，中医认为脾虚可以生湿，湿郁可以化热；或是气阴两虚下阴虚生内热，此内热与脾虚所生之湿结合，共致湿热之邪。此时正虚为本，湿热为标，只要扶正治本，则湿热自消。湿为阴邪，其性氤氲黏腻，湿与热相合，则更胶结难解，且湿热久羁，可影响中焦脾胃升降功能而出现呕恶、纳差，从而进一步导致脾胃虚损，形成恶性循环，形成正虚邪实的局面，故难速已。湿热伤肾是肾病病理的基本特点，且往往贯穿病程的始终。吴崑《医方考》[3]中说："下焦之病，责之湿热。"而下焦之病多属肾病一类。湿热滞留，耗伤正气，变生他变，且易招致外感，成为病情进展的重要病理因素。湿热蕴结，阻滞气机，水湿不运，泛溢肌肤，故见水肿、小便不利等；湿热蕴结，脾虚下陷，肾失封藏，精微下注，清浊相混而出现蛋白尿；湿热蕴结下焦，灼伤血络，迫血妄行，故见尿血鲜红或黄赤、小便频急涩痛等；湿热久蕴，煎熬尿液，结成砂石，阻塞尿路，故见排尿困难、腰腹刺痛、尿血等。

根据病体脾胃虚弱，湿热伤肾的病理特点，如何分清标本主次的关系，杨秀炜教授认为如果湿热留恋影响脾胃功能，湿热留恋是主要矛盾，此时应以祛邪为主，祛邪即可扶正，如果这时扶正，不但不能祛邪，湿热更不易去。因此当疾病过程中存在的湿热因素起主导作用时，应当认为湿热即是本，清除湿热即是治本，湿热除尽，正气始复，祛邪即是扶正，故临床上杨秀炜教授推崇重视清除湿热，多用清利湿热之法。符合《黄帝内经》中"间者并行，甚者独行"的治疗原则。临床上常用四妙丸、三仁汤、藿香、佩兰、土茯苓、老头草、炒薏苡仁等药物。

瘀血是慢性肾脏病的病机之一，血瘀证是慢性肾脏病常见的症候[4]。慢性肾脏病的病机发展是一个长期持续性进展的过程，因此临床上多为虚实夹杂之证，既有正气的虚损，又有实邪的蕴结，可因虚致实，或因实致虚。气为血帅，血为气母，气能生血、行血、摄血，气虚可及血，血虚可及气；正气虚衰可致血瘀、痰浊、湿热等标实证。无论水肿，还是尿血病，在病程发展过程中，均可因为气虚无力行血、阴虚脉道不充致血脉瘀阻；气虚无力行水，阳虚温化不及致水湿停滞，阻滞脉道，瘀血内停。在慢性肾脏病发展过程中，瘀血既是病理产物，又是致病因素。既可以加重正虚情况，同时，各标实证也可相互影响，相互转化。总之，无论正气虚损，还是实邪蕴结，最终均可导致瘀血的发生。血瘀证在慢性肾脏病的初期表现不明显，随着病情的发展，久病入络，或毒邪入侵血分，血络瘀阻，许多患者表现有瘀血的征象，症状面色晦暗不泽、两目黯黑、头痛少寐、腰部刺痛、固定不移、昼轻夜重、肌肤甲错、烦躁不宁、恶心呕吐、口唇青紫或紫暗、舌紫暗或舌有瘀斑及瘀点，舌下脉络紫暗、脉涩或沉弦等。

在临床观察中发现，有些病例即使没有瘀血的征象，在治疗过程中，加入活血化瘀之品，其疗效可提高，这也说明血瘀证不仅多见，而且贯穿慢性肾脏病的全过程。杨秀炜教授在临床上根据病情具体情况常选用丹参、赤芍、当归、川芎、蒲黄、益母草、三七、红花、桃仁、大黄等药物，或者应用四物汤、桃红四物汤、血府逐瘀汤、下瘀血汤等方剂治疗，严重者可选用破血逐瘀药物，如三棱、莪术等。

第四节　重视以通为用

　　杨秀炜教授治疗疾病亦重视以通为用，高士宗在《素问直解》中指出："但通之之法，各有不同。调气以和血，调血以和气，通也；下逆者使之上行，中结者使之旁达，亦通也；虚者助之使通，寒者温之使通，无非通之之法也。若必以下泄为通，则妄矣。"强调人体是一个有机的整体，其生命活动以通的运动变化为基本形式，故"以通为用"，不通就会发生疾病，结合临床实践所见，诸多病症由不通所致，或与不通有关。所以杨秀炜教授在治疗疾病时，尤其内科杂病中，重视通法的应用。杨秀炜教授运用经方，结合以通为用理论，采用调和营卫治疗汗证、辛开苦降法治疗痞满、行气活血法治疗腹痛、调畅气机治疗胸满烦惊证，以上 4 种方法均是以通为用理论的体现。且杨秀炜教授认为，"补之以通"，不仅祛邪为通，扶正补虚亦为通。

第五节　强调中医辨证思维

　　杨秀炜教授从多年的临床诊疗过程中得出的临证经验主要是强调中医辨证思维的培养，中医辨证是中医的精髓，是中医临证过程中最重要的部分。杨秀炜教授在临床治疗疾病中既重视辨病治疗，也重视辨证治疗，强调辨病与辨证相结合，并在临床治疗中不断实践。任何疾病的发生、发展，总是通过一定的症状、体征等疾病现象而表现出来的，人们也总是透过疾病的现象去揭示疾病的本质。杨秀炜教授传承了国医大师张琪教授提出的辨病与辨证相结合的学术思想 [5]，即先进行现代医学诊断，再进行中医学辨证，辨证分型也是建立在辨病基础上，证和病相结合，才能全面反映疾病的规律。这种病症结合的模式是将现代医学的一些阳性体征及实验室检查结果纳入中医学的辨证体系中来，有利于疾病的早期诊断、早期治疗，尤其是在一些疾病无症可辨的情况下可以为中医辨证提供依据。

　　杨秀炜教授强调在临床中要抓主症，抓主症特点，辨别主症的性质，审证求因，才能求其所属，伏其所主。在根据主症辨证的同时，要结合辨病，结合现代医学的研究来立方用药。比如，现代医学研究 [6] 已证实活血化瘀中药可改善患者的肾脏血流动力学改变、改善患者血液高凝状态等，所以在慢性肾脏病的治疗中常常酌加活血化瘀药物以提高疗效。

　　中医学认为疾病的临床表现以症状、体征为基本组成要素。杨秀炜教授经常强调病、证、症的区别。首先三者指代不同，病是生理上或心理上发生的不正常的状态；证是中医对患者若干症状和体征的总称；症是疾病过程中的外在表现。其次三者出处不同，病出自《尔雅》："病，疾加也"；证出自《说文》："证，谏也"；症出自《五杂俎·物部三》："人有阴症寒疾者"。最后三者侧重点不同，病重点在全过程；证重点在现阶段；症重点在外在的表象。

　　杨秀炜教授治疗疾病重视辨证论治，辨证必求于本，辨证要注意辨别阴阳、寒热、表里和虚实，辨清脏腑，明确病位、病性，强调和重视脏腑辨证。辨证论治是中医学的精髓和灵魂，是总的指导思想，实践是检验真理的唯一标准，谁掌握好辨证论治这一中医学精髓，谁的疗效就更佳。当遇到无症可辨时，要结合望、闻、切诊等加以辨证。杨秀炜教授提出辨证论治是进行辨证—辨病—再辨证的过程，是一个诊断疾病、不断深化的过程，正确地辨证论治是临床疗效的保证。跟师学习过程中，杨秀炜教授注重培养医师的中医辨证思维过程，她提出辨证要将病、证、症有机结合，抓主症及特点，抓病位，抓病性，然后遣方用药，这是中医临床行为的全过程。正如《伤寒论》所言："观其脉证，知犯何逆，随证治之。""观其脉证"是抓四诊获得的主症；"知犯何逆"抓病机的"主变"；"随证治之"是针对主证和主变抓主方。其中关键在于"观其脉证"是辨证的切入，"知犯何逆"是审证求因的思辨，如何切入，如何思辨，需要通过临床不断探索，总结出诸多辨证纲领，如"八纲辨证、脏腑辨证、六经辨证、卫气营血辨证"等。

　　病和证虽然是两种不同的概念，但二者有着密切的联系，同一种疾病，不同时期可以出现不同证候，不同疾病，在疾病发展变化过程中又可以出现相同的证，因此辨病是一个对疾病全面认识的过程，辨证是要解决疾病某一阶段的主要矛盾。然而中医的病与西医疾病也不尽相同，因此杨秀炜教授在临床治疗疾病时，也注重结合西医检查结果辨别西医疾病。辨证论治是为了确定治法方药，针对主症进行辨证治疗，适当兼顾兼症，临床会取得满意疗效。

参考文献

[1] 姚辛敏，周妍妍，于淼 . 脾肾相关的现代研究及临床应用进展 [J]. 中医药学报，2013，41（1）：119.
[2] 邵美玲，杨洪涛，杨洪涛 . 从脾肾论治慢性肾脏病医案举隅 [J]. 中医药临床杂志，2019，31（4）：652.
[3] 黄进，赵长鹰 . 肾病与湿热证关系的探讨 [J]. 四川中医，2006，24（3）：16.
[4] 张佩青，张琪 . 肾病医案精选 [M]. 北京：科学出版社，2008.
[5] 张佩青，李淑菊，张琪 . 肾病论治精选 [M]. 北京：科学出版社，2014.
[6] 张英军，王军，徐阳，等 . 桃核承气汤的实验研究 [J]. 长春中医药大学学报，2014，30（2）：234-237.

第二章 专病论治

第一节 慢性肾衰竭从瘀论治的理论与实践探讨

慢性肾衰竭（CRF）是指各种慢性肾脏病进行性进展，引起肾单位和肾功能不可逆地丧失，导致以代谢产物和毒物潴留，水、电解质和酸碱平衡紊乱以及内分泌失调为特征的临床综合征[1]。每年约 1% 的人口发生 CRF[2]。其分属于中医的"关格""癃闭""虚劳""水肿""腰痛""溺毒"等疾病的范畴。本病病程长，迁延不愈，血瘀气滞，络脉阻塞必是本病的病机特点，因此活血化瘀治疗贯穿本病治疗始终，我们以活血、解毒、扶正固本治疗 CRF 取得了较满意的疗效，本文从理论及临床实践两个方面对 CRF 从瘀论治进行较为系统的阐述。

一、CRF 从瘀论治的理论基础

（一）有关 CRF 的文献记载

在中医古籍文献中虽无慢性肾衰竭的病名，却有很多类似本病的症状描述。因其临床上常见倦怠乏力、恶心、呕吐、食欲不振、水肿、腰酸、小便不利等症状，故分属于中医的"关格""癃闭""虚劳""水肿""腰痛""溺毒"等范畴。《黄帝内经》从脉象和病理上对"关格""癃闭"进行了论述，如《素问·宣明五气篇》云："膀胱不利为癃，不约为遗溺。"《灵枢·脉度》云："阴气太盛，则阳气不能荣也，故曰关。阳气太盛，则阴气弗能荣也，故曰格。阴阳俱盛，不得相荣，故曰关格。关格者，不得尽期而死也。"《景岳全书·癃闭》云："小水不通是为癃闭，此最危最急症也，水道不通，则上侵脾胃而为胀，外侵肌肉而为肿，泛及中焦则为呕，再及上焦则为喘。数日不通，则奔迫难堪，必致危殆。"《证治汇补·关格》云："既关且格，必小便不通，旦夕之间，徒增呕恶，次因浊邪壅塞三焦，正气不得升降。所以关应下而小便闭，格应上而生呕吐，阴阳闭绝，一日即死，最为危候。"此与慢性肾衰竭晚期症状极为相似。而后，历代医家对本病的认识有了更进一步的深入，《重订广温热论》云："尿毒入血，血毒攻心，甚则血毒上脑，头痛而晕，视物朦胧，耳鸣、耳聋，恶心、呕吐，呼吸带有尿毒，间或猝发癫痫状，甚或神昏惊厥，不省人事，循衣摸床撮空，舌苔腐，间有黑点，其证极危。"此特征类似慢性肾衰竭终末期的临床表现。

《金匮要略·虚劳病篇》中提出了主治肾阳虚所致虚劳腰痛的八味肾气丸以及主治因虚致瘀的干血劳用大黄䗪虫丸祛瘀生新。其云："虚劳腰痛，少腹拘急，小便不利者，八味肾气丸主之。""五劳虚极，羸瘦，腹满不能饮食，食伤、忧伤、饮伤、房室伤、饥伤、劳伤，经络荣卫气伤，内有干血，肌肤甲错，两目黯黑，缓中补虚，大黄䗪虫丸主之。"

《金匮要略·水气病》篇对水肿病从分类、脉证、病因病机、治则、方药以及血分、水分、气分等方面均做了较为系统的论述。有关水肿病的分类、脉证，其云："师曰：病有风水、有皮水、有正水、有石水、有黄汗。风水其脉自浮，外证骨节疼痛，恶风；皮水其脉亦浮，外证胕肿，按之没指，不恶风，其腹如鼓，不渴。当发其汗。正水，其脉沉迟，外证自喘；石水其脉自沉。外证腹满不喘。黄汗其脉沉迟，身发热，胸满，四肢头面肿，久不愈，必致痈脓。""心水者，其身重而少气，不得卧，烦而躁，其人阴肿。""肝水者，其腹大，不能自转侧，胁下腹痛，时时津液微生，小便续通。""肺水者，其身肿，小便难，时时鸭溏。""脾水者，其腹大，四肢苦重，津液不生，但苦少气，小便难。""肾水者，其腹大，脐肿腰痛，不得溺，阴下湿如牛鼻上汗，其足逆冷，面反瘦。"

关于血与水的辨证，其云："师曰：寸口脉沉而迟，沉则为水，迟则为寒，寒水相搏。趺阳脉伏，水谷不化，脾气衰则鹜溏，胃气衰则身肿。少阳脉卑，少阴脉细，男子则小便不利，女子则经水不通；经为血，血不利则为水，名曰血分。"关于水肿病的治疗，其云："诸有水者，腰以上肿，当利小便；腰以下肿，当发汗乃愈。""夫水患者，目下有卧蚕，面目鲜泽，脉伏，其人消渴。病水腹大，小便不利，其脉沉绝者，有水，可下之。"

《景岳全书·肿胀》："凡水肿等证，乃肺脾肾三脏相干之病，盖水为至阴，故其本在肾；水化于气，故其标在肺；水惟畏土，故其制在脾。今肺虚则气不化精而化水，脾虚则土不制水而反克，肾虚则水无所主而妄行。"

（二）CRF 瘀血形成的病机探讨

CRF 病机过程中既有正气的虚损，又有实邪的蕴结，可因虚致实，或因实致虚，多虚实夹杂。正虚可为气、血、阴、阳诸虚[3]，病久多相兼出现：气为血帅，能生血、行血、摄血，血为气母，气虚可及血，血虚可及气；阴阳互根互用，阴损及阳，阳损及阴。正气虚衰可致血瘀、痰浊、湿热诸标实证。气虚无力行血、阴虚脉道失濡，均可致血脉瘀阻；气虚则无力行水，阳虚温化不及均可致水湿停滞，久则成痰为饮，湿郁化热，湿热相合，酿生湿热。在此病机转化过程中，实邪既是病理产物，也是致病因素，可进一步加重正虚情况，如血脉瘀阻则新血不生，津不化气则气阴两虚，痰湿困阻则伤阳，湿热凝滞则耗伤气阴。同时，各标实证亦可相互影响，具体言之，血脉瘀阻则气化不利，水湿运行失常，痰浊内生，久则蕴生湿热；痰浊、湿热阻滞气血运行，可致血脉瘀阻。虚实夹杂，疾病缠绵难愈。总之，无论正气虚损，还是实邪蕴结，最终均可导致瘀血的发生。我们在沈阳市科学技术项目以及辽宁省卫生厅医学重点专科建设项目，早、中期慢性肾衰竭的中医规范化治疗（1081281-9-00）及早、中期慢性肾衰竭的中医一体化治疗的两项研究中，通过对 90 例早、中期 CRF 患者的临床症候分析表明，在正虚证中，以气虚、阳虚证为主，分别占 100% 及 75.5%；在邪实证中以血瘀证为主，占 76.7%。临床最多见的虚实夹杂证有阳虚血瘀、气虚血瘀、阴虚血瘀、湿毒血瘀，其各型瘀血的发生机制及临床表现如下：

阳虚血瘀，肾病日久，阳气不足，阴寒内生，失于温煦，血行缓慢而为瘀。如《灵枢·痈疽》云："寒邪客于经脉之中，则血泣，泣则不通。"临床多见面色晦暗，腰膝酸软，肌肤不泽。畏寒肢冷，舌体胖大，舌质淡暗，苔薄白，脉沉迟无力等。

气虚血瘀，肾病日久，肾气亏虚，气虚无力行血，导致血行缓慢，形成瘀血。正如《读书随笔·承制生化论》云："气虚不足以推血，则血必瘀。"临床多见面色晦暗，少气懒言，倦怠乏力，食少纳呆，舌质淡暗，苔薄白，脉弱等。

阴虚血瘀，久病肾阴不足，阴虚生内热，耗伤津液，不能载血运行，血行缓慢，形成瘀血。正如《医林改错》指云："血受热，则煎熬成块。"临床多见面色潮红，五心烦热，咽干口燥，肌肤甲错，舌质暗红，少苔，脉细数无力等。

湿毒致瘀，肾虚不能泄浊，脾失健运，导致水湿内停，聚而为毒，阻滞气机，血行不畅，发为瘀血。临床多见烦躁不宁，面色青晦不泽，恶心，呕吐，口中有氨味，腹胀，舌苔白腻或舌有瘀斑、瘀点，舌下脉络紫暗，脉涩或沉弦等。

CRF 的病理特征为肾脏纤维化，从中医的角度，其本虚标实的病机特点已为大多数医家所认可，且有一个共识，即都认为肾虚是肾纤维化形成的根本，贯穿于肾纤维化疾病的始终，在邪实方面，大多数医家认为以水湿、湿热、痰浊、瘀血和浊毒为主，而邪实诸证中，瘀血浊毒贯穿于肾纤维化的整个过程中，且一般认为瘀血为邪实之首[4]。

（三）国医大师张琪教授对 CRF 瘀血机制的认识

作为第二批全国优秀中医临床人才研修项目学员，杨秀炜教授有幸拜国医大师张琪教授为师学习，侍诊于旁，亲聆张老教诲，对张老的气血理论及善用活血化瘀治疗肾脏病有了更深刻的体会。张老临证治疗肾脏病时重视气血理论，他认为气和血皆为水谷所化[5]，两者在病理关系上也密不可分，气病及血，血病及气。气行则血行，气滞则血瘀，气盛则血充，气衰则血少，气虚则血失统摄，气病日久必及于血；血虚则气少，血瘀则气滞，血脱则气脱，血病日久必及于气。血瘀的因素有气虚、气滞、寒、热、痰湿、水蓄、风气的不同。

（1）气滞血瘀的机制：张老认为古有"血之与气异名同类"之说，又曰"气为血之帅，血为气之守"，说明两者的不可分割性，由于气统率血液运行全身，所以气行则血行，气止则血止，气有一息之不运，则血有一息之不行。而气的推动作用又依赖其升降出入的运动形式"是以升降出入，无器不有"（《素问·六微旨大论》）。这就说明血液流布全身而运行不息，有赖气的推动作用，反之，气的运动又要血的濡养。两者相互制约又相互依存，才能发挥其正常生理功能。气滞气逆，则血亦随之失常，导致血瘀或离经外溢等。因此，治疗血瘀或出血等症，不能见血止血，必须考虑到气血之相互关系。气行则血治，气调则血自归经。

（2）气虚血瘀的机制：气虚则无力推动血液运行，也可以发生血瘀。气血运行全身，内至五脏六腑，外达皮肉筋骨，对全身组织器官起着温煦滋润、营养灌溉的作用。《难经·二十二难》说"气主煦之，血主濡之"，是对气血功能的高度概括。如气虚则机体升降出入运动功能减弱，血行缓慢，脉络不充，血流不畅，因而形成血瘀。

（3）寒凝血瘀的机制：《黄帝内经》认为，"血遇寒则凝"，"不通则痛"。《素问·举痛论》曰："经脉流行不止，环周不休，寒气入经而稽迟，泣而不行，客于脉外则血少，客于脉中则气不通。"又"寒气客于脉外，则脉寒，脉寒则缩蜷，缩蜷则脉细急，细急则外引小络，猝然而通"。脏腑经络四肢百骸，都是依赖气血的环流，以濡养灌溉，一旦寒邪所犯，或阳虚阴寒内阻，则瘀滞不通，从而发生种种血瘀之证。

（4）热灼血瘀的机制：一般而论，血遇寒则凝，得热则行，但亦有时疫热邪壅滞阻塞气机。《医林改错·积块论》云："血受热则煎熬成块者。"如太阳表邪化热入里，热入膀胱，热与血结，出现如狂，少腹急结硬满。温病热入营血，谵语无寐，肌肤斑疹色泽深紫等，皆为邪热灼营血之证，而血热与血瘀并见。

（5）痰湿血瘀的机制：痰湿阻塞，脉络不畅，血因而瘀。《血证论》云"须知痰水之壅，由瘀血使然，但去瘀血则水自消"，说明痰水可以影响血瘀。

（6）水蓄血瘀的机制：水蓄可以导致血行阻滞，血瘀亦可影响水液分布运行。《金匮要略·水气病脉证并治》云："水阻则血不行，血不利则为水。"水与血相互影响，相互瘀结。

综上所述，张琪教授认为 CRF 由肾病日久而致[6]，一者久病脾肾两虚，气血运行不畅；再者湿热内蕴，瘀阻血络。因此，无论 CRF 的早期，还是中晚期，均有瘀血阻络。

（四）现代医学对 CRF 瘀血理论的认识

现代医学认为，决定肾脏疾病预后的主要因素是肾小管间质性损害，而非肾小球病变，同时认为慢性缺氧、局部缺血是慢性肾脏病进行性发展的关键。慢性缺氧、局部缺血造成血凝－纤溶系统平衡紊乱，导致血黏度增高、血脂高、血流缓慢等。肾纤维化是几乎所有肾脏疾病进展到 CRF 的共同通路，其特征包括肾小球纤维化、肾间质纤维化、肾血管纤维化[7]，是各种肾脏疾病慢性化的主要病理表现之一，是各种肾小球、肾血管、肾小管和肾间质本身疾病的最后结局。肾间质纤维化是以细胞外基质（ECM）在肾间质的过度积聚与沉积以及成纤维细胞增生为特征，是多种细胞、生长因子、细胞因子共同参与，相互作用，最终导致 ECM 合成增多、降解减少、过度沉积的结果[8]。在肾纤维化的过程中，血流动力学的改变，免疫介质的凝血机制被激活，以及肾脏病理学的改变，都在"内结为血瘀"的内涵中[9]。

许多实验研究从血瘀证不同角度运用中医药治疗肾间质纤维化，结果表明有着明显改善及延缓肾间质纤维化的作用。具有益气活血的抗纤灵二号方实验研究表明，其可通过减轻肾小管损伤，减少胶原纤维积聚，下调转化生长因子（TGF-β）、纤维蛋白（FN）及纤溶酶原激活物抑制物–1（PAI-1）表达，抑制细胞外基质（ECM）沉积，促进 ECM 降解，从而达到改善肾间质纤维化的作用[10]。张晓东等[11]用活血复肾胶囊可减轻 CRF 模型中肾纤维化程度，阻止了肾间质纤维化的进程。谢胜等[12]观察了83例CRF患者的血D-二聚体（其为体内高凝状态和纤溶亢进的分子标志物之一），发现患者D-二聚体均显著升高，说明CRF患者存在血瘀证具有普遍性。王永钧等[13]通过对光镜、电镜等检测到的肾脏病理形态学研究，认为肾脏纤维化是发生在肾脏的微型癥积，瘀血阻络是肾脏微型癥积的主要病理基础。

总之，大量病理实验证明，CRF患者除血液黏稠度增高，肾小球滤过率下降外，其肾小球毛细血管上皮细胞增生、基底膜增厚、系膜细胞增生、基质增多、间质纤维化，血小板聚集，纤维蛋白渗出，最后新月体形成均与"瘀血"有关，随着病情进展，"血瘀"征象会逐渐加重。

二、CRF 从瘀论治的临床实践

活血化瘀治疗贯穿于 CRF 治疗始终

瘀血是CRF的病机之一，血瘀证是CRF常见的症候，瘀血存在于CRF的始终，表现为血液的"浓、黏、凝、聚"。由于血瘀，经脉中的血行缓涩，气机升降失常，壅塞不畅；脏腑失养，功能减退；水湿无力运化；邪毒内聚，不得排泄，最终导致虚者更虚，而实者更甚，故而祛瘀血势在必行。因此，活血祛瘀是治疗CRF，防止及延缓肾纤维化的重要治法之一。

血瘀证临床可表现为：面色青晦不泽、两目黯黑、头痛少寐、腰部刺痛、固定不移、昼轻夜重、肌肤甲错、烦躁不宁、恶心呕吐、口唇青紫或紫暗、舌紫暗或舌有瘀斑及瘀点、舌下脉络紫暗、脉涩或沉细等。在临床观察中发现，有些病例即使没有瘀血的体征，在治疗过程中，加入活血化瘀之品，其疗效亦可提高，这也说明血瘀证在CRF中不仅多见，而且贯穿于疾病发生、发展的全过程。

治疗上，临床常常选用红花、桃仁、赤芍、丹参、三七粉、川芎、大黄等活血化瘀药物，瘀血严重者还可以配合应用破血逐瘀的药物，如三棱、莪术等，或者应用桃红四物汤、血府逐瘀汤、下瘀血汤等活血化瘀的方剂治疗。张琪教授认为[14]"久病多瘀"，CRF是由肾病日久而致，各种肾脏病日久不愈，湿热毒邪内蕴，入侵血分，血络瘀阻。可以说"血瘀"存在于CRF的整个病程中。在早期有时缺乏典型的"血瘀"症状及舌脉体征外候，但机体仍存在着血液流变学异常，肾脏血流动力学改变及肾内微循环障碍等"瘀血"征象。因此，CRF的治疗，无论从中医的角度，还是从现代医学的角度，活血化瘀都是不可缺少的治法之一。即便在CRF早期，无明显"瘀血"征象，适当加入活血化瘀之品，也可使疗效得到一定的提高。

张琪教授多根据血瘀及病情的轻重、缓急，在补脾肾化湿浊等主要治疗基础上，加用一定量的活血化瘀药物，或选用活血解毒汤。一般在CRF早期，血瘀尚轻，此时应以扶正补脾肾，保护肾功能，延缓其进展为主；在此基础上，可适当加用活血化瘀药；在中、晚期，特别是晚期，血瘀浊毒明显加重，此时虽正气虚损也较重，但血瘀浊毒留滞已是主要原因，治疗当以祛邪为主，故活血化瘀必不可少，并应加大、加重药味及用量，在诸多活血化瘀的方剂中，以王清任的活血解毒汤效果最佳。张老常用的治疗 CRF 的活血化瘀法有补脾肾活血化瘀法、活血化瘀解毒法、活血化瘀通腑法、活血化瘀化浊法、活血化瘀养血生血法。

基于上述认识，我们在沈阳市科学技术项目以及辽宁省卫生厅医学重点专科建设项目，早、中期慢性肾衰竭的中医规范化治疗（1081281-9-00）及早、中期慢性肾衰竭的中医一体化治疗的 2 项研究中，按照 CRF 从瘀论治的理论指导临床实践，在扶正固本的基础上，从瘀论治其标，形成了扶正固本，活血化瘀的治疗思路，拟定肾衰 I 号、肾衰 II 号、肾衰 III 号、肾衰 IV 号口服，以及配合肾毒清灌肠液保留灌肠等多途径给药的方法，无论是在口服方中还是在灌肠方中，均以活血化瘀治疗立足，并针对瘀血表现的轻重不同、中医症候积分的不同，而采取不同剂量（血瘀证积分高的活血化瘀药物的剂量是积分低的 1.5 倍）的活血化瘀药物治疗，将 150 例患者根据血肌酐（Scr）水平分为 3 个治疗组。其中治疗 1 组：Scr ≤ 200μmol/L；治疗 2 组：200μmol/L < Scr ≤ 300μmol/L；治疗 3 组：300μmol/L < Scr < 707μmol/L。治疗 1 组：中药口服组，其中治疗组 30 例予以中药口服、对照组 20 例予以尿毒清颗粒口服；治疗 2 组：中药口服加中药灌肠组，其中治疗组 30 例予以中药口服和中药灌肠、对照组 20 例予以尿毒清颗粒口服和中药灌肠；治疗 3 组：中药口服加中药灌肠加结肠透析组，其中治疗组 30 例予以中药口服和中药灌肠和结肠透析、对照组 20 例予以尿毒清颗粒口服和中药灌肠和结肠透析。研究结果表明，该治疗方法具有减少 CRF 患者中医症候积分，降低患者血尿素氮（BUN）、血肌酐（Scr）水平，提高内生肌酐清除率（Ccr），同时对 CRF 引起的贫血有改善作用[15]。方中选用大黄、丹参、红花、赤芍、当归、益母草以活血化瘀，其中大黄苦寒，荡涤通下，力猛善行，泄火凉血，攻积导滞，气味重浊，直降下行，有斩关夺将之力，入血分既能泻血分实热而凉血，又能通利血脉以消散瘀血；丹参，苦，微寒。归心、肝经，具有活血调经，祛瘀止痛，凉血消痈，清心除烦，养血安神作用。《神农本草经》云："主心腹邪气，肠鸣幽幽如走水，寒热积聚；破癥除瘕，止烦满，益气"；红花，味辛性温，入心、肝经。《本草汇言》称其为"破血、行血、和血、调血之药"。性温而气兼辛散，功擅破血祛瘀，走而不守，迅利四达，小剂量入药，尚有调养气血之功，多用则破血通经，为活血通经，祛瘀止痛之常用药物，且质轻长浮，走外达上，通经达络，长于祛在经在上之瘀血；赤芍，味苦微寒，专入肝经，善走血分，既能清热凉血，又能祛瘀止痛，为治瘀血阻滞所致诸症之良药；当归，味甘而辛，性温，甘补辛散，其味甘而重，故专能补血养血，其气轻而辛，故又能行血，补中有动，行中有补，为血中之气药，补血活血，行滞止痛，又兼散寒，故《日华子本草》云"破恶血，养新血，及主癥积，肠胃冷"；益母草，苦辛，微寒，归肝、心包经，活血，祛瘀，调经，消水，治月经不调，胎漏难产，胞衣不下，产后血晕，瘀血腹痛，崩中漏下，尿血，泻血，痈肿疮疡。《本草纲目》云："活血，破血，调经，解毒。治胎漏产难，胎衣不下，血晕，血风，血痛，崩中漏下，尿血，泻血，痢，疳，痔疾，打扑内损瘀血，大便、小便不通。"

实际上，CRF 从瘀论治的理论在临床上也得到了较为广泛的应用，孙世竹等[16]收集 30 余首防治肾纤维化的方剂，结果发现，各方中均配有活血祛瘀药物，且多为"方"中主药，说明活血祛瘀药物在其中扮演了一个十分重要的角色。贾秀琴等[17]研究了269篇文献发现，治疗肾纤维化的活血祛瘀药物使用次数为323次，占18%，且在最常用的抗肾纤维化15味药中，具有活血祛瘀作用的占5味，表明活血祛瘀法是治疗肾纤维化的基本大法。

应该说明的是，CRF从瘀论治理论指导临床实践应根据病情轻重、缓急，灵活施治，须随证求因，审因论治。根据气滞、气虚、寒凝、热灼、痰湿、水蓄、风气等不同分别论治，才能达到活血除瘀之目的。若不审病因，一味活血破血，不仅无效，反而徒伤正气，促使病情恶化，起到相反的效果，临证时当引以为戒。

典型医案

肖某，女，67岁。以周身乏力6年，加重伴胸闷1个月为主诉就诊。

初诊：患者尿路感染病史30余年，冠心病病史10余年，服用冠心苏合丸多年，发现高血压5年。于2006年无明显诱因出现周身乏力，双下肢水肿，于当地医院化验血肌酐：500μmol/L，尿素氮：24.22mmol/L，血红蛋白：107g/L，诊断为慢性肾衰竭（衰竭期），在当地医院口服中药（具体药物不详）治疗至本次就诊前，症状时轻时重，血肌酐波动在500～650μmol/L，尿素氮波动在18.2～25.6mmol/L；近1个月来患者自觉周身乏力加重，时有胸闷气短，恶心欲吐，纳少，便秘，舌质紫暗，苔黄厚，脉弦。查体：BP：165/100mmHg，慢性病容，贫血貌，双肺呼吸音粗糙，心率：96次／分钟，未闻及干、湿啰音，双下肢轻度水肿。实验室检查：血肌酐：861.3μmol/L，尿素氮：21.47mmol/L，血红蛋白：54g/L，尿蛋白：2+，彩超示：双肾萎缩。中医诊断：虚劳（脾肾两虚，瘀浊内蕴证），西医诊断：慢性间质性肾炎，慢性肾衰竭（尿毒症期）。治疗上因患者拒绝进行透析治疗，故在西医对症治疗的基础上，给予中药汤剂口服，治以活血解毒、补益脾肾，方用血府逐瘀汤加味，同时配合活血化瘀，解毒泄浊，温补脾肾之肾毒清灌肠液保留灌肠。

● 处方：

桃　仁 15g	红　花 15g	当　归 20g	生地黄 15g
赤　芍 15g	丹　参 20g	枳　壳 15g	炙甘草 15g
茵　陈 15g	砂　仁 15g	大　黄 10g	党　参 20g
白　术 15g	法半夏 15g	草果仁 15g	

7剂，水煎服，每日1剂。

二诊：服上药后患者仍感周身乏力，头晕，恶心欲吐，纳少，腰酸，舌质淡紫，苔白，脉细。查体：BP：140/80mmHg，双下肢轻度水肿，调整处方如下：

● 处方：

连　翘 15g	葛　根 15g	赤　芍 15g	桃　仁 15g
红　花 15g	茯　苓 15g	牡丹皮 15g	熟地黄 20g
山茱萸 20g	怀山药 20g	代赭石 30g	大　黄 7g

7剂，水煎服，每日1剂。

三诊：仍有周身乏力，头晕好转，胸闷、气短减轻，恶心减轻，舌质淡暗，苔白，脉细。查体：BP：140/80mmHg，双下肢无水肿，调整处方如下：

- 处方：

连　翘 15g	桃　仁 15g	红　花 15g	赤　芍 15g
枳　壳 15g	生地黄 15g	茵　陈 15g	黄　芩 15g
杏　仁 15g	炙甘草 15g	大　黄 10g	五味子 20g
瓜　蒌 20g	肉苁蓉 20g	太子参 25g	

14 剂，水煎服，每日 1 剂。

四诊：周身乏力、头晕、活动后气短明显减轻，复查血肌酐：581.5μmol/L，尿素氮：16.42mmol/L，血红蛋白：67g/L，继续服上方巩固治疗，随访 2 个月患者病情平稳，血肌酐波动在 500～580μmol/L。

三、结语

本章较为系统地阐述了瘀血与 CRF 的关系，瘀血与 CRF 发病过程中的相关性以及活血化瘀在 CRF 治疗中的重要作用，初步奠定了我们在临床上治疗 CRF 从瘀论治的理论基础。在此理论指导下，在临床上对 CRF 患者无论有、无血瘀证的临床表现，均运用活血化瘀治疗；根据中医证型量化标准而调整用药剂量，既对血瘀证较重者采用 1.5 倍药物剂量的治疗方法，也采取口服及中药保留灌肠等多途径给药，取得了较好的临床疗效，为中医治疗本病提供了新的思路和更具体的方法，今后，我们还将对 CRF 从瘀论治的相关临床与理论、基础研究进行更深入、细致的研究。

参考文献

[1] 王吉耀.内科学：下册 [M].北京：人民卫生出版社，2005：624.
[2] 叶任高.内科学 [M].5 版.北京：人民卫生出版社，2002：569.
[3] 黄赛花，叶任高.延缓慢性肾衰竭进展的经验 [J].中国中西结合肾病杂志，2001，1（2）：7-72.
[4] 卢祖礼.浅析肾纤维化的中医病机 [J].湖北中医杂志，2004，26（11）：18.
[5] 张佩青.国医大师张琪 [M].北京：中国中医药出版社，2003：13-22.
[6] 张佩青.张琪肾病医案精选 [M].北京：科学出版社，2008：5.
[7] Eddy AA. MolecuLar basis of renal fibrosi[J]. Pediatr Nephrol, 2000, 15(3-4): 290-301.
[8] Razzaque MS, T. CelluLar and molecuLar events leading to renal tubuLointerstitial fibrosis[J]. Med Electron Microse, 2002, 5(2): 68-80.
[9] 沈庆法.中医临床肾脏病学 [M].上海：上海中医药大学出版社，2007：63.
[10] 陈刚，周健淞，吴美，等.抗纤灵二号方对间侧输尿管梗阻大鼠肾间质细胞外基质的调节 [J].江苏中医药，2009，41（2）：75-77.
[11] 张晓东，宋保利.活血复肾胶囊对慢性肾衰竭模型肾纤维化的影响 [J].中华医学全科杂志：2004，3（1）：34-35.
[12] 谢胜，皮特衡.慢性肾功能衰竭血瘀证与非血瘀证血 D-二聚体的检测分析 [J].陕西中医：2004，

25（4）：374.

[13] 王永钧，张敏欧．痰瘀互结与肾内微型癥积 [J]．中国中西医结合肾病杂志，2003，4（1）：1.

[14] 张佩青，张琪肾病医案精选 [M]．北京：科学出版社，2008：15.

[15] 周微，杨秀炜，孙晓云，等．中医一体化治疗慢性肾衰竭疗效评价 [J]．辽宁中医杂志，2011，38（9）：1716-1718.

[16] 孙世竹，孙伟．抗肾纤维化中药复方配伍规律探讨 [J]．中国中西医肾病杂志，2005，6（12）：734-736.

[17] 贾秀琴，李雪梅．中药抗肾纤维化用药规律探析 [J]．中国中西医结合肾病杂志，2006，7（12）：739-740.

第二节　从瘀论治慢肾风的理论与实践

慢肾风是指风邪从皮肤、经脉内犯于肾，伤于肾之脉络，导致血道不畅而瘀塞或气化失常，而见血液及精微外渗，以尿血、尿浊、水肿为主要临床表现的一类病症。慢肾风是国家中医药管理局在中医优势病种整理及规范过程中新命名的病种，相当于现代医学的慢性肾小球肾炎。

一、慢肾风从瘀论治的理论基础

（一）有关慢肾风的古代文献记载

古代文献上无"慢肾风"的病名，但根据慢肾风以水肿、血尿（镜下血尿）、尿浊或腰痛为主要临床表现，因此归属于水肿、尿血、尿浊、腰痛不同疾病的范畴。

1. 关于尿血

《灵枢·百病始生》："阳络伤则血外溢，血外溢则衄血；阴络伤则血内溢，血内溢则后血。"《诸病源候论》："风邪入少阴，则尿血。"《杂病源流犀烛》："尿血，溺窍病也，其原由于肾虚。"《慎斋遗书》："尿血者，精不通行而成血，血不归精而如便。然其原在肾气衰而火旺，治当清肾。清肾之法，补脾益肺以生水，则火自平而精血各自归其所矣，用四君加木通、香附，则气理而精旺矣……小便尿血，升麻葛根汤调益元散，上下分消之也。尿血久不愈，阳陷于阴者，补中益气汤。"《医学心悟》："心主血，心气热，则遗热于膀胱，阴血妄行而溺出焉。又肝主疏泄，肝火旺，亦令尿血。清心，阿胶散主之；平肝，加味逍遥散主之。若久病气血俱虚而见此症，八珍汤主之。凡治尿血，不可轻用涩药，恐积瘀于阴茎，痛楚难当也。"《血证论》："尿血治心与肝不愈者，当兼治其肺。肺为水之上源，金清则水清，水宁则血宁。盖此证原是水病所累血，故治水即是治血，人参泻肺汤去大黄加苦参治之，清燥救肺汤加藕节、蒲黄亦治之。"

2. 关于水肿

《素问·汤液醪醴论》："平治于权衡，去菀陈莝，微动四极，温衣，缪刺其处，以复其形。开鬼门，洁净府，精以时服，五阳已布，疏涤五脏，故精自生，形自盛，骨肉相保，巨气乃平。"《金匮要略》："诸有水者，腰以下肿，当利小便，腰以上肿，当发汗乃愈。"《素问·至真要大论》："诸湿肿满，皆属于脾。"《景岳全书·肿胀》："凡水肿等证，乃肺、脾、肾三脏相干之病。盖水为至阴，故其本在肾；水化于气，故其标在肺；水唯畏土，故其制在脾。今肺虚则气不化精而化水，脾虚则土不制水而反克，肾虚则水无所主而妄行。"《景岳全书》："凡治肿者，必须治水，治水者必治气。若气不能化则水必不利。"《医门法律》："然其权尤重于肾，肾者胃之关也，肾司开阖，肾气从阳则开……肾气从阴则阖，阴太盛则关门常阖，水不通而肿。"《血证论》："瘀血化水，亦发水肿，是血病而兼水也。"《丹溪心法》："惟肾虚不能行水，惟脾虚不能制水，肾与脾合气，胃为水谷之海，又因虚不能传化焉，故肾水泛滥，反得以浸渍脾土，于是三焦停滞，经络壅塞，水渗于皮肤，注于肌肉而发胖矣。"

3. 关于腰痛

《金匮要略·虚劳病篇》中提出了主治肾阳虚所致虚劳腰痛的八味肾气丸及因虚致瘀的干血劳用大黄䗪虫丸祛瘀生新。其云："五劳虚极，羸瘦，腹满不能饮食……内有干血，肌肤甲错，两目黯黑，缓中补虚，大黄䗪虫丸主之。"

（二）慢肾风瘀血形成的病机探讨

慢肾风病机发展是一个长期持续性进展的过程，因此临床上多为虚实夹杂之证，既有正气的虚损，又有实邪的蕴结，可因虚致实，或因实致虚。气为血帅，血为气母，气能生血、行血、摄血，气虚可及血，血虚可及气；正气虚衰可致血瘀、痰浊、湿热等标实证。无论水肿还是尿血病，在病程发展过程中，均可因为气虚无力行血、阴虚脉道不充致血脉瘀阻；气虚无力行水，阳虚温化不及致水湿停滞，阻滞脉道，瘀血内停。在慢肾风病发展过程中瘀血既是病理产物，又是致病因素，既可以加重正虚情况，同时，各标实证亦可相互影响，相互转化。总之，无论正气虚损，还是实邪蕴结，最终均可导致瘀血的发生。

（三）现代医学对慢肾风瘀血理论的认识

现代医学认为慢性肾炎的病理类型多种多样，主要表现为膜增生性的肾小球肾炎、系膜毛细血管性肾小球肾炎、膜性肾病，以及局灶节段性肾小球硬化、IgA肾小球肾炎等，上述不同的病理类型，均由于肾实质损伤，大量免疫复合物沉积肾小球基底膜，基底膜破坏，通透性增加所致，故临床上表现为血尿、蛋白尿。病变进展到后期，肾脏体积缩小，肾皮质变薄，所有病理类型均可进展为不同程度的肾小球硬化，相应肾单位的肾小管萎缩，肾间质纤维化。

IgA肾病的主要病理特点是肾小球系膜增生和基质增多，电镜下可见系膜区电子致密物呈团块状沉积。

系膜增生性肾小球肾炎，光镜下可见肾小球系膜细胞和系膜基质弥漫增生，电镜下可见系膜区电子致密物呈团块状沉积。

系膜毛细血管性肾小球肾炎，光镜下较常见的病理改变为系膜细胞和系膜基质弥漫重度增生，可插到肾小球基底膜和内皮细胞之间，电镜下可见系膜区和内皮下可见电子致密物沉积。

膜性肾病光镜下可见肾小球弥漫性病变，肾小球基底膜上皮见少量小颗粒，基底膜逐渐增厚。电镜下可见 GBM 上皮侧有排列整齐的电子致密物，常伴有足突融合。

局灶节段性肾小球硬化，光镜下表现为受累节段的硬化（系膜基质增多、毛细血管闭塞、球囊粘连等），相应的肾小管萎缩，肾间质纤维化。电镜下可见肾小球上皮细胞足突广泛融合、基底膜塌陷、系膜基质增多、电子致密物沉积。

肾间质纤维化是以细胞外基质（ECM）在肾间质的过度积聚与沉积以及成纤维细胞增生为特征，最终导致 ECM 合成增多，降解减少，过度沉积的结果[1]。在肾纤维化的过程中，血流动力学的改变、免疫介导凝血机制的激活以及肾脏病理学的改变，都在"内结为血瘀"的内涵中[2]。也与吕仁和教授认为肾脏病日久入络，造成气滞、血瘀、毒留而形成微型癥瘕，聚积于肾络，即形成肾络微型癥瘕理论的认识是一致的[3]。

二、慢肾风从瘀论治的临床实践

《仁斋直指方·虚肿方论》创用活血利水法治疗瘀血水肿，曰："虽然水之为肿特一耳，曰风，曰气，曰血，合而有四焉。"并创用调荣饮（细辛、莪术、辣桂、赤芍、延胡索、当归、川芎、白芷、槟榔、大腹皮、桑白皮、瞿麦、赤茯苓、陈皮、葶苈、大黄、炙甘草、生姜、大枣）和续断饮（延胡索、当归、川芎、牛膝、川续断、赤芍、辣桂、白芷、五灵脂、羌活、赤茯苓、牵牛、半夏、炙甘草、生姜），"治瘀血留滞，血化为水，四肢水肿，皮肉赤纹，名曰血分。"方中用当归、赤芍、川芎、莪术、牛膝等活血利水。同时加槟榔、延胡索以行气。

慢肾风临床主要表现为水肿和尿血，《血证论》："瘀血化水，亦发水肿，是血病而兼水也。"水与血生理上皆属于阴，病理上水病可致血瘀，瘀血可加重水肿；水肿日久，久病入络，血行不畅即为瘀血。同时，脏腑阳气受损，血失温运而不畅，瘀血阻滞会进一步加重肺、脾、肾三脏功能失调，使水肿加重，临床上顽固性水肿均可因水肿愈重而瘀血愈甚，瘀血愈重而水肿愈甚。因此，活血化瘀利水法是提高水肿疗效的重要环节。同样，对于尿血病而言，离经之血即为瘀血，即已尿血，则必有瘀滞，因此活血化瘀亦是血尿治疗的重要环节。

现代药理表明，活血化瘀的中药具有扩张血管、改善微循环、增加肾血流量、抑制血小板聚集、增加纤溶活性等作用。

血瘀证是慢肾风常见的症候。初期表现不明显，随着病情的发展，久病入络，或邪气入侵血分，逐渐出现瘀血征象，症见顽固性水肿及血尿、面色晦暗、两目及唇周黯黑、头痛头晕、月经量少、色暗红、痛经、腰部刺痛、肌肤甲错、舌紫暗或舌有瘀斑、瘀点、舌下脉络紫暗、脉涩或沉弦等。临床中发现即使没有或者只有轻微上述的瘀血的征象，而在治疗的方剂中酌加活血化瘀之品，亦可提高疗效，说明血瘀证不仅多见，而且贯穿慢肾风的全过程。

《素问·阴阳应象大论》："……定其气血，各守其乡，血实宜决之，气虚宜掣引之。"瘀血不去，则出血不止。故血虚当补，出血当止，血瘀当化。

血在脉中，因气而行，以养四肢百骸，有所滞留瘀而成疾。寒热虚实，治各不同。或温而散之，或清而化之，或补散兼施，或攻逐而行，或渐削坚积，总之，除恶务尽而不伤正，血行脉中无阻滞为最佳治疗效果[4]。

临床上根据病情具体情况常选用丹参、赤芍、当归、川芎、蒲黄、益母草、三七、红花、桃仁、大黄等药物，严重者可选用破血逐瘀药物，如三棱、莪术等，或者应用四物汤、桃红四物汤、血府逐瘀汤、下瘀血汤等方剂治疗。

应该注意的是，慢肾风从瘀论治理论指导临床实践应根据病情轻重、缓急，灵活施治，须随证求因，审因论治。在临床应用中需要注意以下几点：一是止血不留瘀，活血不伤正；二是气行则血行，理血离不开理气和补气；三是血得温则行，活血化瘀宜温；四是注意瘀血日久化热的问题，血瘀愈久则愈容易化热，或瘀久阴虚生内热之征。

典型医案

王某，女，50岁，就诊于辽宁中医药大学附属第二医院。

初诊：双下肢水肿反复发作1年余，加重3个月为主诉就诊。1年余前患者无明显诱因出现双下肢水肿，曾在中国医科大学附属第一医院查尿常规：蛋白1+，潜血2+，红细胞15~20个/HP，诊断为慢性肾小球肾炎，给予中成药治疗效果不显，近3个月来双下肢水肿加重，逐渐出现眼睑及头面水肿，为求中医治疗来诊。现症见：颜面、眼睑及双下肢水肿，双下肢中、重度水肿，伴有乏力便秘，舌质暗红，苔白略滑，脉沉细。经仔细询问病史，患者于半年前闭经后水肿逐渐加重。四诊合参证属瘀水互结证，给予活血化瘀，利水消肿治疗，方用五苓散合桃红四物汤加减。

● 处方：

茯　苓 20g	猪　苓 15g	泽　泻 15g	炒白术 15g
桂　枝 15g	桃　仁 15g	红　花 10g	当　归 10g
川　芎 15g	赤　芍 15g	熟地黄 15g	益母草 25g
牛　膝 15g	车前子 15g (包煎)	地　龙 10g	火麻仁 15g

10剂，水煎服，每日1剂。

二诊：尿量明显增多，颜面水肿消失，双下肢水肿减轻，仅有午后双下肢轻度水肿，舌质暗红，苔薄白略燥，脉沉细。效不更方，上方继服。

● 处方：

茯　苓 20g	猪　苓 15g	泽　泻 15g	炒白术 15g
桂　枝 15g	桃　仁 15g	红　花 10g	当　归 10g
川　芎 15g	赤　芍 15g	熟地黄 15g	益母草 25g
牛　膝 15g	车前子 15g (包煎)	地　龙 10g	火麻仁 15g

10剂，水煎服，每日1剂。

三诊：水肿尽消，诸证消失。

按：《金匮要略·水气病脉证并治第十四》云："经水前断后病水，名曰血分，此病难治；先病水后经水断，名曰水分，此病易治。何以故？去水，其经自下。""……少阳脉卑，少阴脉细，男子则小便不利，妇人则经水不通。经为血，血不利则为水，名曰血分。"本案中患者1年前水肿，后因闭经后水肿明显加重，即为经血闭阻不行，影响水液运行，即瘀血阻滞水道而致水肿加重。给予活血化瘀治疗可使瘀血得通，水肿得消。

参考文献

[1] Razzaque MS, T. CelluLar and molecuLar events leading to renal tubulointerstitial fibrosis[J]. Med Electron Microse, 2002, 5(2): 68–80.
[2] 沈庆法. 中医临床肾脏病学 [M]. 上海：上海中医药大学出版社，2007：63.
[3] 吕仁和. 糖尿病及其并发症中西医诊治学 [M]. 北京：人民卫生出版社，1997：329.
[4] 王绵之. 方剂学讲稿 [M]. 北京：人民卫生出版社，2005：361.

第三节　淋证的中医诊治经验

淋证指以小便频数短涩，淋沥涩痛，小腹拘急引痛为主要表现的疾病，淋证的主要表现为排尿不适，常表现为尿频、尿急、尿痛，西医称之为"尿路刺激征"。西医尿路感染、尿道综合征、急慢性前列腺炎、泌尿系结石等疾病若具有相应的临床表现均可归属到本病的范畴。

淋证根据其临床表现，常有多种兼夹症候表现，《诸病源候论》中有具体描述分类，常见以下几种：小便赤涩者为热淋；兼血尿者为血淋，此为热甚所致；兼见小腹胀满，尿有余沥者，为气淋；兼见尿液有膏脂者为膏淋；遇劳即发者为劳淋；兼见排出砂石者为石淋，其特点为排尿时疼痛剧烈，可连及小腹，可见排尿中断表现。砂石为热邪煎熬尿液而成。现今结合彩超、CT等现代检查手段，将检查发现的尿路结石，即使无砂石随尿液排出，也归到本类。

尿液的形成与排出，与下焦肾及膀胱的气化功能密切相关。《诸病源候论》归纳其病机为"肾虚膀胱热"。肾为水之下源，膀胱与肾相表里，水液经小肠气化后其清者入膀胱，经肾脏气化功能作用后，化为尿液排出体外。肾无实证，其病则多虚。肾虚无以制下，故小便数，膀胱热则小便涩，由此发为本病。因涉及水液代谢不利，其热多由肾虚气化不利，湿郁所生，即多属湿热。因个人体质不同，证随本变，膀胱之湿热有湿重者，有热重者；肾虚有偏阴虚者，有偏阳虚者。治疗当随标本虚实之证选方遣药。又本病可迁延日久，表现为时作时止之劳淋。根据病性决定其治疗原则。实者宜清利，虚者宜补益，虚实夹杂宜扶正祛邪，标本同治，具体治疗如下。

一、急性发作期

尿频、尿急、尿痛等尿路刺激症状明显，并可见尿道灼热，小腹拘急胀满疼痛、腰痛等表现，甚者小便色红，此时邪正交争剧烈，可见发热。因此时多邪甚而正虚不显，故治疗时当遵循"急则治其标"的原则，以清热利湿治疗为主。若因湿热阻滞气血运行或因体质因素，亦可见气郁或血瘀证等。

（一）以湿热为主

（1）若湿热甚者，以八正散清热利湿通淋。本方出自《太平惠民和剂局方》，原用"治大人、小儿心经邪热，一切蕴毒，咽干口燥，大渴引饮，心忪面热，烦躁不宁，目赤睛疼，唇焦鼻衄，口舌生疮，咽喉肿痛。又治小便赤涩，或癃闭不通，及热淋、血淋，并宜服之。"本方以车前子、瞿麦、萹蓄、滑石、栀子仁、木通诸药清热利湿通淋，引热下行；大黄清泄湿热；甘草梢调和诸药，缓急止痛。

（2）若属心火下移小肠，则因心火循经上炎，见心胸烦热、面赤、口舌生疮；火热内灼，阴液被耗，故口渴饮冷；心与小肠相表里，心热下移小肠，泌别清浊失职，故见尿黄尿热、赤涩刺痛表现。治疗可用导赤散清心利湿通淋。本方出自《小儿药证直诀》，原用"治小儿心热。视其睡，口中气温，或合面睡，及上窜咬牙，皆心热也。心气热则心胸亦热，欲言不能而有就冷之意，故合面睡。"本方以竹叶清心火，生地凉心血，木通除心火入小肠，甘草梢达茎中而止痛。若热盛则可加黄连、灯芯草清心火，引火下行，即清心导赤散。

（3）若下焦湿热明显，兼见黄白带下，或气味重者，可合用易黄汤。本方出自《傅青主女科》，用治"妇人有带下而色黄者，宛如黄茶浓汁，其气腥秽，所谓黄带是也。"方以山药、芡实补脾益肾，固涩止带，白果收涩止带，兼除湿热，并以少量黄柏苦寒清热燥湿；车前子甘寒清热利湿。本方以固肾清热，祛湿止带为法，因兼收涩止带之功，故当加用清热祛湿药。

（4）若热盛迫血妄行，则以小蓟饮子清热通淋止血。本方出自《济生方》，用治"下焦热结，尿血成淋"。方以小蓟凉血止血，藕节、蒲黄凉血止血，又能活血化瘀，以使血止而不留瘀，生地黄清热凉血止血，兼滋阴养血，滑石、木通、竹叶清热利尿通淋，栀子通泻三焦，导湿热下行；血淋、尿血，每耗伤阴血，故用当归养血和血，与生地黄相伍，更能滋养阴血，甘草调和诸药，共奏凉血止血，利尿通淋之功，补泻兼施，仍以泄热通淋，使得止血不留瘀。

（5）淋证发作时以湿热为主，故常可见整体辨证属阳虚证，但兼有淋证的局部之湿热证表现。因此，常在辨证选方的基础上加用祛湿清热药物，常用淡以渗湿，苦以燥湿，芳香化湿，寒凉清热。常用药物如下：

土茯苓，甘、淡、平，除湿热，通利关节。可治五淋白浊。常用量 15～20g。

白花蛇舌草，甘、淡、凉，清热解毒，利尿消肿，活血止痛。常用量 20～30g。

薏苡仁，甘、淡、凉，健脾渗湿，除痹止泻，清热排脓。常用量 15 ~ 30g。

败酱草，辛、苦、凉，清热解毒，消痈排脓，活血行瘀。常用量 10 ~ 15g。

（二）以郁为主

此类型多见于女性，或反复发作的尿路感染患者，常见气郁证，临床表现为面色晦暗萎黄或淡黄、情志不畅、急躁易怒，或忧郁寡欢、胸胁脘腹胀闷疼痛、善太息等。因气郁易化火，故常伴有心火（常见症状：低热、盗汗、心烦、口干、反复口腔溃疡、小便短赤、心烦易怒等），或肝火（常见症状：面红目赤、急躁易怒、头晕头痛、胁痛、口干口苦、不寐、大便秘结等）。

（1）以气郁为主者，可以四逆散合五苓散为主方。四逆散出自《伤寒论》："少阴病，四逆，其人或咳，或悸，或小便不利，或腹中痛，或泄利下重者，四逆散主之。"后多用于气郁厥逆证或肝气郁结证。五苓散亦出自《伤寒论》，用治太阳表邪未解，内传太阳膀胱腑，膀胱气化不利，水蓄下焦，而成太阳经腑同病。外有太阳表邪，故头痛发热脉浮；内传太阳腑以致膀胱气化不利，则小便不利，水液蓄而不行以致津液不得输布，则烦渴引饮，饮入之水不得输布则水入即吐，而成水逆。二方相合，四逆散之行气解郁与五苓散之化气行水相得益彰。

（2）若肝郁化火，证属气火郁于膀胱者，以加味逍遥散为主方。加味逍遥散出自《内科摘要》，原用治"肝脾血虚发热，或潮热晡热，或自汗盗汗，或头痛目涩，或怔忡不宁，或颊赤口干，或月经不调，或肚腹作痛，或小腹重坠、水道涩痛，或肿痛出脓、内热作渴。"本方即逍遥散加牡丹皮、栀子。方中逍遥散疏肝解郁，配合牡丹皮清泻肝胆热邪，加栀子引上焦之热下行，诸药合用可解郁散火。

（3）以瘀为主：若淋证频繁发作，尿痛以刺痛为主要表现，尤其夜间加重者，考虑瘀血已成，可用桃红四物汤、血府逐瘀汤、补阳还五汤等活血化瘀，通淋止痛。

桃红四物汤出自《医宗金鉴》，本方以祛瘀为主，兼以养血、行气。方以桃仁、红花活血化瘀；熟地黄、当归滋阴补肝，养血调经；芍药养血和营，以增补血之力；川芎活血行气、调畅气血，以助活血之功。

血府逐瘀汤出自《医林改错》，原用治"头痛，胸痛，胸不任物，胸任重物，天亮出汗，食自胸右下，心里热（名曰灯笼病），瞀闷，急躁，夜睡梦多，呃逆，饮水即呛，不眠，小儿夜啼，心跳心忙，夜不安，俗言肝气病，干呕，晚发一阵热"等诸多瘀血为病表现。方以桃红四物汤活血化瘀而养血，防纯用化瘀之伤正；四逆散疏肝理气，气行则血行；加桔梗引药上行达于胸中；加牛膝引瘀血下行，通利血脉。

若气虚明显者，可用补阳还五汤。本方出自《医林改错》，原用治"此方治半身不遂，口眼㖞斜，语言謇涩，口角流涎，下肢痿废，小便频数，遗尿不禁。"方中重用生黄芪大补脾胃之元气，使气旺血行，瘀去络通，并以当归尾、赤芍、川芎、桃仁、红花活血兼养血，使化瘀不伤正，地龙通经活络，以大量补气药配少量活血药，使气旺血行，活血不伤正。

二、慢性缓解期

若尿路刺激征不明显，考虑湿热不甚，则当遵"缓则治其本"的原则。病位既以脾肾为主，则当据实情以补益脾肾，不可一概而论。

（一）六味地黄丸或金匮肾气丸

以头晕耳鸣、腰膝酸软、骨蒸潮热、盗汗遗精等为主要表现，辨证属肾阴虚者，可用六味地黄丸（熟地黄、酒茱萸、牡丹皮、山药、茯苓、泽泻），出自《小儿药证直诀》。滋阴补肾，若热势较显，可加知母、黄柏（知柏地黄丸）。若兼肝阴虚血少，症状头晕目眩、耳鸣咽干、午后潮热者，可用归芍地黄汤（六味地黄丸加当归、白芍），出自《症因脉治》。兼头晕目眩、短气易汗等气虚表现者可用参芪地黄汤（六味地黄丸加人参、黄芪），出自《杂病源流犀烛》。以腰膝酸软，小便不利，畏寒肢冷为主要表现，辨证属肾阳虚者，以金匮肾气丸（熟地黄、山药、山茱萸、茯苓、牡丹皮、泽泻、桂枝、附子）温补肾阳、行气化水。并可加菟丝子、鹿角霜等温补肾阳之品。

（二）清心莲子饮

清心莲子饮为气阴两虚证之常用方。本方清心利湿，益气养阴，原方出自《太平惠民和剂局方》，主治"心火妄动，气阴两虚，湿热下注，遗精白浊，妇人带下赤白；肺肾亏虚，心火刑金，口舌干燥，渐成消渴，睡卧不安，四肢倦怠，病后气不收敛，阳浮于外，五心烦热。"方以石莲子清心火而下交于肾；黄芩、地骨皮清退虚热；车前子、茯苓清利膀胱湿热；麦冬、人参、黄芪、甘草益气养阴，虚实兼顾，标本同治。

（三）二至丸

二至丸出自《医便》，本方滋肾养肝清热。主治肝肾阴虚、口苦咽干、头昏眼花、失眠多梦、腰膝酸软、下肢痿软、遗精、早年发白等，方以女贞子、旱莲草二药组成，因药味少，常配合其他方剂使用。

三、其他常用方剂

（一）瓜蒌瞿麦丸

本方用治下焦阳虚，气化不行，水寒偏结于下，燥火独聚于上，致小便不利之证，以附子温阳，茯苓、瞿麦行水，山药、天花粉除热生津液。"上浮之焰，非滋不息；下积之阴，非暖不消；而寒润辛温，并行不悖，此方为良法矣（《金匮要略心典》）。"原方中天花粉（栝楼根）与附子为十八反用药（半蒌贝蔹及攻乌），故临床应用时常以肉桂、菟丝子等温补肾阳之药物代替附子。

（二）柴胡加龙骨牡蛎汤

本方出自《伤寒论》，原用治下之后"胸满烦惊，小便不利，谵语，一身尽重，不可转侧者"。该方就是小柴胡汤去甘草，加上桂枝、茯苓、大黄、龙骨、牡蛎、铅丹。方中小柴胡汤和解少阳；茯苓、桂枝，行太阳经气和津液，治小便不利；加大黄，泻阳明里热，和胃气；龙骨、牡蛎、铅丹镇惊安神。今以铅丹久服有毒，常以煅瓦楞子、煅磁石、代赭石等重镇药物代替。若大便不实者，大黄可少用或不用。

（三）补中益气汤

本方原用治"脾胃之证，始得之则气高而喘，身热而烦，其脉洪大而头痛，或渴不止，皮肤不任风寒而生寒热。"此为甘温除大热的代表方剂。"肺主诸气"，肺气虚可致"五脏之气皆不足"，因此方中以黄芪为君药，以补肺气；臣药中的人参补元气、健脾，甘草和中益脾，白术燥湿健脾，与黄芪配伍标本兼治；当归和血养阴，陈皮行气宽中、导滞；配小剂量柴胡、升麻，升提阳气。

典型医案一

潘某，男，27 岁。就诊于辽宁中医药大学附属第二医院。

初诊：患者以尿频 10 余年，加重 3 个月为主诉就诊。患者 10 余年前无明显诱因出现尿频，且逐渐加重，曾于吉林省中医院及长春市中医院就诊，查尿常规未见异常，泌尿系统彩超示前列腺略肥大，予以中药汤剂口服后症状缓解不明显。现症见：小便频数，日间排尿 1 次 /（30~60）分钟，夜间 12 点之前 1 次 /2 小时，12 点之后 1 次 /2 小时，无排尿疼痛，偶有排尿灼热感，憋尿后周身胀闷不舒，畏寒肢冷，口渴，遗精，夜寐欠佳，时有便溏。舌体胖大，边有齿痕，舌质暗红，舌苔薄白，脉滑。四诊合参为气机郁滞，膀胱气化不利所致，治以化气行水，方用五苓散合四逆散加减。

• 处方：

茯 苓 20g	猪 苓 15g	泽 兰 20g	炒白术 15g
桂 枝 10g	柴 胡 10g	赤 芍 20g	甘 草 10g
川 芎 20g	枳 实 8g	丹 参 20g	炒薏苡仁 20g
土茯苓 20g	陈 皮 15g	金樱子 20g	益智仁 20g
煅龙骨 20g	煅牡蛎 20g	熟地黄 15g	

14 剂，水煎服，每日 1 剂。

二诊：患者服药后自觉夜间排尿次数较前明显减少，日间排尿大约 1 次 / 小时，整个夜间排尿 4~5 次，无尿痛，偶有排尿灼热感，憋尿后周身胀闷不舒，双下肢明显，小便急，排尿等待，畏寒肢冷，口渴便溏，多梦遗精。舌体胖大，边有齿痕，舌质暗红，苔白厚，脉滑。调整中药汤剂上方中枳实改为 10g，去熟地黄，加肉桂 10g、党参 15g、乌药 15g、菟丝子 20g、小茴香 15g 增加行气温中之力。

● 处方：

茯 苓 20g	猪 苓 15g	泽 兰 20g	炒白术 15g
桂 枝 10g	柴 胡 10g	赤 芍 20g	甘 草 10g
川 芎 20g	枳 实 10g	丹 参 20g	炒薏苡仁 20g
土茯苓 20g	陈 皮 15g	金樱子 20g	益智仁 20g
煅龙骨 20g	煅牡蛎 20g	肉 桂 10g	党 参 15g
乌 药 15g	菟丝子 20g	小茴香 15g	

28 剂，水煎服，每日 1 剂。

三诊：患者服药后自觉排尿次数较前明显减少，目前日间排尿 10 余次，夜间排尿 3～4 次，无尿痛，偶有排尿灼热感，憋尿后周身胀闷不舒，双下肢明显，偶有尿急、尿等待，畏寒肢冷减轻，口渴减轻，遗精，多梦，大便溏。舌质暗红，舌体胖大，边有齿痕，苔白厚，脉滑。调整中药汤剂上方中去小茴香、土茯苓，加覆盆子 15g、山茱萸 20g、通草 6g 增加补肾固涩之力。

● 处方：

茯 苓 20g	猪 苓 15g	泽 兰 20g	炒白术 15g
桂 枝 10g	柴 胡 10g	赤 芍 20g	甘 草 10g
川 芎 20g	枳 实 10g	丹 参 20g	炒薏苡仁 20g
陈 皮 15g	金樱子 20g	益智仁 20g	党 参 15g
煅龙骨 20g	煅牡蛎 20g	肉 桂 10g	乌 药 15g
菟丝子 20g	山茱萸 20g	覆盆子 15g	通 草 6g

28 剂，水煎服，每日 1 剂。

四诊：患者自述尿频明显减轻，日间排尿次数正常，夜间排尿 2～3 次，四肢不凉，时有口渴，偶有遗精，夜寐可，便溏减轻。舌质红，舌苔薄白，脉沉滑。调整中药汤剂上方中去枳实，加天花粉 20g、山药 20g 增加清热生津之力。

● 处方：

茯 苓 20g	猪 苓 15g	泽 兰 20g	炒白术 15g
桂 枝 10g	柴 胡 10g	赤 芍 20g	甘 草 10g
川 芎 20g	丹 参 20g	炒薏苡仁 20g	土茯苓 20g
陈 皮 15g	金樱子 20g	益智仁 20g	煅龙骨 20g
煅牡蛎 20g	肉 桂 10g	党 参 15g	乌 药 15g
菟丝子 20g	熟地黄 15g	山茱萸 20g	天花粉 20g
山 药 20g	覆盆子 15g	通 草 6g	

28 剂，水煎服，每日 1 剂。

此后患者以五苓散、缩泉丸加减治疗 3 个多月，排尿基本正常，病情平稳停药。

按：本案患者具有两大主症：一个是尿频；另一个是畏寒肢冷。该患者病史 10 年，多次求治于中医，查其既往处方均为温补肾阳之品，用量较大，品种较多，且应用时间较长，但疗效不明确。这就引起我们的反思，认真分析该患者特点，年轻男性，既往无不良嗜好，亦无重大疾病，应用温补肾阳之剂无明显效果，因此可除外肾阳亏虚之证。尿频一症归属于《伤寒论》之小便不利证，在《伤寒论》中有多条提到小便不利，如 71 条、156 条等，其伴随症状可有小腹硬满或胀满、渴欲饮水、饮后口渴不解等。与本病症状相同，应属实证，因此其病机应为水蓄膀胱、气化不利，治法通阳化气行水，方用五苓散，其组成茯苓、猪苓、泽泻、白术、桂枝。在临床上广泛应用于泌尿系统疾病中。本案另一主症为畏寒肢冷。通过触诊可明显感觉到患者两肘关节以下肢凉，而上端不明显，从这一特点可推断其肢冷为阳气内郁，气机不畅。正如《伤寒论》318 条所言："少阴病，四逆，其人或咳，或悸，或小便不利，或腹中痛，或泄利下重者，四逆散主之"。据此，应用具有疏畅气机，透达郁阳之四逆散，其由柴胡、芍药、枳实、炙甘草四味药物组成。总之，本案通过抓主症特点，详细分析疾病发生、发展、治疗过程，梳理疾病治疗过程，抓住蛛丝马迹，从而抓住疾病的性质，正所谓"失败乃成功之母"。

典型医案二

李某，女，57 岁，就诊于辽宁中医药大学附属第二医院。

初诊：患者以尿痛、尿频 7 年为主诉就诊。患者于 7 年前因子宫肌瘤切除术导尿后出现尿痛、尿频，曾在当地医院就诊，诊断为"尿路感染"，给予静脉点滴多种抗生素后上述症状未见好转，先后在当地医院及中国医科大学附属第一医院化验尿常规及尿细菌培养均无阳性结果，在中国医科大学附属第一医院行膀胱镜检查，诊断为"间质性膀胱炎"，其他医院未提供有效的治疗方法，患者痛苦不堪，7 年来无法正常生活及工作，后经人介绍求治于余。现症见：尿道疼痛，痛如针刺，憋尿及入夜尤甚，尿频，夜尿 5～7 次，倦怠乏力，面色无华，大便正常，舌质淡暗，苔薄白，脉沉缓。四诊合参证属为气虚血瘀之淋证。治以益气活血、通络止痛，方用补阳还五汤加减。

• 处方：

生黄芪 50g	当 归 15g	桃 仁 10g	红 花 6g
川 芎 10g	生地黄 15g	柴 胡 15g	赤 芍 25g
白 芍 25g	乌 药 15g	甘 草 15g	郁 金 15g
地 龙 15g			

10 剂，水煎服，每日 1 剂。

二诊：服上药 10 剂后，患者自觉尿痛症状明显减轻，乏力减轻，已能正常生活并从事轻微家务劳动，自述顿感心情豁达，但仍有尿频，夜尿 4～5 次，舌淡暗，苔薄白，脉沉缓。瘀滞有所减轻，但仍要祛邪务尽，故上方去柴胡、郁金。

• 处方：

生黄芪 50g	当 归 15g	桃 仁 10g	红 花 6g
川 芎 10g	生地黄 15g	甘 草 15g	赤 芍 25g
白 芍 25g	乌 药 15g	地 龙 15g	

10 剂，水煎服，每日 1 剂。

三诊：患者尿痛完全缓解，仍有尿频，夜尿 2～3 次，余症消失，舌质淡红，苔薄白，脉沉。瘀滞已除,正虚渐现,尿频为肾气不固,膀胱气化失司所致,故上方减少活血化瘀之品,加强补肾固摄之力,取缩泉之意。

- 处方:

生黄芪40g	当 归10g	菟丝子20g	车前子20g (包煎)
川 芎10g	生地黄15g	赤 芍25g	白 芍25g
益智仁20g	乌 药15g	山 药15g	甘 草15g

10剂,水煎服,每日1剂。

四诊:患者诸证消失,舌、脉正常,行动、饮食及二便均如常人,停药观察3个月未见复发。

按:淋证是指小便频数短涩,淋沥刺痛,小腹拘急引痛为主症的病症。临床上有以气、血、膏、石、劳淋分为五淋的,也有以气、血、膏、石、劳、热淋分为六淋的,后者为目前常用分型方法。其病理性质有实、有虚。实者多为湿热为患;虚者多为脾肾两虚;亦有虚实夹杂者,常见阴虚夹湿热、气虚夹水湿等。多以肾虚为本,膀胱湿热为标。但本案却以气虚血瘀为主要病机,故不在常见证型中,临床上虽多次就诊却不见疗效,就是因为前医多以常见证型诊治,故屡屡失败。本案在临证时紧紧抓住尿痛的特点为刺痛,憋尿及入夜尤甚,完全符合瘀血疼痛的特点,舌、脉表现亦符合血瘀证的舌脉特点;倦怠乏力,夜尿频多,面色无华,为气虚证的特点,并结合病程演变过程,起因为手术后,病程长达7年之久,久病必有瘀,怪病必有瘀,久病耗气,久病入络,不通则痛,完全符合气虚血瘀的病机特点。因此,大胆打破固有的思维模式,采用益气活血,通络止痛的治疗原则,应用补阳还五汤治疗取得良效。

补阳还五汤出自清代王清任之《医林改错》,书中云:"此方治半身不遂,口眼㖞斜,语言謇涩,口角流涎,大便干燥,小便频数,遗尿不禁。"方中重用生黄芪以大补元气,气行则血行,血行则瘀去络通;气旺则固摄有权,祛瘀不伤正,故为君药;当归活血补血,为臣药;再配以赤芍、川芎、红花、桃仁等活血祛瘀之品,使瘀祛而不伤正;地龙长于通行经络,诸药合用共奏补气活血通络之功,本方的配伍特点是重用补气,轻用活血,补气为主,化瘀为辅。现在临床上多用于治疗心、脑血管疾病,糖尿病,下肢动脉闭塞症,骨科疾病,慢性肾炎蛋白尿,前列腺疾病,类风湿关节炎等疾病,用于治疗淋证尚不多见,但究其上述诸病,虽病位、临床表现各有不同,但病机却基本相同,均为各种原因所导致的气血亏虚,气虚则行血无力,而瘀血从生,投以补阳还五汤均可收效。

典型医案三

才某,女,83岁。就诊于辽宁中医药大学附属第二医院。

初诊:患者以小便涩痛,尿道灼热3天就诊。患者于3天前无明显诱因出现小便涩痛,尿道灼热,查尿常规:潜血1+,蛋白-,红细胞:11~15个/HP,白细胞:30~36个/HP,口服左氧氟沙星片2天,症状改善不明显。现症见:尿痛,排尿灼热,腰痛,双下肢水肿,胃胀,口干。舌苔黄厚燥,脉沉滑。中医诊断:淋证,证属肾虚下焦湿热;西医诊断:尿路感染。治法滋补肾阴,清热利湿通淋。方用知柏地黄丸加减。

● 处方：

川牛膝 20g	车前子 20g （包煎）	熟地黄 15g	山茱萸 15g
山 药 15g	茯 苓 30g	牡丹皮 10g	泽 兰 20g
灯芯草 8g	败酱草 20g	薏苡仁 30g	菟丝子 20g
鹿角霜 20g	玉米须 10g	关黄柏 8g	知 母 10g
乌 药 15g	益智仁 20g	覆盆子 15g	墨旱莲 20g
白花蛇舌草 20g			

21 剂，水煎服，每日 1 剂。

二诊：近期时有小便热涩疼痛，小腹疼痛，双下肢无水肿，舌苔黄厚，脉沉滑。上方茯苓改为 10g，加猪苓 10g、麦冬 20g 滋阴清热、利尿通淋。

● 处方：

川牛膝 20g	车前子 20g （包煎）	熟地黄 15g	山茱萸 15g
山 药 15g	茯 苓 10g	牡丹皮 10g	泽 兰 20g
灯芯草 8g	败酱草 20g	薏苡仁 30g	菟丝子 20g
鹿角霜 20g	玉米须 10g	关黄柏 8g	知 母 10g
乌 药 15g	益智仁 20g	覆盆子 15g	墨旱莲 20g
白花蛇舌草 20g	猪 苓 10g	麦 冬 20g	

21 剂，水煎服，每日 1 剂。

三诊：诸症基本消除。

按：患者老年女性，辨证属肾阴虚兼湿热，故以知柏地黄丸养阴清热治疗，仿济生肾气丸之意，在知柏地黄丸基础上加川牛膝、车前子二药以加强通淋之力，然其力仍有不逮，故又加泽兰、灯芯草、败酱草、薏苡仁、玉米须、墨旱莲、白花蛇舌草等以清热通淋。虽脉证均提示湿热明显，阴虚明显，亦当虑老年人之补肾之法，故加益智仁、覆盆子、菟丝子、鹿角霜之益肾收涩，说明小便不利非仅为湿热所致，亦有肾虚在内，故于处方之时一并调节体质。

典型医案四

刘某，女，49 岁。就诊于辽宁中医药大学附属第二医院。

初诊：患者以尿频、尿急、尿痛反复发作 10 年，加重伴血尿 2 天就诊。既往患糖尿病 5 年，血糖控制尚可。患者 10 余年前劳累后出现尿频、尿急、尿痛，曾在当地医院就诊，诊断为尿路感染，给予抗感染治疗后病情缓解，以后上症每因劳累及着凉复发，经常服用抗生素治疗，病情时轻时重。2 天前因家事上火，上症复发，自服三金片及诺氟沙星胶囊后无明显好转，且出现肉眼血尿遂来诊。尿常规检查示：蛋白 2+，红细胞：满视野，白细胞：40~50 个/HP。现症见：尿频、尿急、尿痛，肉眼血尿，乏力口渴，舌红，少苔，脉细。中医诊断：淋证，证属气阴两虚，湿热下注；西医诊断：尿路感染。治以益气养阴，清热利湿，凉血止血。方用清心莲子饮加减。

- 处方：

黄　芪 30g	太子参 20g	麦　冬 20g	石莲子 15g
黄　芩 10g	地骨皮 15g	柴　胡 15g	甘　草 15g
萹　蓄 25g	生地黄 15g	石　韦 25g	地榆炭 20g
仙鹤草 25g	滑　石 20g	白茅根 30g	车前子 20g （包煎）

7 剂，水煎服，每日 1 剂。

二诊：服药后尿频急痛症状减轻，尿色深黄，舌脉同前，复查尿常规：尿蛋白 –，红细胞：0 ~ 3 个 /HP，白细胞：5 ~ 15 个 /HP；上方去地榆炭、仙鹤草，加天花粉 15g 以增强滋阴清热之效。

- 处方：

黄　芪 30g	太子参 20g	麦　冬 20g	石莲子 15g
黄　芩 10g	地骨皮 15g	柴　胡 15g	甘　草 15g
扁　蓄 25g	生地黄 15g	石　韦 25g	天花粉 15g
滑　石 20g	白茅根 30g	车前子 20g （包煎）	

10 剂，水煎服，每日 1 剂。

三诊：服药后诸症缓解，时感口干咽燥，腰酸乏力，嘱继续六味地黄丸半个月以收功。

按：复发性尿路感染多见于女性，尤其是患糖尿病的患者更易反复发作，且难以治愈，临床上多以劳淋论治，或从脾肾两虚，膀胱湿热论治；或从肾虚，膀胱湿热论治；或从气阴两虚，膀胱湿热论治。但经常会出现无论用清法还是用补法，均收效甚微的情况。临床上本人针对此类患者多从心火论治，心以血为本，以火为用，与小肠相表里。人得杂事扰心，日久心中蓄热，热移小肠，热灼津亏，小便必涩。所以，此类患者常伴见心烦失眠、多梦健忘、舌边尖红、脉细数，此皆心火偏亢之证。心火乃无形之火，非清有形湿热之药所能奏效，而应用《太平惠民和剂局方》中的清心莲子饮治疗，多取显效。此方中人参、黄芪、甘草补气以制心火，因火为元气之贼，势不两立，故补气可制心火，而不能用苦寒清泻之品；心为君主之官，心不安则五脏危，心火偏亢，则五脏功能受扰，出现热象，对其他四脏之火则可清泻之。方中麦冬泄火于肺，黄芩清火于肝，地骨皮、车前子清火于肾，茯苓泄火于脾，石莲子交通心肾，乃取以肾水制心火之意。诸药合用益气养阴，清心利湿。临床上治疗劳淋属气阴两虚，心火独亢，下移小肠之淋证不失为一个常用而有效的方剂。

典型医案五

姜某，女，37 岁。就诊于辽宁中医药大学附属第二医院。

初诊：患者以排尿不适、少腹拘急反复发作半年余，加重 1 个月就诊。患者于半年前因人工流产术后出现小便频数涩痛，化验尿常规：白细胞：满视野，诊断为尿路感染，给予左氧氟沙星注射液静脉点滴 3 天后，症状消失，停用抗生素，又服用三金片 3 天，虽小便涩痛缓解，但仍遗有尿频及小腹拘急，时有排尿不适，因工作紧张而忽视治疗。近 1

个月劳累后上症复发，在当地医院就诊，化验尿常规未见异常，给予中药汤剂及补中益气丸治疗均未见好转。现症见：尿频，小腹拘急，小便量少，排尿不适，口干不欲饮水，畏寒肢冷，腰膝酸软，大便正常，面色晦暗，舌质淡红，舌苔薄白，脉沉细。四诊合参证属肾阳不足、膀胱气化不利、水蓄下焦之淋证，治以温肾化气利水通淋，方用五苓散合栝蒌瞿麦丸加减。

- 处方：

桂　枝 15g	茯　苓 15g	猪　苓 10g	泽　泻 15g
白　术 15g	甘草梢 15g	天花粉 15g	瞿　麦 20g
山　药 15g	肉　桂 10g	菟丝子 20g	小茴香 15g
柴　胡 10g			

7剂，水煎服，每日1剂。

二诊：前方服至5剂时，小便次数开始减少，至7剂时小便次数明显减少，每次尿量亦增加，小腹拘急减轻，口干好转，舌质淡红，舌苔薄黄，脉沉。药中病机，故见速效，但从舌苔呈薄黄看出有热化倾向，考虑为药物过热所致，故上方去肉桂，加石莲子15g，以增强清利之功。

- 处方：

桂　枝 15g	茯　苓 15g	猪　苓 10g	泽　泻 15g
白　术 15g	甘草梢 15g	天花粉 15g	瞿　麦 20g
山　药 15g	石莲子 15g	菟丝子 20g	小茴香 15g
柴　胡 10g			

10剂，水煎服，每日1剂。

三诊：患者又服7剂后，现小便次数正常，无小腹拘急感，腰酸缓解，舌、脉正常。嘱继服金匮肾气丸以巩固疗效。

按：《伤寒论》云："太阳病，发汗后，大汗出……若脉浮，小便不利，微热消渴者，五苓散主之"，"小便少者，必苦里急"，"渴欲饮水，水入即吐者，名曰水逆，五苓散主之"。《金匮要略》云："小便不利者，有水气，其人若渴，栝蒌瞿麦丸主之"。五苓散用于膀胱气化不利之小便不利证。栝蒌瞿麦丸用于肾阳虚弱而致上不能蒸腾津液以上承，下不能化气行水而利尿之下寒上燥所致小便不利证，可以起到润上温下之效。

本案发于人工流产术后，以小腹拘急、小便频数为主证，符合淋证之诊断。属《伤寒论》小便不利之范畴。小便不利在临床上可以有多种临床表现，既可以表现为排尿次数增多，也可以表现为排尿次数减少；可以表现为尿量增多，也可以表现为尿量减少，还可以表现为排尿异常，如尿急、尿痛等，膀胱气化不利为其基本病机，故五苓散可以作为治疗这类疾病的基本方剂，在此基础上又要结合具体情况加以分析，如本案因人工流产术后体质虚弱复又感邪，伤及正气，加之久病病势缠绵，正气更虚，久病及肾，肾与膀胱相表里，故出现肾阳虚弱诸症，治疗时合用栝蒌瞿麦丸，正是有是证用是药，效如桴鼓。

典型医案六

李某，女，60 岁。就诊于辽宁中医药大学附属第二医院。

初诊： 患者以尿路感染反复发作 4 年就诊。患者于 4 年前无明显诱因出现尿频，排尿不适，反复发作，多方治疗不效。现症见：夜尿频多，夜寐差，畏寒甚，脱发，颈部胀痛，头晕，时欲哭，大便干，腰痛。既往脑垂体瘤术后，心脏瓣膜术后，直肠占位术后。舌体胖大，苔白厚腻，脉弦。查尿微量白蛋白 7.80mg/L，尿常规：隐血 –，尿蛋白 –，白细胞 –。四诊合参，证属少阳枢机不利，心肾阳虚，治以和解少阳，温补心肾，方用柴胡加龙骨牡蛎汤加减。

• 处方：

柴　胡 10g	黄　芩 10g	法半夏 10g	太子参 15g
甘　草 10g	煅龙骨 25g	煅牡蛎 25g	桂　枝 10g
茯　苓 20g	茯　神 15g	石菖蒲 20g	郁　金 15g
葛　根 30g	片姜黄 15g	威灵仙 15g	菟丝子 20g
覆盆子 20g	益智仁 20g	天　麻 20g	土茯苓 20g
薏苡仁 20g	石莲子 15g	火麻仁 20g	炒枳实 10g
炒桃仁 10g			

14 剂，水煎服，每日 1 剂。

二诊： 尿频减轻，大便基本正常，口干、口渴，眼干，肺结节，胆囊息肉，无咳嗽，睡眠欠佳。舌体胖大，苔薄白略厚腻，脉沉弦。

• 处方：

柴　胡 10g	黄　芩 10g	法半夏 10g	太子参 15g
甘　草 10g	煅龙骨 25g	煅牡蛎 25g	茯　神 15g
石菖蒲 20g	郁　金 15g	葛　根 30g	片姜黄 15g
威灵仙 15g	菟丝子 20g	覆盆子 20g	益智仁 20g
天　麻 20g	土茯苓 20g	薏苡仁 20g	石莲子 15g
火麻仁 20g	炒枳实 10g	炒桃仁 10g	炒芥子 10g
浙贝母 30g			

14 剂，水煎服，每日 1 剂。

三诊： 服药后尿频有所减轻，仍有小腹隐痛，睡眠欠佳，时有心悸，咽部异物感，舌体胖大，苔白厚，脉沉滑。

• 处方：

柴　胡 10g	黄　芩 10g	法半夏 10g	太子参 15g
甘　草 10g	煅龙骨 25g	煅牡蛎 25g	茯　神 15g
石菖蒲 20g	郁　金 15g	葛　根 30g	片姜黄 15g
威灵仙 15g	菟丝子 20g	覆盆子 20g	益智仁 20g
土茯苓 20g	薏苡仁 20g	火麻仁 20g	炒枳实 10g

| 炒桃仁 10g | 炒芥子 10g | 浙贝母 30g | 厚　朴 15g |
| 炒紫苏子 10g | | | |

21 剂，水煎服，每日 1 剂。

按：该患者为老年女患，久病尿频，排尿不适，归属于中医内科劳淋范畴，亦可从小便不利论治。本案患者除外排尿不适外，尚有夜寐差、时欲哭、头晕、心悸、咽部异物感等诸多气机不利的症状，故其病机为邪犯少阳，弥漫三焦，表里俱病，虚实互见，正如《伤寒论》107 条所云："伤寒八九日下之，胸满烦惊，小便不利，谵语，一身尽重，不可转侧者，柴胡加龙骨牡蛎汤主之"。治以和解少阳，通阳泄热之柴胡加龙骨牡蛎汤。此方虽常用于精神情志为主的疾患，但本人每用于小便不利，亦取得显效，抓住病机特点是本案取效的根本。

典型医案七

薄某，女，24 岁。就诊于辽宁中医药大学附属第二医院。

初诊：患者以尿频、小腹坠胀 2 年为主诉来诊。患者于 2 年前因尿频、尿急、尿痛，在当地医院就诊，诊断为尿路感染，给予抗感染及对症治疗后好转，以后上症反复发作，经常用抗生素药物治疗，病情时轻时重，但尿频、小腹坠胀症状不见好转，为求中医治疗来诊。现症见：尿频，小腹坠胀，排尿无力，食欲不振，腰酸乏力，偶有恶心，舌质淡红，苔白略厚腻，脉沉细。四诊合参，证属脾气不足，中气下陷，不能升清降浊之气淋虚证，治以升阳益气之补中益气汤加减。

- 处方：

黄　芪 30g	炒白术 20g	太子参 20g	当　归 15g
陈　皮 15g	升　麻 10g	柴　胡 10g	炙甘草 15g
苍　术 10g	乌　药 15g	炒薏苡仁 20g	

7 剂，水煎服，每日 1 剂。

二诊：服上方后自觉小腹坠胀及乏力减轻，但仍有尿频及排尿无力，舌质淡红，苔白略厚腻，脉沉细。久病及肾，肾虚下元不固，故尿频。故在上方基础上加菟丝子 20g、山茱萸 20g、肉苁蓉 15g 以温补肾阳。

- 处方：

黄　芪 30g	炒白术 20g	太子参 20g	当　归 15g
陈　皮 15g	升　麻 10g	柴　胡 10g	炙甘草 15g
炒薏苡仁 20g	苍　术 10g	乌　药 15g	菟丝子 20g
山茱萸 20g	肉苁蓉 15g		

10 剂，水煎服，每日 1 剂。

三诊：诸症好转，时有恶心，舌淡红，苔薄白，脉细。脾胃气虚，不能升清降浊，胃气上逆，故见恶心，于上方中去升麻，加法半夏 10g、香橼 15g 以行气和胃降逆。

- 处方：

| 黄　芪 30g | 炒白术 20g | 太子参 20g | 当　归 15g |

陈　皮 15g	柴　胡 10g	炙甘草 15g	炒薏苡仁 20g
苍　术 10g	乌　药 15g	菟丝子 20g	山茱萸 20g
肉苁蓉 15g	法半夏 10g	香　橼 15g	

7剂，水煎服，每日1剂。

四诊：服上方后诸症缓解，嘱继服补中益气丸20天，随访至今未发。

按：淋证是以小便频数短涩、淋沥刺痛、小腹拘急引痛为主症的病症。《金匮要略》将其病机归为："热在下焦"；《诸病源候论》认为："诸淋者，由肾虚膀胱热故也。"指出肾虚为本，膀胱热为标的淋证病机。《景岳全书》提出淋证的治疗："凡热者宜清，涩者宜利，下陷者宜升提，虚者宜补，阳气不固者宜温补命门。"的治疗原则。本例患者虽为年轻女性，但素体脾胃虚弱，中气不足，加之久患淋证，诸医多用苦寒之品，致中气更虚，气虚下陷，膀胱气化无权，故辨证为淋证之气淋虚证。因此，治疗上给予益气升阳之补中益气汤，此虽不是治疗淋证的常法，但辨证准确亦效如桴鼓。

第三章 杂病论治

第一节 失眠的中医临床辨治

失眠为临床上所常见，中医称为"不寐"，不寐是以经常不能获得正常睡眠为特征的一类病证。主要表现为睡眠时间、深度的不足，轻者入睡困难，或寐而不酣、时寐时醒，或醒后不能再寐，重则彻夜不寐，常影响人们的正常工作、生活、学习和健康。长期失眠易导致患者机体免疫力下降，记忆力减退，从而极易造成不良情绪，影响工作效率与精神健康。目前，西医治疗以口服镇静类及抗抑郁、抗焦虑类药物为主，虽症状有所改善，但极易出现药物不良反应、药物依赖性及停药易复发问题。中医药治疗则具有独特优势，以整体观为指导，辨证施治，可获事半功倍之效。杨秀炜教授在临床中治疗此类病证积累了丰富的经验，现将临证中常见的证型及治疗总结如下。

一、心肾不交

症状：心烦不寐，口苦或口疮，下肢不温，舌红少苔，脉细数。
治法：滋阴降火，交通心肾。
方药：交泰丸加减，主要组成：黄连、肉桂等。

二、阴虚火旺

症状：心烦不寐，口干咽燥，舌红少苔，脉细数。
治法：滋阴泄火，交通心肾。
方药：黄连阿胶汤加减，主要组成：黄连、阿胶、黄芩、芍药等。

三、痰热内扰

症状：心烦不寐，口苦痰多，胸闷呃逆，舌红，苔黄腻，脉滑数。

治法：清热化痰，和中安神。

方药：黄连温胆汤加减，主要组成：黄连、竹茹、枳实、半夏、陈皮、甘草、生姜、茯苓等。

四、心肾阴虚

症状：心烦不寐，心悸怔忡，神疲健忘，或梦遗，手足心热，口舌生疮，大便干结，舌红少苔，脉细数。

治法：滋阴清热，养血安神。

方药：天王补心丹加减，主要组成：人参、茯苓、玄参、丹参、桔梗、远志、当归、五味子、麦冬、天冬、柏子仁、炒酸枣仁、生地黄等。

五、心肝阴血不足

症状：心烦不寐，心悸不安，头目眩晕，咽干口燥，舌红，脉弦细。

治法：养血安神，清热除烦。

方药：酸枣仁汤加减，主要组成：炒酸枣仁、甘草、知母、茯苓、川芎等。

六、胃中不和

症状：夜寐不安，脘腹胀满，嗳腐吞酸，纳差便溏。舌苔白或黄厚腻，脉滑或滑数。

治法：消食、导滞、和胃。

方药：保和丸加减，主要组成：山楂、神曲、莱菔子、陈皮、半夏、茯苓、连翘等。或治以益气升阳、清热除湿之升阳益胃汤加减，主要组成：黄芪、半夏、人参、炙甘草、独活、防风、白芍、羌活、橘皮、茯苓、柴胡、泽泻、炒白术、黄连等。

七、心胆气虚

症状：虚烦不寐，胆怯易惊，舌淡，脉弦细。

治法：益气镇惊、安神定志。

方药：安神定志丸合酸枣仁汤加减，主要组成：远志、石菖蒲、茯神、茯苓、龙齿、党参、炒酸枣仁、甘草、知母、川芎等。

八、心肾不足

症状：健忘不寐，经久不愈，舌淡，脉细。
治法：滋阴补肾、养心益智。
方药：孔圣枕中丹加减，主要组成：菖蒲、远志、龟板、龙骨等。

九、阳虚失眠

症状：不寐伴心悸怔忡、汗出肢冷，舌质淡润，脉沉。
治法：镇惊安神、通阳止汗。
方药：桂枝甘草龙骨牡蛎汤加减，主要组成：桂枝、甘草、龙骨、牡蛎等。
临床上，治疗此类疾病在辨证选方的基础上常常选加珍珠母、夜交藤、灯芯草、龙齿、茯神等药物加强安神之功。

典型医案一

刘某，女，45岁，就诊于辽宁中医药大学附属第二医院。

初诊：患者因不寐半年来诊。半年前因情志不畅导致不寐，平素性格内向，心情抑郁，月经延期，每逢经期上症加重，甚则彻夜不眠，烦躁易怒，胸闷脘痞，多梦善忘，乏力纳呆，头身如裹，口干苦，舌质红，苔白腻，脉弦细。四诊合参证属枢机不利，痰热内扰之不寐证。治以和解枢机，清热化痰之法，方用黄连温胆汤合小柴胡汤加减。

• 处方：

柴　胡 10g	黄　芩 10g	党　参 20g	法半夏 10g
炙甘草 10g	陈　皮 15g	茯　苓 20g	竹　茹 10g
枳　实 15g	黄　连 10g	炒枣仁 30g	

7剂，水煎服，每日1剂。

二诊：服上方后睡眠好转，余症均不同程度减轻，舌质红，苔白，脉弦细。效不更方，上方加合欢皮15g，以增强解郁安神之功。

• 处方：

柴　胡 10g	黄　芩 10g	党　参 25g	法半夏 10g
炙甘草 10g	陈　皮 15g	茯　苓 20g	竹　茹 10g
枳　实 15g	黄　连 10g	炒枣仁 30g	合欢皮 15g

14剂，水煎服，每日1剂。

患者服药后烦止寐安，诸症霍然。

按：《医学心悟·不得卧》指出："有痰湿壅遏神不安者，其症呕恶、气闷、胸膈不利，用二陈汤导去其痰，其卧立安。"《灵枢·营卫生会》指出："气至阳而起，至阴而止。"言人之寤寐与营卫之气血阴阳的循环、转运有关，阳入于阴则寐，阳出于阴则寤。

而气血阴阳的运转又与少阳枢机息息相关。若少阳枢机不利，气机不达，则阳不入阴而不寐，还可伴有口苦、胸胁痞满、脉弦等肝胆气机不利之证。气郁化火，炼津成痰，痰火上扰而使不寐加重。故用疏肝开郁，和解枢机的大法，兼以清热化痰。治以黄连温胆汤加小柴胡汤。用小柴胡汤疏利肝胆气机，黄连温胆汤清热化痰安神。二方合用枢转气活，热退痰化，一身气机通利，营卫气血相贯如环，阳入于阴，神敛于心肝，则人自寐。

典型医案二

梁某，女，48岁。就诊于辽宁中医药大学附属第二医院。

初诊：患者以夜寐欠佳3年，加重1周就诊。患者3年前因工作压力过大导致夜寐欠佳，每晚睡眠时间不超过3小时，伴有多梦，胸脘痞闷，食欲不振，恶心便秘，舌质淡红，苔薄白腻，脉濡。四诊合参证属肝郁脾虚湿困，升降失司，给予健脾化湿升清治疗，方用升阳益胃汤加减。

- 处方：

陈　皮 15g	黄　连 10g	茯　苓 20g	羌　活 10g
白　术 15g	法半夏 15g	泽　泻 15g	柴　胡 10g
生黄芪 15g	党　参 15g	干　姜 5g	郁李仁 25g
夜交藤 30g	白　芍 15g	防　风 10g	

10剂，水煎服，每日1剂。

二诊：自述服上药后恶心好转，胸闷减轻，夜寐好转，每晚可深睡眠达5小时，脘闷减轻，舌质淡，苔薄白，脉濡。上方加炒麦芽15g、鸡内金15g、升麻6g。

处方如下：

陈　皮 15g	黄　连 10g	茯　苓 20g	羌　活 10g
白　术 15g	法半夏 15g	泽　泻 15g	柴　胡 10g
黄　芪 15g	党　参 15g	干　姜 5g	郁李仁 25g
夜交藤 30g	白　芍 15g	防　风 10g	炒麦芽 15g
鸡内金 15g	升　麻 6g		

14剂，水煎服，每日1剂。

按：《黄帝内经》云："胃不和则卧不安。"脾胃乃阴阳升降之枢纽，正常情况下，心火下降，肾水上承，阴阳相交，则可成寐。《灵枢·营卫生会》篇云："阳入于阴则寐。"今脾虚湿困，阴阳交通之道路不畅，故而不寐。故方中取重用半夏化其痰浊交通阴阳，清阳不升则浊气不降，故见胃脘胀满、恶心、便秘，故以升阳除湿，举其阳则浊气自降矣。

第二节　辛开苦降法治疗痞满

痞满是由于脾胃功能失调，中焦斡旋失职，升降失司，胃气壅塞，出现以自觉心下痞塞为主症的病症。以自觉胀满，触之无形，按之柔软，压之无痛为临床特点。痞满的病名首见于《黄帝内经》，《素问·至真要大论》指出："太阳之复……心胃生寒，胸膈不利，心痛痞满。"并认为其病因有饮食不节、起居不适和寒气为患等。《伤寒论》149 条亦云："但满而不痛者，此为痞，柴胡不中与之，宜半夏泻心汤"，说明痞满的辨证要点为满而不痛。《景岳全书·痞满》曰："痞者，痞塞不开之谓；满者，胀满不行之谓。盖满则近胀，而痞则不必胀也。凡有邪有滞而痞者，实痞也；无邪无滞而痞者，虚痞也"，详细描述了痞满的临床表现以及鉴别诊断，并指出辨虚实为其辨证要点。脾胃同居中焦，脾主升清，胃主降浊，共司水谷的纳运和吸收，清升浊降，纳运如常，则胃气调畅。若因表邪内陷入里、饮食不节、痰湿阻滞、情志失调、脾胃虚弱等各种原因导致脾胃损伤，升降失司，胃气壅塞，即可发生痞满。痞满的主要治疗原则是调理脾胃升降，行气消痞。实者分别施以泄热、消食、化痰、理气，虚者则重在补益脾胃，或养阴益胃。对于虚实并见之候，治疗宜攻补兼施，补消并用。杨秀炜教授认为临床久治不愈的痞满多属寒热错杂之证，尤其是在长期规律性透析（血液透析、腹膜透析）的患者中更是如此，宜用辛开苦降之法治疗，以调整脾胃的升降功能，代表方剂为泻心汤类。

典型医案

马某，男，61 岁。就诊于辽宁中医药大学附属第二医院。

初诊： 患者以胃脘痞闷 1 年余为主诉就诊，该患者为慢性肾衰竭尿毒症期长期腹膜透析患者，现已透析 5 年。近 1 年来出现胃脘痞闷，食欲不振，五心烦热，多汗，头部尤甚，曾多次做胃镜检查提示浅表性胃炎，间断口服质子泵抑制剂（PPIs）药物治疗。效果不显来诊。现症见：胃脘痞闷，伴反酸，五心烦热，盗汗，肠鸣下利，日间 3 次，夜间 3 次，夜寐尚可。舌边尖红，苔薄黄，脉弦滑。中医诊断：痞满，证候诊断，寒热错杂，西医诊断，浅表性胃炎。治疗以寒热平调，消痞散结，方用半夏泻心汤合香砂连朴饮加减治疗。

- 处方：

酒黄芩 15g	黄 连 10g	干 姜 10g	法半夏 15g
太子参 15g	甘 草 15g	代赭石 15g	防 风 15g
煅龙骨 20g	煅牡蛎 20g	炒白术 15g	陈 皮 15g
瓦楞子 20g	海螵蛸 15g	香 附 15g	薏苡仁 20g
茯 苓 15g	牛 膝 15g	藿 香 15g	车前子 15g（包煎）
砂 仁 10g	厚 朴 15g		

14 剂，水煎服，每日 1 剂。

二诊： 患者服药后反酸、脘闷有所减轻，时有恶心。舌尖略红，苔薄白，脉弦细。上方去防风，加竹茹 10g、白及 15g。

- 处方：

酒黄芩 15g	黄 连 10g	干 姜 10g	法半夏 15g
太子参 15g	甘 草 15g	代赭石 15g	煅龙骨 20g
煅牡蛎 20g	炒白术 15g	陈 皮 15g	瓦楞子 20g

海螵蛸 15g	香　附 15g	薏苡仁 20g	茯　苓 15g
牛　膝 15g	车前子 15g (包煎)	砂　仁 10g	厚　朴 15g
藿　香 15g	竹　茹 10g	白　及 15g	

14 剂，水煎服，每日 1 剂。

三诊：患者诸症好转，偶有食后脘闷，时呃逆，无反酸，大便正常。舌淡胖，苔白，脉沉。患者由实转虚，治疗应以健脾胃为主，改为六君子汤加减 14 剂治疗，服药后症状明显减轻。

按：痞满是由表邪内陷，饮食不节，痰湿阻滞，情志失调，脾胃虚弱等导致脾胃功能失调，升降失司，胃气壅塞而成的以脘闷不舒，按之柔软，压之不痛，视之无胀大之形为主要临床特征的一种脾胃病症。本证按部位可划分为胸痞、心下痞等，心下即胃脘部，故心下痞又可称为胃痞。胃痞的基本病机是脾胃功能失调，升降失司，胃气壅塞。其治疗原则是调理脾胃，理气消痞。实者分别施以泄热、消食、化痰、理气，虚者则重在补益脾胃。对于虚实并见之候，治疗宜攻补兼施，补消并用。该患者初诊时脘闷、反酸、五心烦热、多汗，肠鸣下利，提示患者中气受伤，脾胃功能失调，且寒热互结其中，清浊升降失常。故治疗上用寒热平调的半夏泻心汤、香砂连朴饮进行加减。方中法半夏、干姜辛温除寒，和胃止呕；黄连、黄芩苦寒泄降除热，清肠燥湿；太子参、炙甘草补中益气，养胃。患者服药后反酸、脘闷症状减轻，仍时有恶心，因此去掉藿香、防风，加旋复花降逆止呕。服 28 剂药物后患者无反酸，食后脘闷明显好转，汗出明显减轻，时有呃逆，此时结合舌脉已无明显寒热之证，病性由实转虚，治疗上以健脾胃为主，方子改为六君子汤加减治疗。治疗后患者病情明显好转。半夏泻心汤治疗寒热互结于中焦或湿热痰浊闭阻于中焦致使脾胃功能紊乱，表现为上呕、中痞、下鸣（或下利）的胃痞病，疗效确切。本方寒热互用以和其阴阳，辛苦并进以调其升降，补泻兼施以顾其虚实。其治疗中体现了通法中辛开苦降法。

透析患者中，尤其是腹膜透析患者，胃痞发生率较高，临床上多表现为胃脘闷塞，食欲不振，恶心甚至呕吐，腹泻或便秘，患者逐渐形体消瘦，多为寒热错杂，虚实互见之证，极大的影响患者的生存质量。因此，建议在透析患者群体中积极关注脾胃功能。在辨病辨证的基础上选方用药，温清并用，辛开苦降，使脾气得升，胃气得降，湿浊得除，气机得通，化源得充，从而提高患者的生存质量，延长生存期。

第四章 临床经验总结

第一节 杨秀炜教授治疗肾性水肿的经验

水肿是肾病科最常见的疾病之一。水肿先从眼睑或下肢开始，继及四肢全身。轻者仅眼睑或足胫水肿，重者全身皆肿；甚则腹大胀满，气喘不能平卧；更严重者可见尿少或尿闭、恶心呕吐、口有秽味、鼻衄牙宣、头痛、抽搐、神昏谵语等危象。可有乳蛾、心悸、疮毒、紫癜以及久病体虚病史。本病始见于《黄帝内经》，称为"水"。《黄帝内经》根据不同症状分为"风水""石水""涌水"。《金匮要略·水气病脉证并治》以表里上下为纲，分为风水、皮水、正水、石水、黄汗5种类型。又根据五脏发病的机制及症候将水肿分为心水、肝水、肺水、脾水、肾水。宋代严用和将水肿分为阴水、阳水两大类。"肾性水肿"的描述首见于《素问·奇病论》："有病庞然如有水状，切其脉大紧，身无痛者，形不瘦，不能食，食少，名为何病？岐伯曰：病生在肾，名为肾风。"现代医家多沿用古籍记载，杨秀炜教授在临床上常将肾性水肿归属于"肾风""风水""水气病"等范畴。

一、病因病机

水肿的形成与多个脏腑的水液代谢功能失常有关，《素问·水热穴论》指出水肿"肾者胃之关也，关门不利，故聚水而从其类也"，强调肾脏在调节水液代谢中起着重要的作用。《素问·经脉别论》篇中论述："饮入于胃，游溢精气，上输于脾。脾气散精，上归于肺，通调水道，下输膀胱。水精四布，五经并行，合于四时五脏阴阳"。《素问·水热穴论》指出："勇而劳甚，则肾汗出，逢于风，内不得入于脏腑，外不得越于皮肤，客于玄府，行于皮里，传为胕肿"。"故其本在肾，其末在肺。"《素问·至真要大论》指出："诸湿肿满，皆属于脾"。从上述论述中我们就可以看出，早在《黄帝内经》时代，已认识到水肿病的发病与肺、脾、肾有关。《诸病源候论》中指出"水病者，由肾脾俱虚故也"，脾、肾两脏虚损是水肿发病主要原因。张介宾言："阳旺则气化，而水即为精，阳衰则气不化……此水肿之病，所以多阳虚也。"若以阴阳辨证，水肿病又以阳虚证较为常见。杨秀炜教授认为肾性水肿是由于肺、脾、肾三脏功能失调而致，久病水肿多以脾肾两虚为根本，亦可因感受外邪而进一步加重，其中风邪为肾性水肿的重要致病因素，风为百病之长，常夹寒邪、热邪、湿邪侵害人体，致肺失宣降，水液疏布失常，泛溢肌肤而为肿。杨秀炜教授认为肾性水肿以本虚标实、虚实夹杂之证为主，以脾肾两虚为本，水湿泛溢为标。

二、辨治体会

1. 急性肾小球肾炎

急性肾小球肾炎引起的水肿常常起病较急，常有上呼吸道感染或皮肤感染病史，多由风邪犯表，肺卫不宣，肺失治节，外不能宣发以散表邪，内不能通调水道以利水湿，水液疏布失常，泛溢肌肤而致颜面水肿，属风水相搏证。治宜疏风解表、宣肺利水。治疗多以越婢加术汤加减。本方有宣肺清热、祛风利水之功；主治风水夹热之水肿证。常用药：炙麻黄、杏仁、防风、浮萍以疏风宣肺；炒白术、茯苓、泽泻、车前子以淡渗利水；生石膏、桑白皮、黄芩以清热宣肺。若风寒偏盛，去生石膏，加苏叶、桂枝、防风以祛风散寒；若风热偏盛，可加连翘、桔梗、板蓝根、芦根以清热利咽，解毒散结；若咳喘较甚，可加杏仁、前胡以降气定喘；若见汗出恶风，卫阳已虚，则用防己黄芪汤加减以益气行水。

2. 慢性肾小球肾炎

慢性肾小球肾炎引起的水肿多是肺、脾、肾三脏功能失调，三焦气化失司密切相关，尤其以脾肾虚损贯穿慢性肾炎的始终，外邪侵袭是主要的诱发因素，水湿、湿热、瘀血是主要的病理产物，属于阴水。因此，慢性肾小球肾炎病程日久，病机错综复杂，复因失治误治，虚实寒热互见，而致病情缠绵难愈。临床上每见脾胃虚弱，湿邪留恋者，表现为下肢水肿、倦怠乏力、纳差便溏、舌淡脉弱者，多以益气健脾、升阳除湿之升阳益胃汤加减治疗；每见脾肾两虚，精微外泄者，表现为下肢水肿、腰酸膝软、倦怠乏力、头晕耳鸣、夜尿频多、泡沫尿、舌淡脉沉无力者，多以健脾补肾、益气固摄之参芪地黄汤加减治疗。

3. 肾病综合征

肾病综合征引起的水肿多肿势较重，是以肺、脾、肾三脏功能失调，三焦气化失司为中心，以阴阳气血不足为根本，以水气、湿热、瘀血等邪实阻滞为病变之标，临床表现虚实夹杂，病机复杂。若以脾阳虚为主，表现为身肿日久，腰以下为甚，按之凹陷不易恢复，胸腹胀闷，纳减便溏，面色不华，神疲乏力，四肢倦怠，小便短少，舌质淡胖，苔白腻，脉沉缓或沉弱。治以健脾温阳利水之实脾饮加减。常用药：干姜、炮附子、草果仁、桂枝温阳散寒利水；炒白术、茯苓、炙甘草、生姜、大枣健脾补气；茯苓、泽泻、车前子、木瓜利水消肿；木香、厚朴、大腹皮理气行水。气虚甚，症状气短声弱者，可加人参、黄芪以健脾益气；若小便短少，可加桂枝、泽泻以助膀胱气化而行水。若以肾阳虚为主，表现为水肿反复消长不已，面浮身肿，腰以下甚，按之凹陷不起，尿量减少或反多，腰酸冷痛，畏寒肢冷，神疲乏力，面色㿠白，甚者心悸胸闷，喘促难卧，腹大胀满。舌质淡胖，苔白，脉沉细或沉迟无力。治以温肾助阳、化气行水之济生肾气丸合真武汤加减。常用药：炮附子、肉桂、巴戟肉、仙灵脾温补肾阳；炒白术、茯苓、泽泻、车前子通利小便；牛膝引药下行；小便清长量多，去泽泻、车前子，加菟丝子、补骨脂以温固下元。症状面部水肿为主，表情淡漠，动作迟缓，形寒肢冷，治以温补肾阳为主，主用右归丸加减。若水肿严重，可联合五皮饮、五苓散、柴苓汤。

临床上还常常见到阴虚水肿的患者，阴虚水肿多为素体阴虚，或劳倦过度，脾土之阴受伤，水液运化失常而停聚。或为水肿日久，治疗中采用发汗、利尿、逐水及温化之法皆能导致伤阴，同时水湿之邪，郁久化热而耗阴；或由于西药糖皮质激素不良反应所致，大剂量的糖皮质激素容易促使寒湿之邪化热、生火、蕴毒，轻则伤津耗气，重则灼阴炼液，伤阴的症候颇为明显。应用激素治疗，水肿虽然消退较快，但伤阴的情况更加突出，甚至出现阴虚火旺症候。杨秀炜教授治疗此类水肿应用张仲景的猪苓汤加减，猪苓汤具有滋阴清热利水的作用，方中茯苓、猪苓、泽泻淡渗利水；阿胶甘咸，滋补少阴真水；滑石甘滑而寒，清阳明之热；五药合方，渗利与清热养阴并进，利水不伤阴，滋阴不敛邪，使水气去，邪热清，阴液复，诸证自解。根据患者具体情况可联合二至丸。近年来对猪苓汤的实验研究[1-2]表明：猪苓汤对泌尿系统具有利尿、抗感染、改善肾脏局部炎症、改善肾功能、抑制肾结石形成等药理作用。临床主要用于急慢性肾小球肾炎、肾积水、肾病综合征、肾结石等多疾病的治疗，且疗效显著，安全性高。

4.慢性肾衰竭

慢性肾衰竭引起的水肿因肾病日久，缠绵不愈，水肿较甚，真阳虚衰，脾肾亏虚日久，脾虚不能升清降浊，肾虚气化无权，浊毒内停；久病入络，久病多瘀，瘀血内停。故治疗此类水肿，在温补脾肾的同时，需要泄浊排毒、活血化瘀并用。常用大黄、炒薏苡仁、土茯苓、桃仁、红花、川芎、赤芍、川牛膝等药。

典型医案一

李某，女，85岁。就诊于中国医科大学盛京医院沈阳雍森医院。

初诊：患者以双下肢、眼睑水肿反复发作半年，加重半个月为主诉就诊。患者于半年前无明显诱因出现双下肢、眼睑水肿，遂来辽宁中医药大学附属第二医院就诊，化验尿常规提示蛋白1+，给予中药汤剂治疗后水肿缓解，蛋白转阴后停药。半个月前无明显诱因上症复发，为求中医治疗来诊，化验尿常规提示蛋白3+，肝、肾功未见明显异常。既往史：2型糖尿病3年，血糖控制尚可；双下肢动脉硬化闭塞症术后2年；甲状腺结节1年。现症见：四肢中、重度水肿，双眼睑水肿，口干乏力，大便秘结，数日一行，纳寐尚可，舌质暗红，苔白厚燥，脉弦滑。四诊合参，证属气阴两虚夹水湿血瘀证，治以益气养阴，化气行水，活血化瘀，拟参芪地黄汤合五苓散加减治疗。

● 处方：

太子参 15g	黄 芪 30g	熟地黄 20g	山茱萸 20g
山 药 20g	茯 苓 30g	牡丹皮 10g	泽 兰 20g

猪　苓 15g	薏苡仁 30g	生白术 20g	菟丝子 15g
鹿角霜 25g	金樱子 20g	芡　实 20g	煅牡蛎 20g
龙　骨 20g	穿山龙 30g	火麻仁 15g	枳　实 10g
老头草 20g	益母草 30g	川　芎 15g	丹　参 20g

14 剂，水煎服，每日 1 剂。

二诊：双下肢水肿明显减轻，双手及眼睑无水肿，口干减轻，乏力好转，大便正常，时有咽部胀闷不适感，小便正常，纳寐尚可，舌质淡暗，苔白厚，脉沉。复查尿常规：尿蛋白 1+，余无异常。水肿减轻，故上方去老头草、猪苓，加浙贝母 30g 以增加行气散结之功。

● 处方：

太子参 15g	黄　芪 30g	熟地黄 20g	山茱萸 20g
山　药 20g	茯　苓 30g	牡丹皮 10g	泽　兰 20g
薏苡仁 30g	生白术 20g	菟丝子 15g	鹿角霜 25g
金樱子 20g	芡　实 20g	煅牡蛎 20g	龙　骨 20g
穿山龙 30g	火麻仁 15g	枳　实 10g	益母草 30g
川　芎 15g	丹　参 20g	浙贝母 30g	

14 剂，水煎服，每日 1 剂。

三诊：双下肢轻度水肿，无眼睑及双手水肿，口干口渴，偶有咳嗽，少量黄痰，二便正常，纳、寐正常，舌质暗红，舌苔薄黄，脉沉。复查尿蛋白 ±，尿微量白蛋白 105.3mg/L，大便已通，故上方去火麻仁、枳实，加苏叶 15g、紫菀 15g、酒黄芩 10g 以清热化痰。

● 处方：

太子参 15g	黄　芪 30g	熟地黄 20g	山茱萸 20g
山　药 20g	茯　苓 30g	牡丹皮 10g	泽　兰 20g
薏苡仁 30g	生白术 20g	菟丝子 15g	鹿角霜 25g
金樱子 20g	芡　实 20g	煅牡蛎 20g	龙　骨 20g
穿山龙 30g	益母草 30g	浙贝母 30g	川　芎 15g
丹　参 20g	苏　叶 15g	紫　菀 15g	酒黄芩 10g

14 剂，水煎服，每日 1 剂。

四诊：右下肢轻度水肿，左下肢无水肿，乏力明显好转，咳嗽减轻，无痰，二便正常，仍有口干、口渴，纳、寐尚可，舌质淡暗，舌苔薄黄，脉沉。复查尿蛋白阴性，尿微量白蛋白 35.4mg/L。上方去苏叶、紫菀，加独活 15g，改酒黄芩 15g 以收功。

● 处方：

太子参 15g	黄　芪 30g	熟地黄 20g	山茱萸 20g
山　药 20g	茯　苓 30g	牡丹皮 10g	泽　兰 20g
薏苡仁 30g	生白术 20g	菟丝子 15g	鹿角霜 25g
金樱子 20g	芡　实 20g	煅牡蛎 20g	龙　骨 20g

穿山龙 30g	益母草 30g	丹　参 20g	浙贝母 30g
川　芎 15g	酒黄芩 15g	独　活 15g	

14 剂，水煎服，每日 1 剂。

按：该患者年老体弱，患有多种慢性疾病，久病损伤正气，致肺、脾、肾三脏功能受损，水液代谢失常，发为水肿。肾司二便，老年患者又以二便异常为主，故治疗重点在脾、肾两脏。故治疗上以给予参芪地黄汤以扶正为主，补益脾肾，使脾肾之阳气恢复，转输、蒸腾气化功能正常，则水液代谢正常。阳不足者，阴必乘之，阳气已虚，易生痰、生饮；"久病多瘀""久病入络"，针对正虚邪实之证，故治疗上应佐以五苓散及活血化瘀之品以化气行水，活血化瘀，使邪去正安而病愈。抓主症、抓病性、抓病位、抓体质特点是本案治疗的重点抓手。

典型医案二

朱某，男，58 岁。就诊于辽宁中医药大学附属二院。

初诊：患者以双下肢水肿反复发作 3 年余，加重 3 个月为主诉就诊。患者于 3 年前无明显诱因出现双下肢水肿，曾在当地医院化验尿常规：蛋白 3+、潜血 3+、镜下红细胞 25～35 个 /HP，诊断为"慢性肾小球肾炎"，给予中药汤剂及内部制剂口服治疗，病情有所缓解，以后上症反复发作，在当地医院间断用上述药物治疗病情均有所缓解，尿蛋白时轻时重。近 3 个月上述症状复发，又在当地治疗近 3 个月，症状未见减轻，为求进一步治疗来诊。现症见：双下肢水肿，按之没指，腰膝酸软，倦怠乏力，口干、喜冷饮，小便量少而黄，大便 3 日一行，舌边尖红，少苔，脉沉细。尿常规：蛋白 3+、潜血 3+、镜下红细胞 35～50 个 /HP、颗粒管型 1～5 个 /HP。24 小时尿蛋白定量 3.2g/d。肾功能正常，血压正常。四诊合参，证属阴虚火旺之水肿证。治以滋阴利水之知柏地黄汤合猪苓汤加减。

- 处方：

茯　苓 20g	猪　苓 20g	滑　石 15g	阿　胶 10g (烊化)
泽　兰 20g	生地黄 15g	山茱萸 20g	山　药 20g
牡丹皮 10g	知　母 15g	黄　柏 10g	车前子 20g (包煎)
菟丝子 20g	益母草 25g	金樱子 20g	独　活 15g

14 剂，水煎服，每日 1 剂。

二诊：服上方 14 剂后复诊，双下肢水肿明显减轻，已无口渴，小便色、量均正常，大便每日一行，舌边尖红，少苔，脉沉细。复查尿常规：蛋白 3+、潜血 2+、镜下红细胞 10～15 个 /HP、颗粒管型 0～2 个 /HP。上方去知母、黄柏，加麦冬 20g、玄参 15g 以增强滋阴作用。

- 处方：

茯　苓 20g	猪　苓 20g	滑　石 15g	阿　胶 10g (烊化)
泽　兰 20g	生地黄 15g	山茱萸 20g	山　药 20g
牡丹皮 10g	车前子 20g (包煎)	菟丝子 20g	益母草 25g

| 金樱子 20g | 独　活 15g | 麦　冬 20g | 玄　参 15g |

14 剂，水煎服，每日 1 剂。

三诊：服上方 14 剂后复诊，双下肢水肿已完全缓解，时觉乏力，舌质暗红，舌苔薄白，脉沉细。复查尿常规：蛋白 2+、潜血 1+、镜下红细胞 0 ～ 3 个 /HP。四诊合参证属气阴两虚之证，治以益气养阴，化气行水之参芪地黄汤加减。

● 处方：

黄　芪 40g	太子参 15g	山茱萸 20g	熟地黄 15g
山　药 20g	茯　苓 10g	牡丹皮 10g	泽　兰 15g
菟丝子 20g	鹿角霜 25g	金樱子 20g	芡　实 20g
生龙骨 20g	生牡蛎 20g	红　花 10g	丹　参 20g
藿　香 15g	炒薏苡仁 20g		

21 剂，水煎服，每日 1 剂。

四诊：服上方 21 剂后，无不适表现，舌质淡红，苔薄白，脉细。复查尿常规：蛋白 1+、潜血 1+、镜下红细胞 0 ～ 3 个 /HP，24 小时尿蛋白定量 0.6g/d，后以本方为基本方加减治疗 3 个月，尿常规及 24 小时尿蛋白定量均恢复正常，临床治愈。

按：本案水肿多年，反复应用温阳利水之剂均可见效，本次复发仍用原法治疗无效，其原因在于只考虑常法，而未考虑变法。本案日久阳损及阴，或久用温阳利水之剂，燥热伤阴或分利太过而致阴虚，出现一片阴虚内热之象，治当滋补肾阴为主，兼利水湿。故用知柏地黄汤合猪苓汤加减取得显效。水不自行，赖气以动，久病耗气，在临床水肿明显减轻之后，果断更改治疗方向，改用益气养阴的参芪地黄汤加减，并加用温补肾阳之品。正如《景岳全书》所云："善补阳者，必于阴中求阳，则阳得阴助而生化无穷；善补阴者，必于阳中求阴，则阴得阳升而泉源不竭。"《素问·阴阳应象大论》所云："孤阴不生，独阳不长。"正在于此，故在临床治疗中应时时注意阴阳的互根互用关系。

通过本案提示在疾病治疗中既要掌握一般规律，又要掌握特殊规律，要根据病机变化随证治之。"谨守病机""知常达变"，是取得良好的临床疗效的保证。

参考文献

[1] 张保国，刘庆芳. 猪苓汤的现代药理研究与临床应用 [J]. 中成药，2014，6（8）：1726–1729.
[2] 全世建，曾庆波. 猪苓汤研究综述 [J]. 中医药通报，2004，3（10）：57–62.

第二节 杨秀炜教授治疗肾性血尿的临床经验

血尿是肾内科疾病临床常见的症状之一，是指尿中红细胞排泄异常增多，其发病原因各不相同。其中肾性血尿是指排除尿路感染、结石、结核、肿瘤等肾外出血因素，血液单从肾脏中随小便排出体外的疾病。肾性血尿的特点是显微镜下可见其红细胞有明显的变形、破损，75%以上为畸形红细胞，且大小不等。无论是镜下血尿还是肉眼血尿皆属中医"尿血"范畴，肾为先天之本，主藏精。肾气不固，封藏失职，故属于精微物质的红细胞失于固摄随尿排出，故肾虚为病之本。"入络即瘀血""即已尿血，则必有瘀滞""离经之血为瘀血"，久病造成了机体的正虚邪恋，而瘀血正是邪实的重要组成部分，所以治宜"虚则补之"为主，"实则泻之"为辅。

肾性血尿在临床上多见于肾气阴两虚、阴虚内热者，久病入络，久病多瘀，又多兼有血瘀之证，杨秀炜教授在临床上应用自拟益肾活血方治疗肾性血尿属气阴两虚兼血瘀者。益肾活血方由黄芪、生地黄、炒白术、菟丝子、女贞子、旱莲草、白茅根、滑石、阿胶、红花、丹参、茜草、白花蛇舌草组成。方中黄芪、炒白术益气健脾；菟丝子补肾益精；女贞子、旱莲草养阴补肾；阿胶养血滋阴；生地黄、茜草、白茅根凉血止血；滑石、白花蛇舌草清热利湿；红花、丹参活血化瘀。全方共奏益肾活血，清热利湿之效。现代药理研究表明，黄芪的主要成分是黄芪多糖，具有增强机体免疫功能、抗氧化、抗衰老、神经修复等广泛功效[1]。生地黄成分以环烯醚萜苷类为主，其次为酚类、糖类、氨基酸、人体必需的常量元素 K、Mg、Ca、Na、Fe 等，具有调节机体免疫系统，参与维护机体稳定的作用[2]。阿胶、炒白术、菟丝子能抗衰老、抗氧化、参与体内多种免疫调节反应、增强免疫力[3-5]。丹参可通过改善血液流变学，降低血脂、降低血液黏稠度，通过清除患者体内过多的氧自由基，减轻蛋白的丢失，防止肾小球硬化[6]。红花主要含黄酮类物质，含有多种水溶性混合物的红花黄色素是其有效成分，具有抗血小板聚集、抗血栓、降血脂、降低血液黏度、扩张微细动脉、改善微循环以及清除氧自由基、抗氧化的作用[6]。故本方无论从中医理论还是现代药理均适用于肾性血尿的临床治疗，实践证明亦取得了较好的效果。

典型医案

张某，女，45 岁，就诊于辽宁中医药大学附属第二医院。

初诊：患者以镜下血尿反复发作 5 年，加重 1 周就诊。患者 5 年前体检发现尿红细胞增多，曾于中国医科大学附属第一医院行尿系列检查示尿红细胞畸形率 80%，诊断为"肾小球肾炎"，予以血尿胶囊口服。之后每年复查尿常规红细胞时多时少，蛋白时有时无，间断口服中药汤剂。1 周前劳累后出现腰酸乏力，为求系统中医治疗故来诊。现症见：镜下血尿，腰膝酸软，乏力，胃胀痛，食后尤甚，纳可，夜寐可，小便量可，大便正常。查体：血压 130/80mmHg，舌体瘦小，舌质红、苔少，脉沉细。辅助检查：尿常规：潜血

3+，蛋白 1+，红细胞 35.08 个 /μL。中医诊断：慢肾风（气阴两虚兼血瘀证）。西医诊断：慢性肾小球肾炎急性发作。治法：益气养阴，活血化瘀。方剂：益肾活血方加减。

- 处方：

黄　芪 30g	太子参 15g	生地黄 15g	山茱萸 15g
炒白术 15g	菟丝子 20g	白茅根 25g	墨旱莲 25g
女贞子 25g	炒薏苡仁 20g	滑　石 15g	阿　胶 15g (烊化)
红　花 10g	丹　参 15g	茜　草 15g	白花蛇舌草 20g

14 剂，水煎服，每日 1 剂。

二诊：服上药后腰膝酸软症状减轻，乏力减轻，胃胀痛减轻，纳可，夜寐可，小便色黄，夜尿频，3~4 次 / 夜，大便常。查体：血压 130/70mmHg，舌体瘦小，舌质红，苔白，脉沉细。辅助检查：尿常规：潜血 2+，蛋白 –，红细胞 13.00 个 /μL。调整处方，上方去白茅根、女贞子，加牡丹皮 15g、龙骨 20g、牡蛎 20g、蒲黄 10g。

- 处方：

黄　芪 30g	太子参 15g	生地黄 15g	山茱萸 15g
炒白术 15g	菟丝子 20g	墨旱莲 25g	炒薏苡仁 20g
滑　石 15g	红　花 10g	丹　参 15g	阿　胶 15g (烊化)
茜　草 15g	白花蛇舌草 20g	牡丹皮 15g	龙　骨 20g
牡　蛎 20g	蒲　黄 10g		

14 剂，水煎服，每日 1 剂。

对于久病尿血的患者，临床上在考虑到清热、凉血、止血的同时，不可忽视血瘀之证。"离经之血即为瘀血"。因此，在治疗肾性血尿之时应适当选用活血化瘀之品。在选择活血药物的时候，亦应根据血瘀的轻重而恰当选择。

参考文献

[1] 柏冬志，东方，唐文婷，等 . 黄芪多糖药理作用的研究进展 [J]. 黑龙江医药，2014，27（1）：103-106.

[2] 冯建明，赵仁 . 三种地黄炮制品现代研究进展 [J]. 云南中医学院学报，2000，23（4）：40.

[3] 陈慧慧，冯明建，朱海芳 . 阿胶药理研究进展 [J]. 中国药物评价，2014，31（1）：23-26.

[4] 阳柳平 . 研究白术的化学成分及药理作用概况 [J]. 中国医药指南，2012，12（21）：607–609.

[5] 李建平，王静，张跃文，等 . 菟丝子的研究进展 [J]. 中国医药导报，2009，6（23）：5-6.

[6] 赵思宇，王琳 . 单味活血化瘀类中药改善特发性膜性肾病高凝状态研究进展 [J]. 辽宁中医药大学学报，2014，16（5）：79-81.

第三节　杨秀炜教授治疗阴虚水肿的临床经验

水肿是肾病科最常见的疾病之一。近年来《中医内科学》各版本教材中对水肿病都进行了详尽的论述，治从发汗、利水、攻逐等祛邪法和健脾补肾等扶正法为主，并强调活血化瘀在水肿病治疗中的重要性。健脾补肾强调以补阳为主，较少提及阴虚症候及其治法，仅在肾阳衰微证后提及病至后期"肾阳久衰，阳损及阴，而致肾阴亏虚"的病症。临床观察水肿患者，阴虚水肿者亦不少见，杨秀炜教授根据多年临床经验，辨证论治运用猪苓汤加减治疗此类病症常能获得满意疗效，现将其经验总结如下。

一、病因病机

阴虚水肿病因大致有两个方面：一为先天禀赋不足或后天失于调养：素体为阴虚体质，水液运化失常而停聚；劳倦过度，脾土之阴受伤；《血证论》所言的"肾者水脏……阴虚不能化水，则小便不利"。二为水肿日久，治疗中采用发汗、利尿、逐水及温化之法皆能导致伤阴，同时水湿之邪，郁久化热而耗阴；或由于西药糖皮质激素不良反应所致，水肿患者长期应用糖皮质激素治疗，特别是冲击疗法，大剂量的糖皮质激素容易促使寒湿之邪化热、生火、蕴毒，轻则伤津耗气，重则灼阴炼液，伤阴的症候颇为明显。应用激素治疗，水肿虽然消退较快，但伤阴的情况更加突出，甚至出现阴虚火旺症候。

肾主水的生理功能主要是指肾中精气的气化功能，对于体内津液输布和排泄、维持体内津液代谢的平衡起着极为重要的调节作用，正如《素问·逆调论》称"肾者水脏，主津液。"如果肾中精气的蒸腾气化失常，膀胱气化不利，开阖失司，而发生尿少、水肿等病理现象。如《素问·水热穴论》所说："肾者，胃之关也，关门不利，故聚水而从其类也。上下溢于皮肤，故为胕肿。胕肿者，聚水而生病也"。肾中精气可概括为肾阴和肾阳两个方面：肾阴是产生肾中精气的物质基础，而肾阳则是肾中精气的功能反应，二者相互依存，相互制约，保持平衡，共同促进肾中精气的生成并保证肾主水功能的完成，故肾主水功能包括了肾阴、肾阳两个方面的作用。少阴阳虚，不能温化水液，固能导致阳虚水泛之水停；少阴阴虚，无以主水，亦可致阴虚之水停。临床多重视阳虚水停之证，易忽视阴虚水停之候。阴虚者，一则水停，二则肾阴虚不能上济心火，又能产生内热，故形成水停与内热互结。

二、治法用药

猪苓汤出自《伤寒论》319条："少阴病，下利六七日，咳而呕渴，心烦不得眠者，猪苓汤主之"；《伤寒论》223条："脉浮发热，渴欲饮水，小便不利者，猪苓汤主之"。在《金匮要略》"脏腑经络先后病脉证第一"17条和"消渴小便不利淋病脉证并治"13

条分别指出"夫诸病在脏，欲攻之，当随其所得而攻之，如渴者，与猪苓汤，余皆仿此""脉浮，发热，渴欲饮水，小便不利，猪苓汤主之"。猪苓汤证的病机：一是少阴阴虚阳盛，邪从热化，热与水结而成；二是阳明经误下伤阴，邪热和水结于下焦而成。二者邪气来路虽然不同，但导致阴虚水热互结证的病机是一致的。张仲景针对阴虚水热互结的病机而设猪苓汤，具有滋阴清热利水的作用，为后世开创滋阴利水治法的先河。方中茯苓、猪苓、泽泻淡渗利水；阿胶甘咸，滋补少阴真水；滑石甘滑而寒，清阳明之热；五药合方，渗利与清热养阴并进，利水不伤阴，滋阴不敛邪，使水气去，邪热清，阴液复，诸症自解。

近年来对猪苓汤也有一些临床试验和药理实验研究：刘渡舟运用猪苓汤治疗肾系疾病验案 76 例 [1]。岑文新 [2] 应用六味地黄汤合猪苓汤治疗慢性肾小球肾炎 43 例，观察其临床症状与体征及理化检查等结果均优于单纯应用西药治疗者。何泽云 [3] 运用猪苓汤治疗阴虚水热互结型水肿疗效甚好。李来祥运用经方治疗肾性水肿经验中也强调了猪苓汤治疗阴虚水肿的意义 [4]。现代药理研究表明猪苓汤对泌尿系统具有利尿、抗感染、改善肾脏局部炎症、改善肾功能、抑制肾结石形成等作用。临床主要用于急、慢性肾炎、肾积水、尿路感染、肾病综合征、肾结石等多种疾病的治疗，且疗效显著，安全性高 [5-6]。

典型医案

朱某，男，65 岁。就诊于辽宁中医药大学附属第二医院。

初诊：患者以双下肢水肿 8 年，加重 1 周为主诉就诊。现症见：双下肢水肿，腰酸乏力，口干口苦，手足心热，时胸闷气短，腹胀纳差，夜寐一般，小便量少略频，大便略干，每日 1 次。舌质暗红，苔黄燥，脉沉细。辅助检查：尿常规：潜血 1+，蛋白 3+，红细胞 3 ~ 5 个 /HP，白细胞 5 ~ 10 个 /HP；生化全项：总蛋白 60g/L，白蛋白 40g/L，尿素氮 7.8mmol/L，血肌酐 86μmol/L。中医诊断：水肿（阴虚水热互结）；西医诊断：慢性肾小球肾炎。治则：滋阴清热利水。

- 处方：

猪　苓 20g	茯　苓 25g	泽　泻 10g	阿　胶 15g (烊化)
滑石粉 25g	白　术 15g	牡丹皮 15g	黄　芪 30g
甘　草 15g	火麻仁 15g	枳　壳 10g	厚　朴 15g
白花蛇舌草 25g			

7 剂，水煎服，每日 1 剂。

二诊：服药 1 周后患者双下肢水肿较前有所消退，仍腰酸乏力，口干、口苦减轻，无胸闷气短，腹胀减轻，纳可，小便量可，无频急，大便尚可，每日 1 次。舌质暗红，苔黄，脉沉细。尿常规：潜血 +，蛋白 3+，红细胞 3 ~ 5 个 /HP，白细胞 0 ~ 2 个 /HP，调整中药处方去枳壳、厚朴，加牛膝以加强活血利水之力。

- 处方：

猪　苓 20g	茯　苓 25g	泽　泻 10g	阿　胶 15g (烊化)
滑石粉 25g	白　术 15g	牡丹皮 15g	黄　芪 30g

甘　草 15g	火麻仁 15g	白花蛇舌草 25g	牛　膝 20g

14 剂，水煎服，每日 1 剂。

三诊：服药 2 周后患者双下肢水肿基本消退，略腰酸口苦，余无特殊不适，纳寐尚可，二便常。舌质淡暗，苔薄黄，脉沉细。双下肢无水肿。尿常规：潜血 +，蛋白 2+，红细胞 1 ~ 3 个 /HP。效不更方，继续巩固治疗。

三、结语

水肿日久或病至后期失治、误治之后，患者常出现面部潮红、腰膝酸软、口干舌燥、五心烦热、头晕目眩、遗精及经少经闭、小便不利、舌红少苔或无苔或苔白燥或苔黄燥、脉沉细或细数等阴虚或阴虚有热之象，临床凡伴见有上述表现之水肿者，即可应用猪苓汤加减治疗。

参考文献

[1] 陈明．刘渡舟运用猪苓汤的经验——76 例验案分析 [J]. 山东中医药大学学报，2000，24（1）：41-42.
[2] 岑文新．六味地黄汤合猪苓汤治疗慢性肾小球肾炎 43 例疗效观察 [J]. 湖南中医杂志，2013，29（11）：43-44.
[3] 符杨浠．何泽云教授运用猪苓汤治疗肾系疾病经验举隅 [J]. 中医药导报，2012，18（5）：28-29.
[4] 李建军．李来祥主任医师运用经方治疗肾性水肿的经验 [J]. 内蒙古中医药，2013，32（20）：21.
[5] 张保国，刘庆芳．猪苓汤的现代药理研究与临床应用 [J]. 中成药，2014，6（8）：1726-1729.
[6] 全世建，曾庆波．猪苓汤研究综述 [J]. 中医药通报，2004，3（10）：57-62.

第四节　杨秀炜教授膏灸合治劳淋的临床经验

劳淋是淋证中最常见的证型之一。《诸病源候论》指出"劳淋者，谓劳伤肾气而生热成淋也，其状尿留茎中，数起不出，引小腹痛，小便不利，劳倦即发也"。提出了劳淋的发病机制为肾虚膀胱热，临床表现为劳倦即发，迁延难愈。

杨秀炜教授是第六批全国老中医药专家学术经验继承工作指导老师，第二批全国优秀中医临床人才，辽宁省名中医，从事中医内科临床工作近 40 年，始终致力于中西医结合治疗肾脏病，杨秀炜教授通过临床观察，认为劳淋主要因淋久不愈，或过服寒凉，或久病体虚，或思虑伤脾，或劳伤过度，或房事不节，而致脾肾两虚，湿热留恋不去，其特点是本虚标实，虚实夹杂，病邪常易起伏而致病情反复发作，缠绵难愈，一般以肾虚为本，膀胱湿热为标。治疗常常应用膏灸合治之法，临床上每获良效。

一、膏方辨证治疗

根据临床上常见伴随症状，劳淋主要分为 3 个证型论治：

（一）气阴两虚、膀胱湿热证

症状：主症兼有倦怠乏力，气短懒言，口干咽燥，五心烦热，反复发作，病程缠绵。舌尖红，苔薄黄或黄腻，脉沉细或细弱。

治法：益气养阴、清热利湿通淋。

方药：自拟尿感膏 1 号（1 袋，每天 3 次口服）。尿感膏 1 号是杨秀炜教授以清心莲子饮为基本方加减而成，主要成分有黄芪、太子参、茯苓、石莲子、酒黄芩、地骨皮、柴胡、麦冬、车前子、炙甘草、乌药、枳壳、薏苡仁、白花蛇舌草、枸杞子、菟丝子等药物。

（二）脾肾阳虚、膀胱湿热证

症状：主症兼有畏寒肢冷，纳差便溏，腰膝酸软，舌淡胖，苔白或白腻，脉沉细无力。

治法：温补脾肾、清热利湿通淋。

方药：尿感膏 2 号（1 袋，每天 3 次口服）。尿感膏 2 号是杨秀炜教授以无比山药丸为基本方加减而成，主要成分有熟地黄、山茱萸、茯苓、泽泻、牡丹皮、菟丝子、鹿角霜、肉苁蓉、桑螵蛸、炒薏苡仁、土茯苓等药物。

（三）阴阳两虚、膀胱湿热证

症状：主症兼有畏寒肢冷，口干咽燥，纳差便溏，腰膝酸软。舌淡胖、苔白腻或黄腻，脉沉细无力。

治法：调补阴阳、清热利湿通淋。

方药：尿感膏 1 号合尿感膏 2 号（各 1 袋，每天 3 次口服）。

二、督灸（督脉灸）

督灸，又名督脉灸，是指在督脉的脊柱段上隔药灸的中医外治特色技术，发挥益肾通督、温阳散寒的功效。劳淋患者多以肾虚为本，故在排除禁忌证基础上可应用此法以取补肾益气，滋阴补阳之功。

（一）操作程序

令患者裸背俯卧于治疗床上，施灸者用拇指的指甲沿脊柱（督脉）凸处按压"十"字痕迹，以 75% 酒精棉球自上而下沿脊柱常规消毒 3 遍，然后沿按压"十"字痕迹涂抹姜汁，沿按压"十"字痕迹撒督灸粉呈线条状，将宽 10cm、长 40cm 的桑皮纸敷盖在药粉的上面，把姜泥牢固地铺在桑皮纸中央，要求姜泥底宽 3cm、高 2.5cm、顶宽 2.5cm、长为大椎穴至腰俞穴的长度，形如梯形；在姜泥上面放置梭形艾炷首尾相接，艾炷直径如患者的中指中节直径，以线香点燃艾炷的上、中、下 3 点，任其自燃自灭。1 壮灸完后再换 1 壮，连续灸完 3 壮后取下姜泥，用温毛巾轻轻擦净灸后药泥及艾灰。

（二）注意事项

治疗过程中局部皮肤可能会产生烧灼、热烫的感觉，施灸者在操作时要密切注意患者情况，防止由于患者活动引起艾炷的脱落；治疗后局部皮肤可能出现烫伤水疱等情况，如果皮肤局部出现水疱，勿抓、挠，亦无须涂抹任何药物；患者治疗结束后，医者应嘱其缓慢坐起，并在治疗床上静坐 5~10 分钟，以免出现体位性眩晕而摔倒；治疗后要注意保暖，适当休息，不能熬夜和久居空调室。

（三）禁忌证

哺乳期或崩漏的女性患者以及孕妇；有糖尿病、高血压、心血管、脑血管、肝、肾和造血系统等严重原发疾病，精神病患者及过敏体质者；无法久卧者及局部有皮损者。

三、结语

尿路感染（Urinary tract infection，UTI）是最常见的泌尿系统疾病，我国 UTI 发病率为 2%，已婚女性明显居多。据资料统计，一生中曾患过 UTI 的成年女性大约占 1/3，而尿路解剖正常但反复多次发生 UTI 的健康女性则占 27%~28% 之多。在急性膀胱炎中可发展为复发性 UTI 的患者大约占 25%，其中的 1/3 在 3 个月内有复发或再感染，75%~80% 在第 1 次感染 2 年内有复发。由于解剖等原因，女性发生 UTI 的机会要比男性高 8~10 倍。男性在 50 岁以后因前列腺肥大等原因，UTI 的发病率以及复发率也很高。在老年人的感染性疾病中，UTI 发生率更是高达 10%~20%，仅次于呼吸道感染而居第二位，其症状多为无症状性细菌尿。5%~10% 的 UTI 反复发作或迁延不愈，以至半年内发病 ≥ 2 次或 1 年内发病 ≥ 3 次，此种情况可诊断为再发性尿路感染（Recurrent urinary tract infections，RUTI）。RUTI 反复发作，由初期的炎症性病变，逐渐发展成为不同程度的肾功能损害，最后甚至进展为慢性肾衰竭，因此已成为人类所面临的、严重的公共卫生问题。RUTI 属于中医"劳淋"范畴，中医药治疗在减轻症状、提高生活质量，减少复发次数、降低复发率，缩短疗程、减少抗生素用量，预防发作、降低器官损伤风险等方面有其可靠的疗效。

内服膏方是在中医整体观念与辨证论治理论指导下，将中药饮片反复煎煮、浓缩、收膏而制成的一种半流体状中药剂型，具有补虚培元、平调五脏之功效，尤其适用于慢性虚损类疾病的调治。杨秀炜教授对劳淋患者采用膏方内服的方法，膏方口感好、体积小、便于携带，大大地提高了患者服药的依从性，从而提高临床疗效。在膏方内服的基础上，配合督脉灸益肾通督、温阳散寒的功效，内外同治，膏灸并用，共奏调整阴阳、清热利湿之功。

典型医案

周某，女，23 岁，就诊于辽宁中医药大学附属第二医院。

初诊：患者以小便频数短涩 3 年余，加重 1 周就诊。患者 3 年前受凉后出现小便频数短涩，于当地医院就诊查尿白细胞增多，诊断为"尿路感染"，予以头孢类抗生素（具体用法、用量不详）口服后症状缓解。之后每因劳累、受凉等因素而复发，每年发作 2 ~ 3 次。1 周前劳累后出现上症加重，自服左氧氟沙星胶囊 2 粒（2 次 / 日），3 天后症状未见明显减轻，故来诊。现症见：小便频数短涩，腰酸乏力，小腹不适，口干，手足心热，纳可，夜寐一般，大便干，1 ~ 2 日一行。病来无发热。舌淡红，苔白厚，脉沉细。辅助检查：尿常规：白细胞 3+，镜检 20 ~ 30 个 /HP。中医诊断：劳淋（气阴两虚兼膀胱湿热证）。西医诊断：尿路感染。治法：益气养阴，清热利湿通淋。处方：尿感膏 1 号 1 袋，3 次 / 日，口服，7 剂。外治法：督灸周 1 次。

二诊：服药 1 周后，小便频数短涩基本缓解，腰酸乏力减轻，小腹不适减轻，口干，手足心热，纳可，夜寐一般，大便常，每日一行。舌淡红，苔白厚，脉沉细。辅助检查：尿常规：白细胞 –，镜检 0 ~ 3 个 /HP。患者症状及化验均明显好转，继服 7 剂巩固疗效。

第五节　杨秀炜教授治疗慢性肾小球肾炎的临床经验

慢性肾小球肾炎是肾病科常见疾病之一，具有起病隐匿，迁延不愈，反复发作，缓慢持续进行性发展等特点。临床表现以血尿、蛋白尿、水肿、高血压为主，随着病情不断进展，部分患者最终可发展为慢性肾衰竭，给个人及社会造成极大负担[1]。据报道，我国导致慢性肾衰竭的病因以肾小球性疾病为主，约占 54.4%[2]。杨秀炜教授认为慢性肾小球肾炎的发生与肺、脾、肾三脏密切相关，因此治疗慢性肾小球肾炎要重视肺、脾、肾三脏的调理，现将杨秀炜教授治疗慢性肾小球肾炎的经验介绍如下。

一、病因病机

慢性肾小球肾炎隶属于中医"水肿""尿血""腰痛""肾风"等范畴，主要病因为先天禀赋不足或劳倦太甚、饮食不节、情志不遂等引起肺、脾、肾三脏功能失调所致，又常因外感风、寒、湿、热之邪而发病。多数医家认为本病为本虚标实之证，本虚以肺、脾、肾三脏的虚损，其中以肾虚最明显，标实主要表现为湿浊热毒、瘀血内生及外邪入侵等[3]。慢性肾小球肾炎依据患者主症不同，分别从水肿、尿血和腰痛进行论治。杨秀炜教授认为本病病因病机如下：

（一）水肿的病因病机

水肿的产生主要责之于风邪外袭，湿毒浸淫，水湿浸渍，湿热内盛，饮食劳倦，肾气虚衰，肺、脾、肾三脏相互联系，相互影响。如肾虚水泛，逆于肺，则肺气不降，失其通调水道之职，使肾气更虚而加重水肿。若脾虚不能制水，水湿壅盛，必损其阳，久则导致肾阳亦衰；反之，肾阳衰不能温养脾土，脾肾俱虚，亦可使病情加重。正如《景岳全书·肿胀》篇指出"凡水肿等证，乃肺、脾、肾三脏相干之病，盖水为至阴，故其本在肾；水化于气，故其标在肺；水惟畏土，故其制在脾。今肺虚则气不化精而化水，脾虚则土不制水而反克，肾虚则水无所主而妄行。"其中以肾为本，以肺为标，以脾为制水之脏。"血不利则为水"，瘀血在水肿发生、发展过程中亦是不可忽视的致病因素。

（二）尿血的病因病机

尿血可以归结为：火热熏灼、迫血妄行，气虚不摄、血溢脉外。《景岳全书·血证》篇指出："血本阴精，不宜动也，而动则为病。血主荣气，不宜损也，而损则为病。盖动者多由于火，火盛则逼血妄行；损者多由于气，气伤则血无以存。"在火热之中，又有实火及虚火之分，外感风热燥火，湿热内蕴，肝郁化火等，均属实火；而阴虚火旺之火，则属虚火。气虚之中，又有仅见气虚和气损及阳、阳气亦虚之别。

（三）腰痛的病因病机

腰痛的发病责之于气滞血瘀、外邪侵袭、肾虚体衰等原因，腰为肾之府，乃肾之精气所溉之域。肾与膀胱相表里，足太阳经过之。内伤则不外肾虚，而外感风寒湿热诸邪，内外二因，相互影响，如《杂病源流犀烛·腰痛病源流》指出："腰痛，精气虚而邪客病也。……肾虚其本也，风寒湿热痰饮，气滞血瘀闪挫其标也，或从标，或从本，贵无失其宜而已。"说明肾虚是发病关键所在，风寒湿热的痹阻不行，常因肾虚而客，否则虽感外邪，亦不致出现腰痛。

综上所述，不论是水肿、尿血还是腰痛，病因不外乎内和外、虚与实，杨秀炜教授认为本病病位在肾，其病理基础在于脏腑的虚损，以肾虚为本多见，常见有脾阳虚衰、肾阳衰微、肝肾阴虚和气阴两虚，但常因外感风、寒、湿、热之邪而发病。由此内外互因，以致气血运行失常，三焦水道受阻，继而形成瘀血、湿热、水湿等内生之邪，其内生之邪（尤其是湿热和瘀血）又成为重要的致病因素，损及脏腑，如此虚虚实实形成恶性循环，使病情缠绵难愈。临床上治疗本病治本重视补益肺、脾、肾三脏之虚，治标则注重清热、利湿、活血之法，通利三焦。

二、辨证论治

杨秀炜教授认为，本病病理基础在于脏腑的虚损，以肾虚为本多见，常见有气阴两虚、脾阳虚衰、肝肾阴虚和瘀水互结，但常因外感风、寒、湿、热之邪而发病。

（一）气阴两虚

先天禀赋不足、后天失养及久患肾病致心情抑郁，郁而化火，耗伤津气，热迫血行，或燥热之邪损伤脉络，伤及津液，气阴两虚，血尿或水肿反复，可出现神疲乏力、头晕、口渴、手足心热或伴盗汗等症。湿热下注，热迫血妄行则可引起尿血；肾虚则封藏失职，精微下泄则泡沫尿；肺失宣发，脾失转输，肾失开阖则水液潴留，泛滥肌肤而成水肿；外邪侵袭或失治所致，外邪入里化热，与体内湿浊相合则兼夹湿热，临床上多选用参芪地黄汤为主方进行加减治疗。

（二）脾阳虚衰

因平素饮食不节，或思虑劳倦太过，或久病及脾胃。脾失健运，水湿内停，泛溢肌肤而成水肿；脾虚不能统血，血溢脉外而成尿血。可见反复双下肢水肿，或反复出现血尿，小便量少，倦怠乏力，纳呆，便溏，脾阳虚衰之证，多应用升阳益胃汤为主方加减治疗。

（三）肝肾阴虚

久病水肿，阳损及阴，或久病情志不遂则肝失疏泄，气机失畅，日久化热，耗伤阴液导致肝肾阴虚。阴虚生热，热伤络脉，或瘀血阻络，血不归经均可出现肉眼血尿或镜下血尿，腰膝酸软，头晕耳鸣，小便色黄。针对肝肾阴虚之证，常应用六味地黄丸、知柏地黄丸、杞菊地黄丸为主方加减治疗。

（四）瘀水互结

"血不利则为水"，水病可致血瘀，瘀血可致水肿。水肿日久，一则久病入络，气机不利，血流不畅，成为瘀血。二则脏腑功能受损，进一步加重肺失通调，脾失转输，肾失开阖，而加重水肿。治疗上以活血祛瘀，化气行水为主，应用五苓散、猪苓汤或肾气丸合桃红四物汤为主方加减治疗。

此外，加减治疗中，若有尿血，常加入槐角、地榆、茜草、仙鹤草等凉血活血祛瘀之品，"瘀血不去，肾气难复"；水肿明显者常加入茯苓、炒薏苡仁、益母草、独活等清热利湿之品，"湿热不去，蛋白不消"。无论是水肿还是尿血为主，杨秀炜教授治疗该病，针对气阴两虚多选用参芪地黄汤，脾阳虚衰多选用升阳益胃汤，肝肾阴虚选用六味地黄丸、知柏地黄丸或杞菊地黄丸加减治疗，瘀水互结多选用五苓散、猪苓汤或桃红四物汤或血府逐瘀汤治疗。

三、重视肺脾肾三脏调理

杨秀炜教授治疗慢性肾小球肾炎十分注重肺、脾、肾三脏调理，因肺、脾、肾三脏参与人体水液代谢，水液代谢是指水液的生成、输布以及水液被人体利用后的剩余水分和代谢废物的排泄的过程，这是一个极其复杂的生理过程[4]。《素问·经脉别论篇》指出："饮入于胃，游溢精气，上输于脾，脾气散精，上归于肺，通调水道，下输膀胱，水精四布，五经并行。"水液来源于饮食，是通过胃、脾以及大小肠等消化吸收而生成。水液的代谢过程，则是以脾、肺、肾三脏为中心完成的。故《医宗必读·水肿胀满论》指出："脾土主运行，肺金主气化，肾水主五液。凡五气所化之液，悉属于肾；五液所化之气，悉属于肺；转输之脏，以制水生金者，悉属于脾"。

水液的正常代谢，与五脏系统功能正常，阴阳平衡密切相关，阴阳并需，尤以阳气为要，阳旺则气化，气化则水自行。

三焦总司人体的气化，是水谷精微运行和水液运行的通路。从水谷的受纳消化吸收，到精气的敷布、代谢产物的排泄，都与三焦的功能有关，故《圣济总录》指出："三焦者，水谷之道路，气之所终始也，三焦调适，气脉平匀，则能宣通水液，行入于经，化而为血，溉灌周身。三焦气塞，脉道壅闭，则水饮停滞，不得宣行，聚成痰饮"。故三焦通道为气道、血道、水道、谷道。

总之，人体水液代谢的全过程，需要五脏六腑生理功能的协同配合，而以肺、脾、肾三脏的功能活动为主的，"盖水为至阴，故其本在肾；水化于气，故其标在肺；水惟畏土，故其制在脾"（《景岳全书·肿胀》）。其中肾的气化作用又贯穿于水液代谢的始终，并且对脾、肺等脏腑在水液代谢方面的功能起着促进作用。如果脾、肺、肾三脏中任何一脏的功能失常，皆可引起水液的输布、排泄障碍，使水湿停留于体内，而产生痰饮、水肿等病理变化。

四、重视以通为用

杨秀炜教授治疗慢性肾小球肾炎还重视以通为用，她认为五脏以藏为本，以通为用，藏中寓通；六腑以通为用，气血以通为运，津液以通为养，经络以通为畅。人体以五脏六腑为核心，通过经络将四肢百骸、五官九窍等各个组织器官有机地联系在一起，它们首先是相通的，所以才有着必然的联系。

《素问·五脏别论》指出："五脏者，藏精气而不泻也""六腑者，传化物而不藏。"五脏主藏精气，六腑以通为用，但五脏之藏亦以通为用。从生理学看，"五脏元真通畅，人即安和"，心主血脉，必须以心气的充沛和脉道的通畅为基本条件。脉道通利，血液才能在脉中循环不息；肺主气，主宣发肃降，肺气必须升降有序，通畅舒展，内外气体才能得以交换，水道才能通利，皮毛才能开合；脾位居中焦，通上达下，主运化，升清降浊，为人体气机升降之枢纽，化生水谷精微，"洒陈六腑而气至，和调五脏而血生。"并水精四布，五经并行；肝主疏泄条达，气机通畅，才能推动血液循环，助脾胃消化吸收；肾主水液，藏精，肾阳通畅才能气化津液，分泌清浊，水道通利。"六腑以通为用"借以进行着人体的代谢传导、运化、排泄等功能。还有人体经络，四肢百骸，五官九窍都是以通畅为顺的。所以，人体各脏腑、组织器官都是在通畅的条件下，进行着环流不息的运动变化和新陈代谢，保证了各自的生理功能。如某一环节不通而发生障碍，就会导致功能失调而发生疾病。

《医学真传》指出："夫通则不痛，理也，但通之之法，各有不同。调气以和血，调血以和气，通也；下逆者使之上行，中结者使之旁达，亦通也。虚者，助之使通，寒者，温之使通，无非通之之法也。若必以下泄为通，则安矣。"通法可包括八法之中，即汗、吐、下、和、温、清、消、补八法。汗法通肌表，吐法通壅滞，下法通内里，和法通半表半里，温法通凝滞，清法通热邪，消法通积滞，补法以正祛邪。慢性肾小球肾炎隶属于中医水肿、尿血和腰痛范畴，其病性均为本虚标实，本虚以肺脾肾虚，尤以肾虚为主，标实为湿热和瘀血为主，因此治疗上除补益肺脾肾外，还要清热、利湿、活血，分别体现了通热邪、通里湿、通瘀血，此均为通利的治法。"湿热不去，蛋白不消，瘀血不去，肾气难复"。此外通法中有"补之以通"的说法，杨秀炜教授认为补、温亦为通，因此在治疗肾小球肾炎时，杨秀炜教授十分重视通法的应用。

典型医案一

患者宋某，女，49岁，就诊于辽宁中医药大学附属第二医院。

初诊：患者以血尿反复发作5年就诊。患者5年前出现肉眼血尿，曾就诊于当地医院，经尿常规及双肾彩超等检查诊断为慢性肾小球肾炎，经治疗后肉眼血尿消失，此后每于外感后则病情反复，平素胃口不佳。此次外感后再次出现血尿，尿频，于铁岭市中心医院查尿常规：潜血2+，红细胞31.5个/HP，静脉点滴青霉素注射液20天，未见好转，故来诊。现症见：镜下血尿、尿频、尿急、口干口渴、纳差、寐差、大便不成形、舌淡暗，苔白厚，脉沉细。患者既往高血压病10年，平素口服氨氯地平片（5mg/次，1次/日），控制血压。体格检查：血压110/80mmHg，双肾区无叩击痛，双下肢无水肿。辅助检查：尿常规：潜血3+，蛋白1+，红细胞15～20个/HP。中医诊断：尿血，证属脾肾气阴两虚夹湿热；西医诊断：慢性肾小球肾炎。中医治疗益气养阴，清热利湿。方以参芪地黄汤加减治疗。

● 处方：

黄　芪 30g	太子参 20g	熟地黄 15g	山茱萸 15g
山　药 15g	茯　苓 20g	牡丹皮 15g	泽　兰 20g
菟丝子 15g	鹿角霜 20g	煅龙骨 20g	煅牡蛎 20g
川牛膝 15g	蒲　黄 15g	茜　草 25g	地　榆 15g
薏苡仁 20g	土茯苓 20g	川　芎 20g	丹　参 20g
防　风 15g			

14剂，水煎服，每日1剂。

二诊，服上药后仍有尿频，大便时溏，口干口渴，纳差好转，舌淡暗，苔白厚，脉沉。复查尿常规：蛋白1+，红细胞：15～20个/HP。上方去丹参，加佩兰15g、益智仁20g、独活15g以芳香化湿，补肾固涩。

● 处方：

黄　芪 30g	太子参 20g	熟地黄 15g	山茱萸 15g
山　药 15g	茯　苓 20g	牡丹皮 15g	泽　兰 20g
菟丝子 15g	鹿角霜 20g	煅龙骨 20g	煅牡蛎 20g

川牛膝 15g	蒲 黄 15g	茜 草 25g	地 榆 15g
薏苡仁 20g	土茯苓 20g	川 芎 20g	佩 兰 15g
防 风 15g	益智仁 20g	独 活 15g	

14 剂，水煎服，每日 1 剂。

三诊，服药后大便 1～2 次/日，不成形，无其他不适，舌暗红，苔薄黄，脉沉。复查尿常规：蛋白微量，潜血弱阳性，红细胞 8～10 个/HP。上方去太子参、益智仁、佩兰，加柴胡 15g、石韦 30g、穿山龙 25g 以增强行气通络之力。

● 处方：

黄 芪 30g	熟地黄 15g	山茱萸 15g	防 风 15g
山 药 15g	茯 苓 20g	牡丹皮 15g	泽 兰 20g
菟丝子 15g	鹿角霜 20g	煅龙骨 20g	煅牡蛎 20g
川牛膝 15g	蒲 黄 15g	茜 草 25g	地 榆 15g
薏苡仁 20g	土茯苓 20g	川 芎 20g	柴 胡 15g
独 活 15g	石 韦 30g	穿山龙 25g	

14 剂，水煎服，每日 1 剂。

患者连服 42 剂后，尿频、尿急均消失，无其他不适症状，舌暗红，苔薄白，脉沉。嘱患者停药观察，注意增强体质，预防感冒，定期复查尿常规，同时嘱患者慎食鸡蛋、牛奶、鱼、虾、蟹等食品。

按：该患者久患尿血，肾气亏虚，日久致脾肾气阴两虚，脾虚不能升清降浊和运化水湿，水湿内停，郁而化热，湿热内生，肾虚则气化无权，膀胱气化不利，固摄失职则见尿血。阴虚内热伤津，则见口干口渴；脾虚不能升清降浊，则纳差、便溏；湿热下注，膀胱气化不利则尿频、尿急，结合舌脉，四诊合参，本病为尿血，证属脾肾气阴两虚夹湿热，病位在脾肾，病性为本虚标实。临床治疗上选用参芪地黄汤益气养阴，参芪地黄汤出自清代沈金鳌《沈氏尊生书·杂病源流犀烛》"大肠痈，溃后疼痛过甚，淋沥不已，则为气血大亏，须用峻补，宜参芪地黄汤""小肠痈，溃后疼痛，淋沥不已，必见诸虚证，宜参芪地黄汤"。参芪地黄汤药物组成为人参、黄芪、熟地黄、山茱萸、山药、茯苓、牡丹皮、泽泻，方中以六味地黄汤滋补肾精，加入参、黄芪以增益气之力，为气阴双补的代表方剂[5]。本病治疗中杨秀炜教授将参芪地黄汤原方中人参更换为太子参，太子参甘苦而平，补气而不助热，还可养阴生津。本案患者舌淡暗，且久病必瘀，存在瘀阻之征，泽泻可利水渗湿，泄热，但无祛瘀之功，因此将原方中泽泻改为泽兰，增强活血祛瘀之意。方中加入川牛膝，兼有补肝肾、活血利尿、引血下行之功。患者夜寐差，加入煅龙骨、煅牡蛎重镇安神；本案患者之尿血，虽以脾肾气阴两虚为本，但以湿热为标，因此治疗不能单纯补肾，还要清利湿热加活血，治疗上还应加入活血祛瘀之品，如丹参；加入薏苡仁、土茯苓燥湿，本病多由复感外邪所致，因此加入防风祛风解表，诸药合用，共奏健脾补肾、益气养阴、清热利湿之功。该患者尽管尿血，治疗上也要活血，杨秀炜教授认为该患者尿血为离经之血，无用之血，瘀血不去，新血不生，患者舌淡暗或暗红，提示存在瘀血，因此治疗尿血可从瘀论治，不要盲目见血止血，也体现了通瘀的方法。

典型医案二

患者赵某，男，25岁，就诊于辽宁中医药大学附属第二医院。

初诊：患者以镜下血尿4个月就诊。患者4个月前无明显诱因出现镜下血尿，无尿痛，偶有肉眼血尿，曾于中国医科大学附属第一医院就诊，诊断为"慢性肾小球肾炎"，口服药物治疗，未见明显好转。近期时觉腰部不适，曾复查尿常规见镜下红细胞，无尿蛋白，故来诊。现症见：镜下血尿，大便时溏，饮食正常，偶觉腰部不适，口淡不渴，时有咽痛，舌暗红，苔白厚，脉平。尿常规：蛋白±，潜血2+，红细胞：40～50个/HP。中医诊断：尿血，证属脾虚湿盛，西医诊断：慢性肾小球肾炎。治法：健脾利湿。方用升阳益胃汤加减治疗。

• 处方：

黄　芪 30g	党　参 20g	甘　草 15g	茯　苓 20g
炒白术 15g	陈　皮 15g	半　夏 10g	羌　活 15g
独　活 15g	防　风 15g	黄　连 6g	车前子 15g (包煎)
泽　兰 20g	槐　角 20g	茜　草 15g	蒲　黄 15g
川　芎 20g	连　翘 20g	桔　梗 15g	柴　胡 15g

14剂，水煎服，每日1剂。

嘱避免感冒，勿过劳。

二诊：患者大便时溏时常。舌体胖大，有齿痕，舌暗红，脉沉滑。复查尿常规：蛋白1+，潜血弱阳性，红细胞：15～20个/HP。上方去桔梗、柴胡，加土茯苓20g、丹参20g。

• 处方：

黄　芪 30g	党　参 20g	甘　草 15g	茯　苓 20g
炒白术 15g	陈　皮 15g	半　夏 10g	羌　活 15g
独　活 15g	防　风 15g	黄　连 6g	车前子 15g (包煎)
泽　兰 20g	槐　角 20g	茜　草 15g	蒲　黄 15g
川　芎 20g	连　翘 20g	土茯苓 20g	丹　参 20g

14剂，水煎服，每日1剂。

三诊：患者大便常，余无特殊不适。舌胖大，有齿痕，舌暗红，脉沉滑。复查尿常规：蛋白±，潜血弱阳性，红细胞0～5个/HP。继服上方14剂后，患者自觉周身无不适，嘱其按时复查。

按：该患反复发作，尿常规有红细胞，排尿无尿路刺激征，大便时有溏薄，提示患者脾虚湿盛，杨秀炜教授从脾论治，方用升阳益胃汤进行加减。此方出自《内外伤辨惑论》，其指出："脾胃之虚，怠惰嗜卧，四肢不收，时值秋燥令行，湿热少退，体重节痛，口苦舌干，食无味，大便不调，小便频数，不嗜食，食不消。兼见肺病，洒淅恶寒，惨惨不乐，面色恶而不和，乃阳气不伸故也。当升阳益胃，名之曰升阳益胃汤。"升阳益胃汤重用黄芪，并配伍党参、白术、甘草补气养胃；柴胡、防风、羌活、独活升举清阳，祛风除湿；半夏、陈皮、茯苓、黄连除湿清热。诸药合用，共奏益气升阳、清热除湿之功。

参考文献

[1] 李大凤，张明霞.健脾益肾祛瘀泄浊方对慢性肾小球肾炎患者肾功能及蛋白尿的影响研究 [J].中药材，2014，37（1）：169-171.
[2] 黎磊石，刘志红.中国肾脏病学 [M].北京：人民军医出版社，2008：1271.
[3] 张玮，朱娅军，秦晴，等.428 例慢性肾炎蛋白尿患者中医证型分析及临床用药经验总结 [J].中医药学报，2019，47（2）：72-75.
[4] 王庆其，刘景源，张再良，等.中医经典必读释义 [M].北京：中国中医药出版社，2012：22.
[5] 徐建龙，李爱峰，梁莹.参芪地黄汤治疗慢性肾脏病理论探析及临床应用 [J].北京中医药，2017，36（9）：823-825.

第六节 小柴胡汤在肾脏病中应用发微

一、小柴胡汤方解

小柴胡汤是东汉张仲景《伤寒论》中的名方，为和解少阳的代表方剂，属于"八法"中的和法。柯韵伯喻之为"少阳枢机之剂，和解表里之总方"。

小柴胡汤全方由柴胡、黄芩、人参、半夏、炙甘草、生姜、大枣七味药物组成，方中柴胡解热散郁，透达少阳之郁，黄芩泻肝胆火，清少阳之热，二者并用，为和解少阳的要药；半夏配生姜，健胃以止呕，下气以散饮，二其辛散可助柴、芩除寒热邪气；人参、炙甘草、大枣，甘温，扶正护中，助柴、芩达邪，三者之甘能缓姜、夏之辛燥，而参、草、枣得姜、夏之辛散，则补而不滞，诸药寒热并用，升降协调，攻补兼施，有疏利三焦、宣通内外、和畅气机的作用。

少阳是人体的阳气出入游行的场所，散于全身，发挥温和煦养各部功能，以上下内外疏通畅行为宜，郁滞则为害；足少阳胆经属胆隶肝，肝胆相合主疏泄，调畅气机；手少阳三焦经从上向下，纵贯上、中、下三焦，为"水谷之道路，气之所终始"；三焦属少阳，具有通行原气和运行水液的作用。少阳气机实为全身气机升降之枢纽，其在结构上外应腠理而通于肌肤，内连膈膜而包裹上下诸脏，在功能上主持枢机，协调诸脏之气及一身水火的升降出入。

少阳病是指足少阳胆和手少阳三焦两经病变而言，少阳病有原发和继发两种，原发的少阳病为正气不足，邪气直中少阳，"血弱气尽，腠理开，邪气因入，与正气相搏，结于胁下……"；继发的少阳病为太阳病不解或从他经病变而来，"本太阳病，不解，转入少阳者，胁下鞭满……"。少阳病的症候分类为少阳经证、少阳腑证，少阳经证以耳聋、目赤、头晕头痛、胸胁苦满为主要临床表现，少阳腑证以往来寒热、口苦、心烦、喜呕、嘿嘿不欲饮食为主要临床表现，少阳病的经证、腑证在治疗上皆用小柴胡汤。关于小柴胡汤的应用原则为："伤寒、中风，有柴胡证，但见一证便是，不必悉具。"

二、小柴胡汤证与肾脏病的关系

肾脏病多为正气不足，脏腑功能虚损，复感外邪，或外邪侵袭，入脏腑而致，符合少阳病正邪纷争，血亏气弱或由他经病变传变而来的发病特点；肾脏病的病机特点多为本虚标实，少阳病枢机不利，正邪交争，也属本虚标实之证；少阳病与肾脏病的临床表现均可出现水液代谢异常及二便异常，少阳病为肾脏病的成因或诱发加重因素之一；慢性肾脏病在疾病发展过程中，病程日久，迁延不愈，正气亏虚，复感外邪，最易涉及少阳，以致正邪纷争，枢机不利，胆气内郁，而出现少阳经证或少阳腑证临床表现。基于上述认识，小柴胡汤目前在肾脏病治疗领域应用广泛。

三、小柴胡汤在肾脏病中的应用

（一）慢性肾小球肾炎

黄文政等[1]以疏利少阳为中介，熔益气养阴、活血解毒、清热利湿为一炉，通过对104例慢性肾炎患者运用肾炎3号方（柴胡、黄芩、党参、黄芪、山茱萸等16味药物组成）进行治疗。结果表明，总有效率为88.46%，并在消除水肿、减少感染等方面有明显作用。孙骏等[2]收集30例1个月内因上呼吸道感染后蛋白尿加重，经解表等治疗后表证已除但蛋白尿不缓解的慢性肾炎患者，随机分为小柴胡汤治疗组和健脾补肾对照组，治疗前两组尿蛋白及24小时尿蛋白定量比较，无统计学意义（$P > 0.05$）；治疗后，上述两组指标比较，均有统计学意义（$P < 0.05$），说明小柴胡汤组疗效优于健脾补肾法。

（二）肾病综合征

周学萍等[3]认为：难治性肾病综合征早期即有三焦枢机不利的病理表现，但尚轻微，治疗易于见效，如此时水湿之邪未除尽，一者变生瘀、热、毒，少阳三焦阻滞更甚，治疗不能一时奏效；二者虽一时暂无大碍，日久或外邪触动，必致旧病复发成为难治之证，故三焦不利可认为是难治性肾病综合征的主要病机变化所在，也是导致临床治疗棘手的重要因素。所以要提高疗效，减少复发，在补虚固本、化瘀利湿治疗时，不可忽略少阳三焦的疏利。疏利三焦法以小柴胡汤为主方，拨动表里出入，斡旋上下升降及阴阳虚实之枢机，和畅气血，助正达邪，利少阳三焦气机。马居里[4]认为本病为脾肾阳虚，水湿内蕴，糖皮质激素为温阳燥热之品，长期大量服用，伤耗阴液，阴不制阳，则阳热之气相对偏旺而生内热，加之脾肾亏虚，水液运化失司，水湿停留，易生湿热内扰胆腑而诸证丛生。胆腑郁热内扰是本病的主要症结，故使用小柴胡汤清泄胆热，益气和中常能有效改善症状。

（三）IgA 肾病

陈以平教授[5]认为综观 IgA 肾病的发病全程，无论是病变初起因呼吸道感染或肠道染毒等外邪致病；或是病中因复感诸邪而使病变加重；抑或病程中出现脾肾虚损，水湿泛滥及瘀血阻络等证；甚至病程迁延、浊毒纠结，直至出现肾阳虚衰、肝肾阴虚、阴阳两虚等危重症候，其病变机制总关上、中、下三焦功能紊乱，上下、内外邪毒弥漫，正邪、虚实交错混杂。根据这一病变机转，陈师指出，斡旋三焦，分消内外弥漫之邪毒；燮理水火，和解虚实一时之偏颇，是为解决 IgA 肾病，尤其是中重型 IgA 肾病之要道。并宗小柴胡汤本义，创制新方，冠名"肾和"。黄文政教授[6]认为，IgA 肾病既有脏腑功能的衰退，又有气、血、水等物质代谢的失调，同时还有湿热、瘀血等病理产物的蓄积，治疗以疏利少阳为主，融益气养阴、清热利湿、解毒泄浊、活血化瘀为一体，并创制肾络宁（柴胡、黄芩、女贞子、生黄芪等为主药）用于治疗 IgA 肾病，研究发现，其能明显降低 IgA 肾病大鼠尿蛋白，具有保护肾小管间质、调节细胞外基质代谢、抑制肾小球系膜细胞增生等作用。

（四）尿路感染

马居里[4]认为本病为情志不舒，恼怒伤肝，肝气郁滞，久则化火，气火郁于下焦膀胱，膀胱气化失利而致。治疗以调达肝气，通利三焦，临床上多用小柴胡汤加当归芍药散加减治疗。查玉明[7]对尿路感染属湿热蕴结型者以本方去人参、大枣加导赤散治疗；属脾肾两虚，遇劳而发，遇寒则复之劳淋者，运用本方加桂枝、黄芪治疗，均取得满意疗效。

（五）慢性肾衰竭

栾蕾[8]认为本病为枢机不利，浊毒泛发五脏，若用吐、泻及利尿之法给邪以出路，虽暂时症状或许有所缓解，但正气耗伤，诸症百出，若用补法，又不能速见成效，三焦之气和则内外和，三焦属少阳，少阳治疗当用和法，调和诸脏，调和气机，才能使浊毒泛发五脏的病理进程减慢，延长患者的生命。戴希文[9]认为慢性肾衰竭中后期可出现虚实并见，寒热错杂，尤其以浊邪弥漫最为突出，此时若一味攻伐恐伤正气，过于滋腻易助湿敛邪，过于温补会造成动风、动血，助湿化热，惟当以调畅气机、通利三焦为先。小柴胡汤为治疗湿热的基础方，而慢性肾衰竭患者多有枢机不利，三焦失司，湿热内郁蕴浊，而以"心烦喜呕，默默不欲饮食"为主要临床特征，治疗后，可使"上焦得通，津液得下，胃气因和"。

总之，在临床上不管何种肾脏病，无论是以蛋白尿、血尿，肾功能异常为主要实验室改变，还是以水肿、腰痛、乏力等为主要临床表现的肾脏病，只要具有能够反映小柴胡汤证病机的脉证，就可应用小柴胡汤加减治疗。

典型医案

朱某，男，50岁。就诊于辽宁中医药大学附属第二医院。

初诊：患者以周身水肿2年余，加重1个月为主诉入院。既往患糖尿病20余年，血糖控制不理想，出现蛋白尿7年，未经系统治疗，现用胰岛素控制血糖，但血糖仍未达标，于2年前开始逐渐出现双下肢水肿，时轻时重，未经治疗，水肿逐渐加重至头面及双上肢，于1个月前加重至周身水肿，胸腔积液、腹腔积液。曾在沈阳市红十字会医院就诊。诊断为：糖尿病、糖尿病肾病、肾病综合征、高血压病3级。给予降糖、降压、利尿、补蛋白及温补脾肾之中药口服等治疗后症状无缓解，遂来诊。现症见：四肢高度水肿，胸、腹壁高度水肿，阴囊肿大如球，胸闷气短，不能平卧，小便量少，大便秘结，腰酸乏力，面色晦暗，食欲不振，口苦，两胁胀满，舌淡红，苔薄白，脉细弱。血压：180/100mmHg，尿常规：蛋白3+，血浆白蛋白：24g/L，肾功能正常，血糖：12.1mmol/L，24小时尿蛋白量：6.5g。四诊合参，证属少阳枢机不利，三焦瘀滞之水肿，治以和解少阳，疏达三焦，清利湿热，方用柴苓汤加减。

● 处方：

柴　胡 15g	黄　芩 15g	党　参 20g	法半夏 15g
生　姜 15g	茯　苓 20g	猪　苓 15g	泽　泻 15g
石　韦 20g	土茯苓 20g	白　术 15g	桂　枝 15g
益母草 30g	生薏苡仁 20g	葶苈子 20g	大腹皮 20g

7剂，水煎服，每日1剂。

二诊：服上药同时配合西药利尿、补蛋白等对症治疗后，尿量明显增加，最多时可达24小时3000~3500mL，胸、腹壁水肿略有减轻，阴囊回缩明显，腹胀略有减轻，胸闷气短有所减轻，血压150/90mmHg，舌胖而暗，脉沉弦细。证属少阳枢机渐转，治当随之而变，宜健脾除湿，通达三焦为主，方用胃苓汤加减。

● 处方：

陈　皮 20g	厚　朴 15g	苍　术 15g	益母草 40g
白　术 20g	桂　枝 10g	猪　苓 15g	茯　苓 20g
泽　泻 15g	丹　参 30g	砂　仁 10g	枳　实 10g
大腹皮 15g	石　韦 20g	葶苈子 10g	怀牛膝 15g

28剂，水煎服，每日1剂。

三诊：服上药28剂后，水肿明显减轻，胸、腹壁水肿消失，胸闷气短明显减轻，可平卧睡眠2小时，体重下降达12kg，复查24小时尿蛋白定量3.1g，血浆白蛋白30g/L，肾功能正常，血压基本控制在140~150/85~95mmHg，舌淡胖，有齿痕，苔薄白，脉弦滑。证属气阴两虚，夹湿夹瘀证。给予参芪地黄汤加减以益气养阴，活血利水。

● 处方：

太子参 20g	黄　芪 50g	益母草 40g	白　术 20g
熟地黄 15g	山茱萸 20g	茯　苓 20g	泽　兰 20g

山　药 20g	金樱子 20g	丹　参 25g	川　芎 20g
菟丝子 20g	鹿角霜 25g	芡　实 20g	车前子 20g (包煎)
怀牛膝 15g			

28 剂，水煎服，每日 1 剂。

四诊： 患者再服上方加减月余，仅有双下肢轻、中度水肿，无胸闷气短等症，体重下降约 15kg，复查 24 小时尿蛋白定量 2.17g，血浆白蛋白 32g/L，肾功能正常，血压基本控制在 140～150/85～95mmHg，已经可以工作半日，以后间断服用上方加减巩固治疗至今，日常生活如常，并进行轻体力锻炼。

按： 水不自行，赖气以动，故水肿一证是全身气化功能障碍的一种表现。人体是一个有机的整体，脏腑功能互相协调，才能完成水液代谢功能。肾虽主水，司二便，但三焦包罗诸脏，主气化，为水液升降出入的通路，"三焦者，决渎之官，水道出焉""三焦膀胱者，腠理毫毛其应也""三焦气治，则脉络通而水道利"。本案患者全身高度水肿，在按常规温补脾肾治疗无效的情况下，辨证为少阳枢机不利、三焦瘀滞证，治以和解少阳、疏达三焦、清利湿热，方用柴苓汤加减，是考虑三焦亦属少阳，且患者临床表现除周身高度水肿外，尚有两胁胀满、食欲不振、恶心、口苦、苔黄等证，符合小柴胡汤证的临床特点。柴苓汤是由小柴胡汤合五苓散组成的，两方均出自《伤寒论》，小柴胡汤为和解少阳的代表方，五苓散为太阳蓄水证而设；小柴胡汤有疏利三焦、调达上下、宣通内外、解少阳之郁、疏阳气郁结、升发少阳经气之功效，少阳经气调和，气机得以枢转，有助于肾气蒸腾，脾气转输，从而起到化湿利水消肿之功。正所谓"……上焦得通，津液得下，胃气因和，身濈然汗出而解。"五苓散功善化气布津、分消水气，故可起到利水渗湿，温阳化气之功。小柴胡汤的常见适应证是往来寒热、胸胁苦满、心烦喜呕，或头痛腹痛，或目眩嗜卧，或汗出口渴，或脉弦者。五苓散的常见适应证是口渴，小便不利，或发热而脉浮，或汗出，或烦者。通过多年临床实践，杨秀炜教授认为，柴苓汤适用于小柴胡汤证伴见尿少，水肿，口渴者。基于上述认识，在本案治疗中，运用柴苓汤后，水肿缓解迅速，说明少阳枢机渐转，三焦瘀滞解除，治当随之而变，宜健脾益肾，理气除湿，并逐渐法随证变，温补脾肾，活血利水，终至患者转危为安。本案之法重在体现灵活，初系少阳三焦壅滞，枢机不利，故治从少阳，见效之后，及时更方变法，加重健脾益肾，佐以活血化瘀，脾健络通，水湿得化，三焦自通，而水肿得消。

参考文献

[1] 黄文政，曹式丽，何永生，等. 疏利少阳标本同治法治疗慢性肾炎临床及实验研究 [J]. 天津中医，2000，17（1）：5.
[2] 孙骏，高建东. 小柴胡汤对外感后慢性肾炎蛋白尿加重的疗效观察 [J]. 辽宁中医杂志，2002，29（11）：665-666.
[3] 周学萍，章念伟. 从少阳三焦论治难治性肾病综合征 [J]. 江苏中医药，2007，39（5）：28-29.

[4] 张璇，向英歌.马居里应用小柴胡汤治疗泌尿系疾病经验[J].中医药临床杂志，2008，20（5）：437–438.

[5] 王琳.陈以平教授诊治中重症 IgA 肾病学术思想研究[J]，中国中西医结合肾脏病杂志，2010，11（12）：1043–1045.

[6] 刘育军，彭文，甄仲，等.转化生长因子 –β 与纤维连结蛋白 IgA 肾病肾小球硬化模型中的表达及肾络予的干预作用[J].上海中医药大学学报，2007，21（3）：63–65.

[7] 查玉明.异病同治——小柴胡汤的临床应用：中国百年百名中医临床家丛书[M].北京：中国中医药出版社，2003：125–128.

[8] 栾蕾.慢性肾衰关乎少阳阳明[J].辽宁中医杂志，2005，32（2）：112–113.

[9] 郭旸，霍保民，饶向荣.戴希文运用经方治疗慢性肾脏病经验[J].北京中医药，2010，29（6）：415–416.

第七节　中医临床思维模式的培养

评价一个医生的临床水平高低关键在于疗效；评价一个中医医学生的水平高低，是看其是否掌握了中医思维模式；评价中医教育的教学水平高低，是看其是否能够培养学生建立良好的中医思维模式。对于一个即将走向临床进行生产实习的医学生来说，首先要做到的是"角色"的转换以及信心的确立。所谓"角色"的转换就是从一个学生到一个医生的身份转换，以及随之而来的从被动接受到主动给予的思想转变。所谓"信心"的确立关键在于专业知识的掌握情况，以及初为医者所应具有的基本素养，必须将所学到的中医基础课程以及临床课程的内容重新温习、梳理，带着理论知识走向临床。邓铁涛老先生曾经说过："中医教育的一个最基本的任务就是引导学生确立对中医学的信心，是否对中医学具有信心其实也就是中医是否入门的一个标志。而在目前，中医教育遇到了前所未有的深刻的危机，而中医教育的危机从根本上说就是信心的危机，中医教育最大的失败就是没有能够解决学生的信心问题。"

一、何谓"辨证"

一个良好的中医思维模式的养成，必须是在明确何谓"症"？何谓"证"？何谓"辨证"的基础上建立起来。

所谓"症"，即症状，一个一个的具体症状，包括主症、兼症、主要症状、次要症状、伴随症状，是疾病的外在表现。既可以是主观的，也可以是客观的；既可以是自觉症状，也可以是客观体征，如头痛、眩晕、水肿、颈部肿块等。

所谓"证"，即是症候，疾病的基本病机，疾病的本质，是辨证所得的结果，也是指导用药的根据。它可以是实证、虚证、寒证、热证，也可以是虚实夹杂证、寒热错杂证。

所谓"辨证"，就是由疾病的外在表现，推导、归纳出疾病的病机，即疾病属性的过程，简单地说就是由"症"推导出"证"的过程，也就是"受本难知，因发知受，发则可辨"的过程。当然在临床上根据疾病的特点，又有很多具体的辨证方法，如外感病多用六经辨证，温病多用三焦辨证、卫气营血辨证，内科杂病多用脏腑辨证、经络辨证等，八纲辨证又是辨证论治的核心。辨证方法是手段，得出病机、病性是目的。

二、如何精准辨证

接下来就是如何辨证的问题，在中医基础理论指导下，从整体出发，运用辨证论治方法，确定病证，推断病情，为治疗提供依据。中医思维能力的关键是辨证论治，要想得到准确的辨证结论，需要建立良好的中医思维能力，只有解决了中医思维能力的问题，才能用中医的基本理论指导中医的临床实践，解决临床的问题，也就是说，在整个诊疗过程中，用中医的思维想问题、解决问题，说中医话，想中医事，解决中医问题。

那么在临床上是如何做到精准辨证的呢？

1. 详细而准确的四诊资料是正确辨证的基础

如何准确地获得四诊资料是一个临床医生临床能力的具体体现。要充分运用医生的口、眼、耳、鼻、手，去问、去看、去听、去闻、去触摸，绝不能以偏概全。"十问歌"虽重要，但其只是问诊的思路，而不能说明问诊比其他"三诊"更重要。问诊主要是更确切地验证其他"三诊"所得到的信息是否准确、客观。人们对"病家不必开口，便知一二"，单凭"察颜观色"或号脉即能说出病情的医生推崇、佩服，实际上就是说其他"三诊"的重要性，其实望、闻、切三诊，更多时候是在问诊之前就已经开始了。《素问·脉要精微论》中就强调四诊合参，如："诊法常于平旦，阴气未动，阳气未散，饮食未进，经脉未盛，络脉调匀，气血未乱，故可诊有过之脉。切脉动静，而视精明，察五色，观五藏有余不足，六腑强弱，形之盛衰。以此参伍，决死生分。"切脉、望色、闻声、察形，以及审察脏腑的强弱和形体的盛衰。多法并用，彼此相参互证，才能全面把握病情，来"决死生之分"。正如《灵枢·邪气藏府病形》所言："能参合而行之者，可以为上工。"在临床上根据不同的症状特征，应该采用不同的四诊方法为主要着眼点。有的容易反映在神色方面，那就要望而知之；有的容易在脉象上反映出来，那就要切而知之；有的在语声上改变突出，以及分泌物、排泄物的气味反映出来，就可以闻而知之；有些病的隐情，就需要问而知之。另外，在获取四诊资料的时候还需要注意客观因素及个人耐受性的差异（如出汗、口渴等与地域、季节的关系），个人耐受差异对一些主观因素的影响（如疼痛、睡眠等）。

2. 围绕主症进行辨证

什么是主症？主症就是疾病的主要脉症，是疾病基本病理变化的外在表现，如何抓主症？刘渡舟老先生的经验是"以主诉为线索，有目的和选择地诊察，随时分析、检合。"主症必须是本次患者就诊最主要的、最痛苦的、最需要解决的问题。主症可以是一个症状（如头痛），也可以是几个症状（如腹痛、里急后重、下利赤白脓血、发热，一切诊疗行为均是围绕主症展开的，也就是说四诊资料的获得是以主症为着眼点和入手点。如疼痛性疾病，首先要明确疼痛的部位，有些疼痛部位很容易区分（如头痛、腰痛），有些疼痛就不那么容易区分［如胁痛，胃脘痛，腹痛（大腹痛、脐周痛、少腹痛）］，因此必须准确地辨别主症的病变部位。其次要分辨疼痛的特点，如胀痛、隐痛、灼痛、刺痛、掣痛等，疼痛的特点决定了疼痛的性质。最后还需要进一步分辨其伴随症状以求准确分辨证型。另外，在运用经方时要善于将患者的主诉、主症"翻译"成经典术语，更有助于经方的应用。

3. 从病变发展过程中进行辨证

对一些有规律可循的疾病要善于从疾病的转化规律中寻找病机特点，如太阳病，正常传变为少阳或阳明，也可以直中转化为太少两感证；温热病后期伤阴，由实证转为虚证，由实热转为虚热；亦可以从症状特点的转化中思考病机特点，如疼痛性疾病，疼痛特点转变标志着病机的变化，还有就是从一些用药角度来考虑病机的转化规律。

4. 辨病与辨证相结合

辨证是全面而具体的判断疾病在某一阶段的特征及主要矛盾，辨病是对疾病全过程的认识。辨病是从辨证中取得的，不同疾病有不同的变化规律，这种变化规律又指导我们进一步辨证。病是相对稳定的，证是不断变化的。疾病的不同阶段，证是不完全相同的。因此，应该是在辨病的基础上进行辨证。同时，辨病、辨证准确也为临床上同病异治、异病同治提供了更准确的证据，如柴胡疏肝散在内科常见病中多次用到（如胁痛、胃痛、腹痛等）；肾气丸在《金匮要略》中用于治疗虚劳腰痛、小便不利、脚气病、消渴、转胞等6种疾病中。同样，在尿血及血淋等不同疾病中，只要证型相同，可以用同一方剂，但必须强调同证在异病中有各自的用药特点。

总之，辨证的过程就是审察病机的过程，是审察疾病本质的关键。疾病变化之所在，疾病的发病缘由和疾病的传变去向，正如《素问·至真要大论》所言："审察病机，无失气宜""谨守病机，各司其属。"

三、如何论治

最后我们简单谈一下论治的问题，岳美中老先生曾说："辨证如理乱丝，用药如解死结。"中医治病讲究理法方药一致，其关键是"理"和"方"。"理"就是辨证，辨证要准，只有辨证准确，"方"才能有效，否则便会"南辕北辙"。在这里一定要明确中药与西药的不同点。西医讲用药是单个药，每个药都有具体的作用，而中医讲究的是方，讲的是药物与药物之间的组合作用，不同的组合产生不同的作用，也就是药物的配伍作用。如，麻黄配桂枝，具有发汗解表散寒的作用；而麻黄配石膏，具有宣泄肺热的作用。主方一定是针对疾病的主症和病机的，不能对"病"、对"症"用药，而是对"证"用药，对"机"用药。中医经典中是以"症"言"机"、言"证"的。如，《伤寒论》中桂枝甘草汤证，言"心下悸，欲得按"，引申病机为心阳不足，心失所养之证型、病机。方就是汤方，辨证准确能够选定合适的、准确的汤方，才能够保证临床疗效，选方时大方向绝对不能错。另外，我们再从方剂的角度来看一下抓主症的重要性。抓主症不仅可以执简驭繁选择汤方，还可以依主症灵活组方。在方剂中君药就是针对主症的，臣药是辅助君药治疗主症或主要兼症的，佐药是针对病情寒热虚实，也就是病性而设，为治"证"之药，使药为引经药或调和诸药。如，在麻杏石甘汤中，主症就是喘，而麻黄作为君药功擅平喘；臣药为杏仁，具有宣降肺气，助麻黄平喘的功效。本证为实证、热证，故石膏作为佐药，具有辛凉宣肺清热之功效；甘草作为使药，具有调和诸药的功效。总之，在临床上我们通常所采用的思维模式是首先辨病，然后确定病性、病位、病机、证型，最后遣方用药，做到理法方药一致。

典型医案一

女性，37岁，以胸闷多梦易惊半年余为主诉就诊。现症见：胸闷易惊，失眠多梦，偶有头晕，心悸，食欲不振，小便频数，周身不适，舌质淡红、舌苔薄白，脉弦。

本案患者主症为胸闷易惊，辨病应为胸满烦惊证。除主症外，其余症状颇多，且症状涉及范围广泛，遍布上、中、下三焦，其病性考虑为实证，病机多考虑为气化不利所致。《伤寒论》第107条："伤寒八九日下之，胸满烦惊，小便不利，谵语，一身尽重，不可转侧者，柴胡加龙骨牡蛎汤主之。"应用前面辨证中提到的善于将临床症状"翻译"成经典术语，以"症"定"机"，选择合适的汤方。

典型医案二

女性，52岁，以尿频、尿痛反复发作5年为主诉就诊。现症见：小便频数刺痛，憋尿时尤甚，伴小腹胀痛，舌质暗红、舌苔薄白，脉沉弦。

本案患者主症为小便频数刺痛，辨病应为淋证；疼痛特点为刺痛，憋尿时尤甚。病性为实证；病位在膀胱，瘀血阻滞，膀胱气化不利。治疗上应采用活血化瘀、利尿通淋之法。

以上两个医案只是针对一个主症，一个主病的情况，但在临床上有很多患者有一个主症的同时，还有许多兼症，甚至是2~3个主症，特别是老年患者，有许多痼疾，因此治疗上一定要抓住主要矛盾。治疗的关键在于解决患者本次就诊最痛苦的症状，找准病因，辨准部位，辨清性质，辨证选方，为患者解除病痛。总之，中医看病要有章法，正如国医大师熊继柏教授所言："中医治病既有强烈的原则性，又有高度的灵活性。"原则性体现在望、闻、问、切，理法方药，辨证选方的严谨。处方时君臣佐使的严谨等。而灵活性就是要三因制宜，因为不同的人有体质、体态的差异，也有男女老幼的区别，还有地域、季节、气候的不同。中医临床思维的建立，需要我们要有扎实的基本功以及长期的临床磨炼，将辨病、辨位、辨性始终贯穿于临床实践中，方能取效。

第五章 临床研究

第一节　早、中期慢性肾衰竭的中医规范化治疗研究

慢性肾衰竭（Chronic renal failure，CRF）是指各种慢性肾脏病进行性进展，引起肾单位和肾功能不可逆地丧失，导致以代谢产物和毒物潴留、水电解质和酸碱平衡紊乱以及内分泌失调为特征的临床综合征[1]。中医认为慢性肾衰竭属于中医水肿、癃闭、虚劳、关格、溺毒等范畴，病机总属本虚标实，我们对早、中期慢性肾衰竭患者采用以辨证分型论治为主，多途径给药、中药口服、灌肠、结肠透析相结合的中医药整体综合疗法，取得了比较理想的临床疗效，现报道如下。

一、临床资料

选择 2007—2010 年在辽宁中医药大学附属第二医院门诊及病房就诊的患者共 90 例。全部符合慢性肾衰竭诊断标准[2]，其中男 39 例，女 51 例。年龄最小 34 岁，最大 79 岁，平均（59.49 ± 11.48）岁。病程最短 6 个月，最长 15 年，平均（8.63 ± 1.56）年。其中原发病为慢性肾小球肾炎 42 例，高血压肾病 20 例，糖尿病肾病 10 例，慢性肾盂肾炎 7 例，其他 11 例。

二、诊断分型标准

1. 纳入标准

所有患者都符合慢性肾衰竭诊断标准，血肌酐（Scr）在 $133 \sim 707 \mu mol/L$，$10mL/min <$ 内生肌酐清除率（Ccr）$< 80mL/min$。纳入前患者若有感染、严重酸中毒及电解质紊乱等可逆因素，先对症处理，消除可逆因素后 2 周，方可纳入。

2. 中医辨证分型诊断标准

本虚证：①气虚：神疲乏力，动则加剧，舌淡苔白，脉虚无力。②血虚：面色无华

或萎黄，舌淡苔白，脉沉细弱。③阴虚：五心烦热，口燥咽干，舌红少津苔少或薄黄，脉细数。④阳虚：畏寒肢冷，舌质淡胖边有齿痕，脉沉弱。

标实证：①血瘀：口唇青紫或紫暗，舌质暗或有瘀斑、瘀点，脉沉涩或细涩。②痰浊：恶心呕吐，纳差腹胀，舌胖苔白腻，脉滑。③湿热：口干口苦，口中异味，大便不爽，舌苔黄厚腻，脉滑数或濡数。

三、治疗方案

1. 根据血肌酐不同水平选择不同治疗途径及分组

治疗 1 组：Scr ≤ 200μmol/L：中药口服，3 次 / 日。

治疗 2 组：200μmol/L < Scr ≤ 300μmol/L：中药口服，3 次 / 日、中药灌肠 1 次 / 日。

治疗 3 组：300μmol/L < Scr < 707μmol/L：中药口服，3 次 / 日、中药灌肠 1 次 / 日、结肠透析，1 次 / 周。

2. 给药方法

（1）中药口服用量：

本虚证中具备 2 项以下（含 2 项）者，给肾衰 I 号 1 袋，3 次 / 日，开水冲服。

本虚证中具备 3 项以上（含 3 项）者，给肾衰 II 号 1 袋，3 次 / 日，开水冲服。

标实证中具有 2 项以下（含 2 项）者，给肾衰 III 号 1 袋，3 次 / 日，开水冲服。

标实证中具有 3 项者，给肾衰 IV 号 1 袋，3 次 / 日，开水冲服。

（2）中药灌肠：

肾毒清灌肠液 150mL，1 次 / 日，保留灌肠。

（3）结肠透析：

结肠透析，1 次 / 周。

3. 药物来源（所选药物均来源于辽宁中医药大学附属第二医院制剂室）

肾衰 I 号：黄芪 25g、当归 15g、菟丝子 15g、生地黄 10g、白术 20g、茯苓 15g、枸杞子 10g、何首乌 10g、炙甘草 15g、生龙骨 20g、生牡蛎 20g、鹿角霜 15g。

肾衰 II 号：黄芪 35g、当归 20g、菟丝子 20g、生地黄 15g、白术 30g、茯苓 20g、枸杞子 15g、何首乌 15g、炙甘草 20g、生龙骨 30g、生牡蛎 30g、鹿角霜 20g。

肾衰 III 号：大黄 10g、黄连 10g、土茯苓 15g、红花 10g、赤芍 15g、半枝莲 15g、滑石 15g、苍术 10g、半夏 10g。

肾衰 IV 号：大黄 15g、黄连 15g、土茯苓 20g、红花 15g、赤芍 20g、半枝莲 20g、滑石 20g、苍术 15g、半夏 15g。

肾毒清灌肠液：大黄 20g、附子 15g、黄连 20g、金银花 30g、益母草 30g、生龙骨 25g、生牡蛎 25g、丹参 30g。

4. 观察指标

（1）安全性指标：血压，心电图，血常规，尿常规，肝功能，血糖。于治疗前及治疗后检查记录 1 次。

（2）疗效性指标：①主要相关症状：神疲乏力，动则加剧，或五心烦热，口燥咽干，或恶心呕吐，纳差腹胀，或口干口苦，口中异味，大便不爽，或畏寒肢冷，面色无华或萎黄，舌体淡胖边有齿痕，质暗或有瘀斑、瘀点，苔白腻，脉沉涩或细涩或滑数。②肾功能（血肌酐、血尿素氮、血尿酸、内生肌酐清除率），血离子，二氧化碳结合力：于治疗前及治疗每一疗程结束后检查记录 1 次。③血常规：于治疗前及治疗每一疗程结束后检查记录 1 次。④尿常规：于治疗前及治疗每一疗程结束后检查记录 1 次。

5. 统计学方法

所有数据均运用医学统计软件 SPSS 16.0 处理，各项结果均用 ($\bar{x} \pm s$) 表示，计量资料采用 t 检验，计数资料采用 χ^2 检验。

四、疗效判定标准与结果

1. 疾病疗效判定标准 [3]

显效：①临床症状积分减少 $\geq 60\%$。②内生肌酐清除率增加 $\geq 20\%$。③血肌酐降低 $\geq 20\%$。以上①项必备，②、③具备 1 项，即可判定。

有效：①临床症状积分减少 $\geq 30\%$。②内生肌酐清除率增加 $\geq 10\%$。③血肌酐降低 $\geq 10\%$。④治疗前后以血肌酐的对数或倒数，用直线回归方程分析，其斜率有明显意义者。以上①项必备，其他具备 1 项，即可判定。稳定：①临床症状有所改善，积分减少 $< 30\%$。②内生肌酐清除率无降低，或增加 $< 10\%$。③血肌酐无增加，或降低 $< 10\%$。以上①项必备，②、③具备 1 项，即可判定。

无效：①临床症状无改善或加重。②内生肌酐清除率降低。③血肌酐增加。以上①项必备，②、③具备 1 项，即可判定。

2. 结果

（1）各组疗效判定结果，见表 5-1-1：

表 5-1-1 各组疗效判定结果

组别（例数）	显效	有效	稳定	无效	总有效率
1 组（30）	18（60%）	5（16.67%）	4（13.33%）	3（10.00%）	90.00%
2 组（30）	16（53.33%）	7（23.33%）	5（16.67%）	2（6.67%）	93.33%
3 组（30）	9（30%）	8（26.67%）	8（26.67%）	5（16.66%）	83.34%

（2）各组治疗前后肾功（BUN、Scr）、血常规（Hb、RBC）比较，见表 5-1-2：

表 5-1-2 各组肾功及血常规检验指标比较

组别		BUN (mmol/L)	Scr (μmol/L)	Ccr (mL/min)	Hb (g/L)	RBC ($\times 10^{12}$/L)
1 组	治疗前	10.61 ± 2.12	169.57 ± 15.63	40.43 ± 13.09	123.23 ± 19.95	4.23 ± 0.46
	治疗后	9.87 ± 2.51*	139.07 ± 24.28*	48.99 ± 12.53*	124.87 ± 16.59	4.34 ± 0.49

组别		BUN (mmol/L)	Scr (µmol/L)	Ccr (mL/min)	Hb (g/L)	RBC (×10¹²/L)
2组	治疗前	13.38 ± 2.58	259.82 ± 29.19	22.11 ± 5.72	111.53 ± 2.30	4.14 ± 0.69
	治疗后	$11.92 \pm 2.83^*$	$213.28 \pm 41.51^*$	$27.50 \pm 8.33^*$	113.87 ± 2.09	4.25 ± 0.70
3组	治疗前	18.35 ± 3.33	468.6 ± 98.98	13.00 ± 4.51	90.16 ± 1.21	3.47 ± 0.66
	治疗后	$15.90 \pm 4.47^*$	$416.49 \pm 108.25^*$	$15.10 \pm 6.47^*$	93.13 ± 1.51	3.59 ± 0.76

注：组内比较 $^*P < 0.01$。

结果表明：中药口服肾衰Ⅰ号、肾衰Ⅱ号补脾益肾，肾衰Ⅲ号、肾衰Ⅳ号化浊祛邪，与肾毒清灌肠液解毒排浊及结肠透析治疗早、中期慢性肾衰竭患者能有效地改善患者的临床症状、中医症候，降低患者血尿素氮（BUN）、血肌酐（Scr）水平，提高患者内生肌酐清除率（Ccr），同时对慢性肾衰竭引起的贫血有改善作用。

五、讨论

慢性肾衰竭病机复杂，若用单一剂型，单一给药途径的治疗，难以取得满意疗效。近年来，诸多医家在文献研究、临床治疗和实验研究等方面进行了大量的工作，认为慢性肾衰竭的病机总属本虚标实，本虚以脾肾亏虚、气血阴阳不足为主，标实以血瘀、浊毒、湿热为主。本研究采用辨证分型论治为主，以中药口服结合中药保留灌肠、结肠透析多途径给药以达到健脾补肾，益气养血，调补阴阳，活血化瘀、祛湿泄泻的功效，进而缓解症状、促进代谢废物排泄、纠正电解质平衡紊乱、改善患者的内环境紊乱，延缓慢性肾衰竭进展。推迟进入透析和肾移植的时间等，提高了患者的生存、生活质量。

治疗中肾衰Ⅰ号用黄芪、当归、何首乌、白术、茯苓、枸杞子以益气养血，用菟丝子、生地黄、枸杞子、生龙骨、生牡蛎、鹿角霜以调补阴阳。肾衰Ⅱ号中药物用量是肾衰Ⅰ号的1.5倍，增加上述功效，适用于气血阴阳虚证中之重者。肾衰Ⅲ号用大黄、红花、赤芍以活血祛瘀，用黄连、土茯苓、半枝莲、滑石、苍术、半夏以祛湿泄浊。肾衰Ⅳ号中药物用量是肾衰Ⅲ号的1.5倍，增强上述功效，适用于标实证中之重者。肾毒清灌肠液组成以大黄、附子、黄连、益母草、丹参等药为主，具有温补脾肾、通腑泻浊、活血化瘀作用。结肠透析设备通过全结肠清洗，使积存在肠道壁上的宿便、肠源性内毒素等有害物质清除出人体，并建立起一个清洁、有效的结肠内环境，更可避免口服抗生素所引起的肠道菌群比例失调。再充分利用结肠黏膜的生物半透膜特性及天然广阔的透析面积，通过结肠透析的方法，来主动排出身体中的内毒素，则可达到血液净化的目的，从而取得更好的治疗效果，又可较好地调整机体水、电解质和酸碱平衡。

本研究是按照早、中期慢性肾衰竭患者血肌酐（Scr）分期选择不同治疗措施，考虑到慢性肾衰竭患者脾肾之虚为本，脾胃虚弱，受纳无力，单靠加大口服药物的剂量和数量更易加重损伤脾胃功能，且患者无法耐受，配合中药保留灌肠、结肠透析可提高疗效。随着 Scr 升高而增加治疗途径，有效改善患者症状及肾功能，延缓 CRF 进展。并按照中医证型量化标准，对有本虚证者选择益气养血、调补阴阳为主的中药制剂；有标实证者选择活血化瘀、祛湿泄浊为主的中药制剂，根据其虚实程度不同选择剂量不同的药物，研究结果显示治疗 1 组、2 组、3 组治疗后血 BUN、Scr 水平均较治疗前下降，血 Ccr 水平较治疗前增加，统计学比较各组治疗前后均有显著性差异（$P < 0.01$）。说明根据中医证型量化标准而调整用药剂量临床疗效显著，目前临床上没有针对本虚标实严重程度不同而采用用量不同的药物，有利于新药研发、临床治疗应用及推广。

参考文献

[1] 王吉耀. 内科学 [M]. 下册. 北京：人民卫生出版社. 2005：624.
[2] 郑筱萸. 中药新药临床研究指导原则 [M]. 北京：中国医药科技出版社，2002：163.
[3] 郑筱萸. 中药新药临床研究指导原则 [M]. 北京：中国医药科技出版社，2002：167.

第二节　中医一体化治疗慢性肾衰竭的疗效评价

慢性肾衰竭（chronic renal failure，CRF）是指各种慢性肾脏病进行性进展，引起肾单位和肾功能不可逆地丧失，导致以代谢产物和毒物潴留、水电解质和酸碱平衡紊乱以及内分泌失调为特征的临床综合征 [1]。每年约有万分之一的人发生慢性肾衰竭 [2]。近 20 年来，中西医结合治疗作为延缓慢性肾衰竭进程的非透析疗法日益引起人们的重视，本研究对早、中期慢性肾衰竭患者采用以辨证分型论治为主，多途径给药，中药口服、灌肠、结肠透析相结合的中医药整体综合疗法，取得了较好疗效，结果如下：

一、临床资料

选择 2007—2010 年在辽宁中医药大学附属第二医院门诊就诊及住院治疗的慢性肾衰竭患者，共 150 例。按就诊顺序随机分为治疗组和对照组。其中治疗组 90 例，对照组 60 例；治疗组中男 39 例，女 51 例；年龄最小 34 岁，最大 79 岁，平均（59.49 ± 11.48）岁；病程最短 6 个月，最长 15 年，平均（8.63 ± 1.56）年；原发病慢性肾小球肾炎 42 例，高血压肾病 20 例，糖尿病肾病 10 例，慢性肾盂肾炎 7 例，其他 11 例。对照组中男 30 例，女 30 例；年龄最小 30 岁，最大 85 岁，平均（59.38 ± 12.09）岁；病程最短 5 个月，最长 16 年，平均（9.23 ± 1.12）年；原发病慢性肾小球肾炎 29 例，高血压肾病 13 例，糖尿病肾病 5 例，慢性肾盂肾炎 5 例，其他 8 例。

二、诊断分型标准

1.所有纳入患者符合慢性肾衰竭诊断标准 [3]

血肌酐（Scr）在 $133 \sim 707\mu mol/L$，$10mL/min <$ 内生肌酐清除率（Ccr）$< 80mL/min$。纳入前患者若有感染、严重酸中毒及电解质紊乱等可逆因素，先对症处理，消除可逆因素后 2 周，方可纳入。

2.中医辨证分型诊断标准

本虚证：①气虚：神疲乏力，动则加剧，舌淡苔白，脉虚无力。②血虚：面色无华或萎黄，舌淡苔白，脉沉细弱。③阴虚：五心烦热，口燥咽干，舌红少津、苔少或薄黄，脉细数。④阳虚：畏寒肢冷，舌质淡胖边有齿痕，脉沉弱。

标实证：①血瘀：口唇青紫或紫暗，舌质暗或有瘀斑、瘀点，脉沉涩或细涩。②痰浊：恶心呕吐，纳差腹胀，舌胖苔白腻，脉滑。③湿热：口干口苦，口中异味，大便不爽，舌苔黄厚腻，脉滑数或濡数。

三、治疗方案

1.分组及治疗途径

将 150 例患者根据 Scr 水平分为 3 个治疗组，其中治疗 1 组：$Scr \leq 200\mu mol/L$、治疗 2 组：$200\mu mol/L < Scr \leq 300\mu mol/L$、治疗 3 组：$300\mu mol/L < Scr < 707\mu mol/L$。治疗 1 组：中药口服组，其中治疗组 30 例予以中药口服、对照组 20 例予以尿毒清颗粒口服；治疗 2 组：中药口服联合中药灌肠治疗，其中治疗组 30 例予以中药口服联合中药灌肠治疗、对照组 20 例予以尿毒清颗粒口服联合中药灌肠治疗；治疗 3 组：中药口服、中药灌肠联合结肠透析治疗，其中治疗组 30 例予以中药口服、中药灌肠联合结肠透析治疗、对照组 20 例予以尿毒清颗粒口服、中药灌肠联合结肠透析治疗。

2.给药方法

（1）治疗组中药口服用量

本虚证中具备 2 项以下（含 2 项）者，给肾衰 I 号 1 袋，3 次/日，开水冲服。

本虚证中具备 3 项以上（含 3 项）者，给肾衰 II 号 1 袋，3 次/日，开水冲服。

标实证中具有 2 项以下（含 2 项）者，给肾衰 III 号 1 袋，3 次/日，开水冲服。

标实证中具有 3 项者，给肾衰 IV 号 1 袋，3 次/日，开水冲服。

（2）对照组中药口服用量

治疗 1 组给予尿毒清颗粒每日 6 时、12 时、18 时各服 1 袋，温开水冲服。

治疗 2 组、3 组给予尿毒清颗粒每日 6 时、12 时、18 时各服 1 袋，22 时服 2 袋，温开水冲服。

（3）中药灌肠

肾毒清灌肠液 150mL，1 次/日，保留灌肠。

（4）结肠透析

结肠透析，1 次 / 周。

3. 药物来源

肾衰Ⅰ号：黄芪 25g、当归 15g、菟丝子 15g、生地黄 10g、白术 20g、茯苓 15g、枸杞子 10g、何首乌 10g、炙甘草 15g、生龙骨 20g、生牡蛎 20g、鹿角霜 15g。

肾衰Ⅱ号：黄芪 35g、当归 20g、菟丝子 20g、生地黄 15g、白术 30g、茯苓 20g、枸杞子 15g、何首乌 15g、炙甘草 20g、生龙骨 30g、生牡蛎 30g、鹿角霜 20g。

肾衰Ⅲ号：大黄 10g、黄连 10g、土茯苓 15g、红花 10g、赤芍 15g、半枝莲 15g、滑石 15g、苍术 10g、半夏 10g。

肾衰Ⅳ号：大黄 15g、黄连 15g、土茯苓 20g、红花 15g、赤芍 20g、半枝莲 20g、滑石 20g、苍术 15g、半夏 15g。

肾毒清灌肠液：大黄 20g、附子 15g、黄连 20g、金银花 30g、益母草 30g、生龙骨 25g、生牡蛎 25g、丹参 30g。

以上药物均来源于辽宁中医药大学附属第二医院制剂室。

尿毒清颗粒：康臣药业（内蒙古）有限责任公司生产。

4. 观察指标

（1）安全性指标：血压，心电图，血常规，尿常规，肝功能，血糖。于治疗前及治疗后检查记录 1 次。

（2）疗效性指标：

主要相关症状：神疲乏力，动则加剧；或五心烦热，口燥咽干；或恶心呕吐，纳差腹胀；或口干口苦，口中异味，大便不爽；或畏寒肢冷，面色无华或萎黄，舌体淡胖边有齿痕，质暗或有瘀斑、瘀点，苔白腻，脉沉涩或细涩或滑数。

实验室检查：肾功能（血肌酐、血尿素氮、血尿酸、内生肌酐清除率），血离子（K^+、Na^+、Cl^-、Ca^{2+}、P），二氧化碳结合力，血常规，尿常规。于治疗前及治疗每一疗程结束后检查、记录 1 次。

5. 统计学方法

所有数据均运用医学统计软件 SPSS 16.0 处理，各项结果均用（$\bar{x} \pm s$）表示，计量资料采用 t 检验，计数资料采用 χ^2 检验。$P < 0.05$ 为有显著差异；$P < 0.01$ 为有非常显著差异；$P > 0.05$ 为无显著差异。

四、疗效判定标准与结果

1. 疾病疗效判定标准[4]

显效：①临床症状积分减少 ≥ 60%。②内生肌酐清除率增加 ≥ 20%。③血肌酐降低 ≥ 20%。以上①项必备，②、③具备 1 项，即可判定。

有效：①临床症状积分减少 ≥ 30%。②内生肌酐清除率增加 ≥ 10%。③血肌酐降低 ≥ 10%。④治疗前后以血肌酐的对数或倒数，用直线回归方程分析，其斜率有明显意义者。以上①项必备，其他具备 1 项，即可判定。

稳定：①临床症状有所改善，积分减少 < 30%。②内生肌酐清除率无降低，或增加 < 10%。③血肌酐无增加，或降低 < 10%。以上①项必备，②、③具备 1 项，即可判定。

无效：①临床症状无改善或加重。②内生肌酐清除率降低。③血肌酐增加。以上①项必备，②、③具备 1 项，即可判定。

2. 结果

（1）各组疗效判定结果

治疗 1 组、2 组、3 组中治疗组显效率及总有效率均优于对照组。如表 5-2-1 所示：

表 5-2-1　治疗组与对照组疾病疗效比较

组别	疗效	显效	有效	稳定	无效	总有效率
1组	治疗组 30 例	18（60%）	5（16.67%）	4（13.33%）	3（10.00%）	90.00%
	对照组 20 例	6（30%）	1（5%）	8（40%）	5（25%）	75.00%
2组	治疗组 30 例	16（53.33%）	7（23.33%）	5（16.67%）	2（6.67%）	93.33%
	对照组 20 例	5（25%）	5（25%）	7（35%）	3（15%）	85.00%
3组	治疗组 30 例	9（30%）	8（26.67%）	8（26.67%）	5（16.66%）	83.34%
	对照组 20 例	5（25%）	5（25%）	5（25%）	5（25%）	75.00%

（2）各组治疗前后肾功能（BUN、Scr）、血常规（Hb、RBC）：

治疗 1 组中治疗组及对照组血 Scr 及 Ccr 均较治疗前明显改善，且治疗组疗效优于对照组（$P < 0.05$），治疗组血 BUN 水平治疗后较治疗前显著下降（$P < 0.01$）。治疗 2 组中治疗组及对照组血 Scr 及 Ccr 均较治疗前明显改善，且治疗组血 Scr 下降程度优于对照组（$P < 0.05$），治疗组血 BUN 水平治疗后较治疗前显著下降（$P < 0.01$）。治疗 3 组中治疗组及对照组血 BUN、Scr 及 Ccr 较治疗前均有改善（$P < 0.05$）。各组中治疗组内血 Hb、红细胞治疗后较治疗前虽无明显差异，但均有所增加，如表 5-2-2 所示：

表 5-2-2　各组肾功能及血常规检验指标比较

组别		BUN (mmol/L)	Scr (μmol/L)	Ccr (mL/min)	Hb (g/L)	RBC ($\times 10^{12}$/L)
1组	治疗前	10.61 ± 2.12	169.57 ± 15.63	40.43 ± 13.09	123.23 ± 19.95	4.23 ± 0.46
	治疗后	9.87 ± 2.51**	139.07 ± 24.28**△	48.99 ± 12.53**△	124.87 ± 16.59	4.34 ± 0.49
	对照前	9.3 ± 1.62	168.43 ± 16.90	39.22 ± 11.65	123.55 ± 1.58	4.31 ± 0.41
	对照后	8.7 ± 1.35	152.40 ± 19.00**	43.67 ± 13.18*	123.45 ± 15.59	4.35 ± 0.41

组别		BUN (mmol/L)	Scr (μmol/L)	Ccr (mL/min)	Hb (g/L)	RBC (×10^{12}/L)
2组	治疗前	13.38 ± 2.58	259.82 ± 29.19	22.11 ± 5.72	111.53 ± 2.30	4.14 ± 0.69
	治疗后	11.92 ± 2.83**	213.28 ± 41.51** △	27.50 ± 8.33**	113.87 ± 2.09	4.25 ± 0.70
	对照前	13.58 ± 2.67	259.10 ± 24.85	25.65 ± 7.02	109.8 ± 2.19	3.99 ± 0.77
	对照后	12.99 ± 2.93	237.34 ± 37.28**	28.50 ± 8.76**	112.95 ± 1.76	4.11 ± 0.70
3组	治疗前	18.35 ± 3.33	468.6 ± 98.98	13.00 ± 4.51	90.16 ± 1.21	3.47 ± 0.66
	治疗后	15.90 ± 4.47**	416.49 ± 108.25**	15.10 ± 6.47**	93.13 ± 1.51	3.59 ± 0.76
	对照前	19.35 ± 5.13	485.05 ± 94.62	11.64 ± 3.50	91.45 ± 1.58	3.92 ± 0.8
	对照后	16.86 ± 7.16**	446.52 ± 134.66*	13.36 ± 5.12**	90.1 ± 1.0	4.04 ± 0.73

注：组内比较 *$P < 0.05$；组内比较 **$P < 0.01$；组间比较 △$P < 0.05$。

五、讨论

慢性肾衰竭病机复杂，近年来诸多同道在文献研究、临床治疗、实验研究、机制探索等方面做了大量的工作。中医认为慢性肾衰竭属于中医水肿、癃闭、虚劳、关格、溺毒等范畴，病机总属本虚标实，本虚以脾肾亏虚、气血阴阳不足为主，标实以血瘀、浊毒、湿热为主。由于其病机复杂，病程漫长，属久病沉疴，正虚邪实，寒热夹杂，非一方一药所能治疗，单一剂型、单一给药途径的治疗，难以取得满意疗效，故应扶正与祛邪组方合用。本研究采用以辨证分型论治为主，将本虚证分为气虚、血虚、阴虚、阳虚证，标实证分为血瘀、痰浊、湿热证。治疗以中药口服结合中药保留灌肠、结肠透析多途径给药以健脾补肾，益气养血，泄浊排毒。中药口服中肾衰Ⅰ号用黄芪、当归、何首乌、白术、茯苓、枸杞子益气养血，用菟丝子、生地黄、枸杞子、生龙骨、生牡蛎、鹿角霜调补阴阳。肾衰Ⅱ号中药物用量是肾衰Ⅰ号的 1.5 倍，增强上述功效，适用于气血阴阳虚证中之重者。肾衰Ⅲ号用大黄、红花、赤芍活血祛瘀，用黄连、土茯苓、半枝莲、滑石、苍术、半夏祛湿泄浊。肾衰Ⅳ号中药物用量是肾衰Ⅲ号的 1.5 倍，增强上述功效，适用于标实证中之重者。肾毒清灌肠液组成以大黄、附子、黄连、益母草、丹参等药为主，具有温补脾肾，通腑泄浊，活血化瘀作用。结肠透析设备通过全结肠清洗，使积存在肠道壁上的宿便、肠源性内毒素等有害物质清除出人体，并建立起一个清洁、有效的结肠内环境，更可避免口服抗生素所引起的肠道菌群比例失调。再充分利用结肠黏膜的生物半透膜特性及天然广阔的透析面积，通过结肠透析的方法，来主动排出身体中的毒素，则可达到血液净化的目的，从而取得更好的治疗效果，又可较好地调整机体水、电解质和酸碱平衡。

慢性肾衰竭患者随着病情的加重脾胃虚弱程度亦加重，单靠加大口服药物的剂量和数量更易加重损伤脾胃功能，且患者无法耐受。因此本研究按照 Scr 分期选择不同治疗措施：治疗 1 组给予中药口服治疗，治疗 2 组给予中药口服和中药保留灌肠治疗，治疗 3 组给予中药口服、中药保留灌肠及结肠透析治疗。研究结果表明治疗 1 组、2 组、3 组中治疗组显效率及总有效率均优于对照组。治疗 1 组中治疗组及对照组血 Scr 及 Ccr 均明显改善，且治疗组疗效优于对照组（$P < 0.05$），治疗组血 BUN 水平治疗后较治疗前显著下降（$P < 0.01$）。治疗 2 组中治疗组及对照组血 Scr 及 Ccr 均明显改善，且治疗组血 Scr 下降程度优于对照组（$P < 0.05$），治疗组血 BUN 水平治疗后较治疗前显著下降（$P < 0.01$）。治疗 3 组中治疗组及对照组血 BUN、Scr 及 Ccr 均有改善（$P < 0.05$）。说明采取多途径给药治疗，固护了后天之本，有利于恢复脾胃化生气血之功能，提高了临床疗效，改善了患者的生存质量。另外，本研究在中医证型剂量与疗效关系方面做了初步探索，我们根据慢性肾衰竭本虚标实的病机特点将本虚证分为气虚、血虚、阴虚、阳虚证，标实证分为血瘀、痰浊、湿热证。对有本虚证者选择益气养血、调补阴阳为主的中药制剂，对有标实证者选择活血清热、祛湿泄浊为主的中药制剂，并根据虚实程度不同而选择不同的用药剂量。研究结果显示在治疗 1 组、2 组内治疗组和对照组比较有显著性差异（$P < 0.05$），在治疗 3 组内两组比较无差异。结果初步证明根据中医证型量化而调整用药剂量可以提高临床疗效。这一探索填补了目前已上市中药制剂中没有针对本虚标实程度不同而用量不同的品种的空白，为今后新药研发，选择有特异性的靶点治疗药物打下良好的基础。本疗法采用中药制剂，来源广泛，设备简单，操作方便，费用低廉，且无明显副作用，安全有效，适合推广应用。

参考文献

[1]　王吉耀. 内科学 [M]. 北京：人民卫生出版社 . 2005.
[2]　叶任高. 内科学 [M]. 5 版 . 北京：人民卫生出版社 . 2002；569.
[3]　郑筱萸. 中药新药临床研究指导原则 [M]. 北京：中国医药科技出版社，2002；163.
[4]　郑筱萸. 中药新药临床研究指导原则 [M]. 北京：中国医药科技出版社，2002；167.

第三节　早、中期慢性肾衰竭的中医规范化治疗及疗效分析

慢性肾衰竭是指因各种原发性或继发性原因导致的肾功能损害，并由此发生的多系统损害与代谢紊乱的临床综合征。据统计我国每年每一百万人中有 90～100 人进入肾衰竭阶

段，极大地加重了社会负担。本病可归属于中医水肿、癃闭、肾风、关格等多种疾病范畴，其病机多属本虚标实，中医治疗除可改善患者自觉症状外，还可保护残余肾功能、延缓疾病进展，近年相关研究已取得较大的进展。

本研究对早、中期慢性肾衰竭患者以辨证分型论治为主，采用中药口服、灌肠、结肠透析多途径给药相结合的中医规范化治疗，取得了比较满意的临床疗效，现报道如下。

一、临床资料

选择 2007—2010 年在辽宁中医药大学附属第二医院门诊就诊及住院患者共 90 例。其中男性 39 例，女性 51 例。年龄 34 ~ 79 岁，平均（59.49 ± 11.48）岁。病程 6 个月至 15 年，平均（8.63 ± 1.56）年。原发病中，慢性肾小球肾炎 42 例，高血压肾病 20 例，糖尿病肾病 10 例，慢性肾盂肾炎 7 例，其他 11 例。按血肌酐水平分为 1 组、2 组、3 组，每组 30 例。

二、诊断分型标准

1. 入选标准

参照国家中医药管理局《中药新药临床研究指导原则》（2002 版）制定。所有患者均符合慢性肾衰竭诊断标准：血肌酐（Scr）133 ~ 707μmol/L，内生肌酐清除率（Ccr）10 ~ 80mL/min。纳入前患者若有感染、严重的酸中毒、电解质紊乱等可逆因素，先对症处理，消除可逆因素 2 周后纳入。

2. 中医辨证分型诊断标准［参照国家中医药管理局《中药新药临床研究指导原则》（2002 版）制定］

本虚证：①气虚：神疲乏力，动则加剧，舌淡苔白，脉虚无力。②血虚：面色无华或萎黄，舌淡苔白，脉沉细弱。③阴虚：五心烦热，口燥咽干，舌红少津、苔少或薄黄，脉细数。④阳虚：畏寒肢冷，舌质淡胖边有齿痕，脉沉弱。

标实证：①血瘀：口唇青紫或紫暗，舌质暗或有瘀斑、瘀点，脉沉涩或细涩。②痰浊：恶心呕吐，纳差腹胀，舌胖苔白腻，脉滑。③湿热：口干口苦，口中异味，大便不爽，舌苔黄厚腻，脉滑数或濡数。

三、治疗方案

1. 分组及治疗方法

治疗 1 组：Scr ≤ 200μmol/L，中药口服，3 次 / 日；治疗 2 组：200μmol/L ＜ Scr ≤ 300μmol/L，中药口服，3 次 / 日、中药保留灌肠，1 次 / 日；治疗 3 组：300μmol/L ＜ Scr ＜ 707μmol/L，中药口服，3 次 / 日、中药保留灌肠，1 次 / 日、结肠透析，1 次 / 周。4 周为 1 个疗程，连续治疗 2 个疗程。

2. 中药给药方法

①中药口服品种及用量：本虚证中具备 2 项以下（含 2 项）者，给肾衰Ⅰ号 1 袋，3 次 / 日，开水冲服；本虚证中具备 3 项以上（含 3 项）者，给肾衰Ⅱ号 1 袋，3 次 / 日，开水冲服。标实证中具有 2 项以下（含 2 项）者，给肾衰Ⅲ号 1 袋，3 次 / 日，开水冲服；标实证中具有 3 项者，给肾衰Ⅳ号 1 袋，3 次 / 日，开水冲服。②中药灌肠：肾毒清灌肠液 250mL，1 次 / 日，保留灌肠。

3. 药物组成（所选药物均来源于辽宁中医药大学附属第二医院制剂室）

肾衰Ⅰ号：黄芪、当归、菟丝子等，每袋 8g；肾衰Ⅱ号与肾衰Ⅰ号药物组成相同，剂量为其 1.5 倍，每袋 12g；肾衰Ⅲ号：大黄、黄连、土茯苓等，每袋 8g；肾衰Ⅳ号与肾衰Ⅲ号药物组成相同，剂量为其 1.5 倍，每袋 12g；肾毒清灌肠液：大黄、附子、黄连等，每瓶 250mL。

4. 观察指标

（1）安全性指标，于治疗前及治疗后各检查记录 1 次：血压、心电图、血常规、尿常规、肝功能、血糖。

（2）疗效性指标，于治疗前及治疗每一疗程结束后各检查记录 1 次：①中医症候主要相关症状：神疲乏力，动则加剧；或五心烦热，口燥咽干；或恶心呕吐，纳差腹胀；或口干口苦，口中异味，大便不爽；或畏寒肢冷，面色无华或萎黄，舌体淡胖边有齿痕，质暗或有瘀斑、瘀点，苔白腻，脉沉涩或细涩或滑数。②肾功能（Scr、BUN、UA、Ccr），血离子（K、Na、Cl、Ca、P），二氧化碳结合力。③血常规。④尿常规。

5. 统计学方法

所有数据均运用医学统计软件 SPSS 16.0 处理，各项结果均用 $(\bar{x} \pm s)$ 表示，计量资料采用 t 检验，计数资料采用 χ^2 检验。$P < 0.05$ 为有显著差异；$P < 0.01$ 为有非常显著差异；$P > 0.05$ 为无显著差异。

四、疗效判定标准与结果（参照国家中医药管理局《中药新药临床研究指导原则》2002 版制定）

1. 疾病疗效判定标准

显效：①临床症状积分减少 $\geqslant 60\%$。②内生肌酐清除率增加 $\geqslant 20\%$。③血肌酐降低 $\geqslant 20\%$。以上①项必备，②、③具备 1 项，即可判定。

有效：①临床症状积分减少 $\geqslant 30\%$。②内生肌酐清除率增加 $\geqslant 10\%$。③血肌酐降低 $\geqslant 10\%$。④治疗前后以血肌酐的对数或倒数，用直线回归方程分析，其斜率有明显意义者。以上①项必备，其他具备 1 项，即可判定。

稳定：①临床症状有所改善，积分减少 $< 30\%$。②内生肌酐清除率无降低，或增加 $< 10\%$。③血肌酐无增加，或降低 $< 10\%$。以上①项必备，②、③具备 1 项，即可判定。

无效：①临床症状无改善或加重。②内生肌酐清除率降低。③血肌酐增加。以上①项必备，②、③具备 1 项，即可判定。

2. 症候疗效判断标准

临床痊愈：中医临床症状、体征消失或基本消失，症候积分减少95%以上。

显效：中医临床症状、体征明显改善，症候积分减少≥70%。

有效：中医临床症状、体征均有好转，症候积分减少≥30%。

无效：中医临床症状、体征均无明显改善，甚或加重，症候积分减少不足30%。

注：计算公式（尼莫地平法）：[（治疗前积分 – 治疗后积分）÷ 治疗前积分］×100%。

3. 结果

（1）各组疾病疗效判定结果　总有效率1组90%，2组93.33%，3组83.34%，详见表5-3-1。

表5-3-1　各组疾病疗效判定结果

疗效	显效	有效	稳定	无效	总有效率
1组	18（60%）	5（16.67%）	4（13.33%）	3（10.00%）	90.00%
2组	16（53.33%）	7（23.33%）	5（16.67%）	2（6.67%）	93.33%
3组	9（30%）	8（26.67%）	8（26.67%）	5（16.66%）	83.34%

（2）各组治疗前后肾功（BUN、Scr、Ccr）、血常规（Hb、RBC）比较　治疗8周后各组BUN、Scr均较治疗前降低，Ccr较治疗前升高，治疗前后均有非常显著差异（$P < 0.01$）。治疗8周后各组Hb、RBC较治疗前均无显著差异，详见表5-3-2。

表5-3-2　各组肾功能及血常规检验指标比较

组别		BUN (mmol/L)	Scr (μmol/L)	Ccr (mL/min)	Hb (g/L)	RBC（×10^{12}/L）
1组	治疗前	10.61 ± 2.12	169.57 ± 15.63	40.43 ± 13.09	123.23 ± 19.95	4.23 ± 0.46
	治疗后	9.87 ± 2.51*	139.07 ± 24.28*	48.99 ± 12.53*	124.87 ± 16.59	4.34 ± 0.49
2组	治疗前	13.38 ± 2.58	259.82 ± 29.19	22.11 ± 5.72	113.53 ± 2.30	4.14 ± 0.69
	治疗后	11.92 ± 2.83*	213.28 ± 41.51*	27.50 ± 8.33*	111.87 ± 2.09	4.25 ± 0.70
3组	治疗前	18.35 ± 3.33	468.6 ± 98.98	13.00 ± 4.51	90.16 ± 1.21	3.47 ± 0.66
	治疗后	15.90 ± 4.47*	416.49 ± 108.25*	15.10 ± 6.47*	93.13 ± 1.51	3.59 ± 0.76

注：治疗前后对比 *$P < 0.01$。

（3）各组症候疗效判断结果　总有效率1组为93.33%，2组为90.00%，3组为86.67%，详见表5-3-3。

表 5-3-3　各组症候疗效判断结果

组别	痊愈	显效	有效	稳定	无效	总有效率
1组	0	20 (66.67%)	5 (16.67%)	3 (10.00%)	2 (6.67%)	93.33%
2组	0	17 (56.67%)	8 (26.67%)	2 (2.22%)	3 (10.00%)	90.00%
3组	0	9 (30.00%)	9 (30.00%)	8 (26.67%)	4 (13.33%)	86.67%

（4）中医症候积分比较　各组治疗后中医症候积分均较治疗前显著改善（$P < 0.01$），详见表 5-4-4。

表 5-4-4　各组治疗前后中医症候积分比较

治疗前后	1组	2组	3组
治疗前	13.15 ± 5.51	20.33 ± 6.17	25.56 ± 4.58
治疗后	8.56 ± 4.31*	12.45 ± 5.19*	18.17 ± 6.42*

注：治疗前后对比 *$P < 0.01$。

五、讨论

本研究按照早、中期慢性肾衰竭血清肌酐（Scr）水平选择中药汤剂口服、保留灌肠、结肠透析等多途径干预治疗，结果表明，这种多途径给药的中医规范化治疗可显著改善肾功能指标，延缓肾功能恶化之进展，对早、中期慢性肾衰竭确切有效。

根据临床表现，慢性肾衰竭可归属于中医水肿、癃闭、肾风、关格、肾劳、溺毒、肾衰等疾病范畴[1]，病性多虚实夹杂。正虚可为气、血、阴、阳诸虚[2]，病久多相兼出现。正气虚衰可致血瘀、痰浊、湿热诸标实证。实邪既是病理产物，也可进一步促进疾病进展，同时，各标实证亦可相互影响。治疗当扶正祛邪并重，贯穿始终，这也为本病治疗上的统一治法处方提供了理论基础。研究所用药物中，针对正虚以黄芪益气，且生用其气兼上行，兼调肺气，白术、茯苓、炙甘草益气健脾，当归、生地黄、何首乌、枸杞子益阴养血，菟丝子、鹿角霜益肾助阳。针对邪实以大黄活血、泄浊、清热，配合生龙骨、生牡蛎、半夏降逆泄浊，黄连、土茯苓、半枝莲、滑石、苍术解毒祛湿，红花、赤芍活血通络。灌肠药物中另以附子温阳，金银花解毒，益母草活血祛湿，丹参清热活血。随着病情迁延加重，Scr 升高，Ccr 降低，中医症候亦有复杂化加重化的趋势，故调整治疗药物用量（肾衰Ⅱ号为肾衰Ⅰ号 1.5 倍剂量，肾衰Ⅳ号为肾衰Ⅲ号 1.5 倍剂量），以更加切合病情发展的需要，正所谓"重剂起沉疴"。结肠透析利用结肠黏膜作为半透膜，通过渗透与扩散作用，达到清除体内代谢性废物的作用，且药液可达高位结肠，较灌肠治疗效果更好。据病情轻重结合应用上述治疗方法，治疗 8 周后症候疗效分析显示，各组中医症候均较治疗前显著改善。

总之，根据血清肌酐（Scr）水平选择中药口服、中药灌肠、结肠透析等多途径给药的中医规范化治疗可有效保护肾功能，改善患者的临床症候，对早、中期慢性肾衰竭有较好疗效，值得临床推广应用。

参考文献

[1] 陈英兰，毕礼明，杜浩昌.中医古文献对慢性肾衰竭病名的认识 [J].中国中医急症，2010，19（6）：1011-1012.
[2] 黄赛花，叶任高.延缓慢性肾衰竭进展的经验 [J].中国中西结合肾病杂志，2001，1（2）：71-72.

第四节　早、中期慢性肾衰竭中医一体化治疗临床研究

慢性肾衰竭（Chronic renal failure，CRF）是指因各种原发性或继发性原因导致的肾功能损害，并由此发生的多系统损害与代谢紊乱的临床综合征，现已成为临床常见疾病。据统计我国每年每一百万人口中有 90～100 人进入肾衰竭阶段，本病治疗困难，花费较高，极大地加重了社会负担。近年来，中西医结合治疗慢性肾衰竭取得了较大的进展。本病可归属于中医水肿、癃闭、肾风、关格等多种疾病范畴，其病机多属本虚标实，中医治疗除可改善患者自觉症状外，还可保护残余肾功能、延缓疾病进展。

本研究对早、中期慢性肾衰竭患者以辨证分型论治为主，采用中药口服、灌肠、结肠透析多途径给药相结合的中医一体化治疗，取得了比较满意的临床疗效，优于中成药尿毒清颗粒，现报道如下。

一、临床资料

选择 2007—2010 年在辽宁中医药大学附属第二医院门诊及病房就诊的慢性肾衰竭患者，共 150 例。按就诊顺序随机分为治疗组和对照组，其中治疗组 90 例，对照组 60 例。治疗组中男 39 例，女 51 例；年龄最小 34 岁，最大 79 岁，平均（59.48±1.14）岁；病程最短 6 个月，最长 15 年，平均（8.63±1.56）年；原发病慢性肾小球肾炎 42 例，高血压肾病 20 例，糖尿病肾病 10 例，慢性肾盂肾炎 7 例，其他 11 例。对照组中男 30 例，女 30 例。年龄最小 30 岁，最大 85 岁，平均（59.38±1.20）岁。病程最短 5 个月，最长 16 年，平均（9.23±1.12）年；原发病慢性肾小球肾炎 29 例，高血压肾病 13 例，糖尿病肾

病 5 例，慢性肾盂肾炎 5 例，其他 8 例。

二、诊断分型标准

1. 入选标准

参照国家中医药管理局《中药新药临床研究指导原则》（2002 版）制定。所有患者均符合慢性肾衰竭诊断标准：血肌酐（Scr）133～707μmol/L，内生肌酐清除率（Ccr）10～80mL/min。纳入前患者若有感染、严重的酸中毒、电解质紊乱等可逆因素，先对症处理，消除可逆因素 2 周后纳入。

2. 中医辨证分型诊断标准［参照国家中医药管理局《中药新药临床研究指导原则》（2002 版）制定］

本虚证：①气虚：神疲乏力，动则加剧，舌淡苔白，脉虚无力。②血虚：面色无华或萎黄，舌淡苔白，脉沉细弱。③阴虚：五心烦热，口燥咽干，舌红少津苔少或薄黄，脉细数。④阳虚：畏寒肢冷，舌质淡胖边有齿痕，脉沉弱。

标实证：①血瘀：口唇青紫或紫暗，舌质暗或有瘀斑、瘀点，脉沉涩或细涩。②痰浊：恶心呕吐，纳差腹胀，舌胖苔白腻，脉滑。③湿热：口干口苦，口中异味，大便不爽，舌苔黄厚腻，脉滑数或濡数。

三、治疗方案

1. 分组及治疗方法

1 组：Scr ≤ 200μmol/L，入选患者 50 例，中药口服治疗，其中治疗组 30 例，对照组 20 例；2 组：200μmol/L ＜ Scr ≤ 300μmol/L，入选患者 50 例，中药口服联合中药保留灌肠治疗，其中治疗组 30 例，对照组 20 例；3 组：300μmol/L ＜ Scr ＜ 707μmol/L，中药口服、中药保留灌肠联合结肠透析，入选患者 50 例，其中治疗组 30 例，对照组 20 例。各治疗组口服中药均据中医辨证本虚标实程度不同选用不同的剂量，各对照组口服中药均为尿毒清颗粒。4 周为 1 个疗程，连续治疗 2 个疗程。

2. 中药给药方法

（1）中药口服品种及用量：①治疗组。本虚证中具备 2 项以下（含 2 项）者，给肾衰Ⅰ号 1 袋，3 次／日，开水冲服。本虚证中具备 3 项以上（含 3 项）者，给肾衰Ⅱ号 1 袋，3 次／日，开水冲服。标实证中具有 2 项以下（含 2 项）者，给肾衰Ⅲ号 1 袋，3 次／日，开水冲服。标实证中具有 3 项者，给肾衰Ⅳ号 1 袋，3 次／日，开水冲服。②治疗组。尿毒清颗粒，温开水冲服。3 次／日，6 时、12 时、18 时各服 1 袋，22 时服 2 袋，每日最大量 8 袋，也可另订服药时间，但 2 次服药间隔勿超过 8 小时。

（2）中药灌肠：肾毒清灌肠液 250mL，1 次／日，保留灌肠。

3. 药物来源与组成

（1）尿毒清颗粒（规格：5g×15 袋），广州康臣药业公司生产，其组成为大黄、黄芪、白术、茯苓、川芎、丹参等。

（2）以下药物均来源于辽宁中医药大学附属第二医院制剂室。肾衰Ⅰ号：黄芪、当归、菟丝子、生地黄等，每袋8g；肾衰Ⅱ号与肾衰Ⅰ号药物组成相同，剂量为其1.5倍，每袋12g；肾衰Ⅲ号：大黄、黄连、土茯苓等，每袋8g；肾衰Ⅳ号与肾衰Ⅲ号药物组成相同，剂量为其1.5倍，每袋12g；肾毒清灌肠液：大黄、附子、黄连等，每瓶250mL。

4. 观察指标

（1）安全性指标，于治疗前及治疗后各检查记录1次：血压、心电图、血常规、尿常规、肝功能、血糖。

（2）疗效性指标，于治疗前及治疗每个疗程结束后各检查记录1次：①中医症候主要相关症状：神疲乏力，动则加剧；或五心烦热，口燥咽干；或恶心呕吐，纳差腹胀；或口干口苦，口中异味，大便不爽；或畏寒肢冷，面色无华或萎黄，舌体淡胖边有齿痕，质暗或有瘀斑、瘀点，苔白腻，脉沉涩或细涩或滑数。②肾功能（Scr、BUN、UA、Ccr）、血离子（K、Na、Cl、Ca、P）、二氧化碳结合力。③血常规。④尿常规。

5. 统计学方法

所有数据均运用医学统计软件 SPSS 16.0 处理，各项结果均用 $(\bar{x}\pm s)$ 表示，计量资料采用 t 检验，计数资料采用 χ^2 检验。$P < 0.05$ 为有显著差异；$P < 0.01$ 为有非常显著差异；$P > 0.05$ 为无显著差异。

四、疗效判定标准与结果［参照国家中医药管理局《中药新药临床研究指导原则》（2002 版）制定］

（一）疾病疗效判定标准

显效：①临床症状积分减少≥60%。②内生肌酐清除率增加≥20%。③血肌酐降低≥20%。以上①项必备，②、③具备1项，即可判定。

有效：①临床症状积分减少≥30%。②内生肌酐清除率增加≥10%。③血肌酐降低≥10%。④治疗前后以血肌酐的对数或倒数，用直线回归方程分析，其斜率有明显意义者。以上①项必备，其他具备1项，即可判定。

稳定：①临床症状有所改善，积分减少<30%。②内生肌酐清除率无降低，或增加<10%。③血肌酐无增加，或降低<10%。以上①项必备，②、③具备1项，即可判定。

无效：①临床症状无改善或加重。②内生肌酐清除率降低。③血肌酐增加。以上①项必备，②、③具备1项，即可判定。

（二）症候疗效判断标准

临床痊愈：中医临床症状、体征消失或基本消失，症候积分减少≥95%。

显效：中医临床症状、体征明显改善，症候积分减少≥70%。

有效：中医临床症状、体征均有好转，症候积分减少≥30%。

无效：中医临床症状、体征均无明显改善，甚或加重，症候积分减少不足 30%。

注：计算公式（尼莫地平法）：[（治疗前积分 - 治疗后积分）÷ 治疗前积分] × 100%。

（三）结果

1. 各组疾病疗效比较

总有效率 1 组中治疗组 90%，对照组 75%；2 组中治疗组 93.33%，对照组 85%；3 组治疗组 83.34%，对照组 75%（表 5-4-1）。

表 5-4-1　各组疾病疗效比较

组别	疗效	显效	有效	稳定	无效	总有效率
1组	治疗组 30 例	18 (60%)	5 (16.67%)	4 (13.33%)	3 (10.00%)	90.00%
	对照组 20 例	6 (30%)	1 (5%)	8 (40%)	5 (25%)	75.00%
2组	治疗组 30 例	16 (53.33%)	7 (23.33%)	5 (16.67%)	2 (6.67%)	93.33%
	对照组 20 例	5 (25%)	5 (25%)	7 (35%)	3 (15%)	85.00%
3组	治疗组 30 例	9 (30%)	8 (26.67%)	8 (26.67%)	5 (16.66%)	83.34%
	对照组 20 例	5 (25%)	5 (25%)	5 (25%)	5 (25%)	75.00%

2. 各组治疗前后肾功能（BUN、Scr、Ccr）、血常规（Hb、RBC）比较

治疗 8 周后各组 BUN、Scr 均较治疗前降低，Ccr 较治疗前升高，治疗前后均有非常显著差异（$P < 0.01$）；其中 1 组 Scr 及 Ccr，2 组 Scr 改善治疗组优于对照组，其余指标治疗组与对照组无显著差异。治疗 8 周后各组 Hb、RBC 较治疗前均无显著差异（表 5-4-2）。

表 5-4-2　各组肾功及血常规比较

组别		BUN (mmol/L)	Scr (μmol/L)	Ccr (mL/min)	Hb (g/L)	RBC (×10^{12}/L)
1组	治疗前	10.61 ± 2.12	169.57 ± 15.63	40.43 ± 13.09	123.23 ± 19.95	4.23 ± 0.46
	治疗后	9.87 ± 2.51**	139.07 ± 24.28** △	48.99 ± 12.53** △	124.87 ± 16.59	4.34 ± 0.49
	对照前	9.3 ± 1.62	168.43 ± 16.90	39.22 ± 11.65	126.55 ± 1.58	4.35 ± 0.41
	对照后	8.7 ± 1.35	152.40 ± 19.00**	43.67 ± 13.18*	123.45 ± 15.59	4.31 ± 0.41
2组	治疗前	13.38 ± 2.58	259.82 ± 29.19	22.11 ± 5.72	113.53 ± 2.30	4.14 ± 0.69
	治疗后	11.92 ± 2.83**	213.28 ± 41.51** △	27.50 ± 8.33**	111.87 ± 2.09	4.25 ± 0.70
	对照前	13.58 ± 2.67	259.10 ± 24.85	25.65 ± 7.02	109.8 ± 2.19	3.99 ± 0.77
	对照后	12.99 ± 2.93	237.34 ± 37.28**	28.50 ± 8.76**	112.95 ± 1.76	4.11 ± 0.70

组别		BUN (mmol/L)	Scr (μmol/L)	Ccr (mL/min)	Hb (g/L)	RBC ($\times 10^{12}$/L)
3组	治疗前	18.35 ± 3.33	468.6 ± 98.98	13.00 ± 4.51	90.16 ± 1.21	3.47 ± 0.66
	治疗后	15.90 ± 4.47**	416.49 ± 108.25**	15.10 ± 6.47**	93.13 ± 1.51	3.59 ± 0.76
	对照前	19.35 ± 5.13	485.05 ± 94.62	11.64 ± 3.50	91.45 ± 1.58	3.92 ± 0.8
	对照后	16.86 ± 7.16**	446.52 ± 134.66*	13.36 ± 5.12**	90.1 ± 1.0	4.04 ± 0.73

注：组内比较 *$P < 0.05$；组内比较 **$P < 0.01$；组间比较 △$P < 0.05$。

3. 中医症候分析

各组中医症候本虚与标实统计（表5-4-3）。

表5-4-3　中医症候分析

组别		本虚部分		标实部分	
		2项及以下	3项及以上	2项及以下	3项
1组	治疗组30例	28（93.33%）	2（6.67%）	30（100.00%）	0（0）
	对照组20例	18（90.00%）	2（10.00%）	20（100.00%）	0（0）
2组	治疗组30例	22（73.33%）	8（26.67%）	19（63.33%）	11（36.67%）
	对照组20例	14（70.00%）	6（30.00%）	13（65.00%）	7（35.00%）
3组	治疗组30例	11（36.67%）	19（63.33%）	9（30.00%）	21（70.00%）
	对照组20例	8（40.00%）	12（60.00%）	7（35.00%）	13（65.00%）

4. 各组症候疗效判断结果

总有效率1组中治疗组93.33%，对照组95.00%；2组中治疗组90.00%，对照组80.00%；3组中治疗组86.67%，对照组80.00%（表5-4-4）。

表5-4-4　各组症候疗效判断结果

组别		痊愈	显效	有效	稳定	无效	总有效率
1组	治疗组30例	0	20（66.67%）	5（16.67%）	3（10.00%）	2（6.67%）	93.33%
	对照组20例	0	10（50.00%）	6（30.00%）	3（15.00%）	1（5.00%）	95.00%
2组	治疗组30例	0	17（56.67%）	8（26.67%）	2（6.67%）	3（10.00%）	90.00%
	对照组20例	0	7（35.00%）	6（30.00%）	3（15.00%）	4（20.00%）	80.00%
3组	治疗组30例	0	9（30.00%）	9（30.00%）	8（26.67%）	4（13.33%）	86.67%
	对照组20例	0	5（25.00%）	5（25.00）	6（30.00）	4（20.00%）	80.00%

5. 中医症候疗效判断分析

所有患者均有气虚表现，各中医症候疗效总有效率详见表 5-4-5。

表 5-4-5　中医症候疗效判断分析

证型		N	有效	稳定	无效	总有效率（%）
气虚	治疗组 90 例	90	61	21	8	91.11
	对照组 60 例	60	40	13	7	88.33
血虚	治疗组 90 例	68	31	21	16	76.47
	对照组 60 例	48	23	10	15	68.75
阴虚	治疗组 90 例	56	25	18	13	76.78
	对照组 60 例	36	12	13	11	69.44
阳虚	治疗组 90 例	57	30	19	8	85.96
	对照组 60 例	37	16	11	5	86.49
血瘀	治疗组 90 例	69	28	17	24	65.22
	对照组 60 例	47	18	13	16	65.96
痰浊	治疗组 90 例	61	24	20	17	72.13
	对照组 60 例	40	14	12	14	65.00
湿热	治疗组 90 例	51	21	20	10	80.39
	对照组 60 例	36	19	10	7	80.56

6. 中医症候积分比较

各组治疗后中医症候积分均较治疗前显著改善（$P < 0.05$），且治疗后 1 组和 3 组中治疗组与对照组相比有显著差异（$P < 0.05$）（表 5-4-6）。

表 5-4-6　各组治疗前后中医症候积分比较

	1组		2组		3组	
	治疗组	对照组	治疗组	对照组	治疗组	对照组
治疗前	13.15 ± 5.51	13.58 ± 4.96	20.33 ± 6.17	19.96 ± 5.93	25.56 ± 4.58	26.01 ± 4.92
治疗后	$8.56 \pm 4.31^{*\triangle}$	$10.25 \pm 4.12^{**}$	$12.45 \pm 5.19^{*}$	$14.55 \pm 6.13^{*}$	$18.17 \pm 6.42^{*\triangle}$	$21.77 \pm 4.23^{**}$

注：组内比较 $^{*}P < 0.01$；组内比较 $^{**}P < 0.05$；组间比较 $^{\triangle}P < 0.05$。

五、讨论

本研究选取早、中期慢性肾衰竭患者 150 例，按血清肌酐（Scr）水平选择中药口服、保留灌肠、结肠透析等多途径一体化干预治疗，治疗 8 周后各组肾功能相关指标（BUN、Scr、Ccr）均较治疗前好转，治疗组与对照组作用大致相当，部分组别优于对照组，血红蛋白、红细胞等指标与治疗前相比均无显著差异。

根据临床表现，慢性肾衰竭可归属于中医水肿、癃闭、肾风、关格、肾劳、溺毒、肾衰等疾病范畴[1]，病性多虚实夹杂。正虚可为气、血、阴、阳诸虚[2]，病久多相兼出现：气为血帅，能生血、行血、摄血，血为气母，气虚可及血，血虚可及气；阴阳互根互用，阴损及阳，阳损及阴。正气虚衰可致血瘀、痰浊、湿热诸标实证。气虚无力行血、阴虚脉道失濡，均可致血脉瘀阻；气虚则无力行水，阳虚温化不及均可致水湿停滞，久则成痰为饮，湿郁化热，湿热相合，酿生湿热。在此病机转化过程中，实邪既是病理产物，也是致病因素，可进一步加重正虚情况，如血脉瘀阻则新血不生，津不化气则气阴两虚，痰湿困阻则伤阳，湿热凝滞则耗伤气阴。同时，各标实证亦可相互影响，具体言之，血脉瘀阻则气化不利，水湿运行失常，痰浊内生，久则蕴生湿热；痰浊、湿热阻滞气血运行，可致血脉瘀阻。虚实夹杂，疾病缠绵难愈。本研究中对不同 Scr 水平患者中医症候分析显示，随 Scr 升高本虚及标实部分兼夹复杂程度均有升高的趋势，这与本病随病情进展治疗难度逐渐加大相符合。因气、血、阴、阳诸本虚证与浊毒、湿热、瘀血诸标实证间相互交联，形成恶性循环，因此治疗中应将扶正与活血化瘀、清热祛湿泄浊诸法并重，贯穿始终，这也为本病治疗上的统一治法处方提供了理论基础。研究中所有患者均有气虚表现，与已有研究结果之气虚为慢性肾衰竭最早期出现症候相符合[3-5]亦提示益气治疗在本病治疗中的重要地位。研究所用药物中，黄芪味甘，微温，《神农本草经》言其"主痈疽久败疮，排脓止痛，大风痫疾，五痔鼠瘘，补虚，小儿百病"，与本病日久实邪胶固，正气耗损之病机甚合，且生用其气兼上行，兼调肺气。并合用当归、生地黄、制何首乌、枸杞子益阴养血，菟丝子、鹿角霜益肾助阳，脾为后天之本，药食皆由此化，故以白术、茯苓、炙甘草益气健脾。大黄，味苦寒，《神农本草经》言其"主下瘀血，血闭，寒热，破癥瘕积聚，留饮宿食，荡涤肠胃，推陈致新，通利水谷，调中化食，安和五脏"，即所谓邪去正自安，兼活血、泄浊、清热之功，与血瘀、浊毒、湿热病机相合，在本病治疗中应用广泛，无论有无便秘相关症状均可应用，配合生龙骨、生牡蛎、半夏降逆泄浊，黄连、土茯苓、半枝莲、滑石、苍术解毒祛湿，红花、赤芍活血通络。灌肠药物中另以附子温阳，金银花解毒，益母草活血祛湿，丹参清热活血。随着病情迁延加重，Scr 升高，Ccr 降低，中医症候亦有复杂化加重化的趋势，故调整治疗药物用量（肾衰Ⅱ号为肾衰Ⅰ号 1.5 倍剂量，肾衰Ⅳ号为肾衰Ⅲ号 1.5 倍剂量），以更加切合病情发展的需要，正所谓"重剂起沉疴"。尿毒清颗粒中以黄芪、党参、白术、茯苓、车前草健脾益气除湿，制何首乌补肾益精，生大黄通腑泄浊，姜半夏燥湿和中、降逆止呕，川芎、丹参等活血化瘀。结肠透析利用结肠黏膜作为半透膜，通过渗透与扩散作用，达到清除体内代谢性废物的作用，且药液可达高位结肠，较灌肠治疗效果更好。据病情轻重结合应用上述治疗方法，治疗 8 周后症候疗效分析显示，各组中医症候均有改善，其中气虚、阳虚证侯表现改善较好，而阴虚及血虚症候疗效较差，亦与"有形之血不可速生，无形之气所当急固"之意相合。标实证较本虚证总有效率较低，亦与实邪胶痼之病机相合，亦提示活血祛湿（清热）治法应贯穿治疗始终；其中以血瘀证缓解率最低，与既往文献报道相符合[6]。现已有较多研究显示尿毒清颗粒对慢性肾衰竭的疗效显著，其中有研究显示尿毒清颗粒对中医辨证属肝肾阴虚及阴阳两虚者疗效较差[7]。本研究显示，根据中医症候程度不同选用不同剂量中药口服治疗后，据肾功能不同分组各组中医疗效显著，部分组别中医疗效优于尿毒清颗粒。如可进一步研究纳入病例数，可能使其差别更显著。

参考文献

[1] 陈英兰，毕礼明，杜浩昌.中医古文献对慢性肾衰竭病名的认识[J].中国中医急症，2010，19（6）：1011–1012.
[2] 黄赛花，叶任高.延缓慢性肾衰竭进展的经验[J].中国中西结合肾病杂志，2001，1（2）：71–72.
[3] 韩佳瑞，左振魁，孙新宇.慢性肾衰竭中医辨证分型与血肌酐、尿素氮的关系[J].光明中医，2010，25（2）：202–203.
[4] 聂峰，王晓光.慢性肾衰竭中医症候演变规律的研究[J].江苏中医药，2005，26（7）：16–19.
[5] 王怡，胡维华.200例慢性肾功能衰竭患者中医证型特点及相关因素分析[J].山东中医杂志，2008，27（1）：9–12.
[6] 高坤，孙伟，周栋，等.慢性肾脏病中医证型分布及演变规律研究[J].江苏中医药，2008，40（6）：33–35.
[7] 史伟.尿毒清冲剂治疗慢性肾衰竭的临床观察[J].中国中西医结合肾病杂志，2001，2（12）：734–735.

第五节 益气温阳、涩精活血法治疗脾肾阳虚型糖尿病肾病 35 例疗效观察

糖尿病肾病（DN）是与心脏病、脑血管病同为临床常见和多发的糖尿病并发症，是最严重的并发症之一，也是导致慢性肾衰竭的主要原因之一。属中医学"肾消""下消""水肿"等范畴。DN是糖尿病主要的微血管并发症，其发生率随着糖尿病的病程延长而增高，常见于病史超过10年的患者，临床特征为蛋白尿、渐进性肾功能损害、高血压、水肿，晚期出现严重的肾衰竭是糖尿病患者的主要死亡原因之一。西医学认为，糖尿病肾病患者进入临床蛋白尿期后病程即不可逆转。中医药在防治糖尿病肾病的发生和发展、延缓肾功能的进行性恶化方面，取得了较大的进展。笔者所在科室应用中药汤剂益气温阳、涩精活血法治疗脾肾阳虚型糖尿病肾病Ⅳ期，取得明显的疗效，现报道如下：

一、材料与方法

1. 一般资料

纳入 2013 年 1 月至 12 月辽宁中医药大学附属第二医院门诊及住院糖尿病肾病患者共70 例，其中糖尿病病程 5 年以下 13 例，5~10 年 30 例，11~20 年 17 例，20 年以上 10 例；并发冠心病 38 例，高血压 33 例，糖尿病足 7 例，视网膜病变 28 例。将患者随机分成治疗组和对照组各 35 例。对照组：男 18 例，女 17 例；年龄 49~79 岁，平均（69.8±6.8）岁。治疗组：男 16 例，女 19 例；年龄 50~80 岁，平均（68.9±5.4）岁。两组在年龄、性别、体质、基础病、病程方面经比较，差异无统计学意义（$P > 0.05$），具有可比性。

2. 纳入标准

所有病例均符合 WHO 2 型糖尿病诊断标准，参照 Mogensen 诊断分期Ⅳ期标准[1-2]，并排除其他原因引起的肾脏损害，尿蛋白排泄率 > 200μg/min，尿蛋白定量 > 1.0g/24h。所有病例符合肾阳虚证，参照《中医症候规范》"少阴阳虚水泛证"[3] 及《中西医结合糖尿病诊疗标准（草案）》糖尿病中医辨证标准"阳虚证"[4]：腰膝酸冷，夜尿频，畏寒身冷，小便清长或小便不利，大便稀溏，或见水肿，舌淡胖大，脉沉细。

3. 排除标准

血肌酐（Scr）> 106μmol/L，胱抑素 c（Cys-c）> 1.03mg/L，24 小时尿蛋白定量（UPr）< 5g，血白蛋白（ALB）> 25g/L，6 个月内发生心肌梗死、脑梗死，或并发其他疾病（如严重心衰竭等）影响糖尿病肾病治疗。

4. 治疗方法

（1）基础治疗：包括糖尿病教育、控制饮食、合理运动、心理调摄等。降压、控制血糖等对症支持治疗。

（2）对照组治疗方法：对照组在基础治疗的基础上，予口服氯沙坦 80mg 治疗，1 次 / 日。

（3）治疗组治疗方法：治疗组在基础治疗的基础上，给予中药汤剂治疗，以益气温阳、涩精活血为治法。方剂组成：生黄芪、白术、茯苓、鹿角霜、覆盆子、红花等，每剂水煎取 300mL，分 3 次餐后温服，1 剂 / 日。两组均以 1 个月为 1 个疗程，治疗 1 个疗程后统计疗效。

5. 监测指标

观察治疗期间每日血压、血糖水平，治疗前后临床症状、血常规、尿常规、肾功能、肝功能、24 小时尿蛋白定量、糖化血红蛋白。中医症状分级标准依据《中西医结合糖尿病诊疗标准（草案）》[4]采用半定量积分法，分别于治疗前、后记录，观察治疗前后积分变化。

6. 统计学方法

由专人负责录入实验数据，并经 2 人校对核准。采用 SPSS 19.0 软件进行数据统计分析。本研究中，计量资料数据均采用（$\bar{x}±s$）表示，组间比较采用独立样本 t 检验，组内治疗前后比较用配对 t 检验。计数资料采用 χ^2 检验。以 $P < 0.05$ 为差异有统计学意义。

7. 疗效判定标准

参照《糖尿病肾病诊断、辨证分型及疗效评定标准》[5]。

显效：临床症状消失，24 小时尿蛋白定量下降 1/2 以上。

有效：临床症状好转，24 小时尿蛋白定量下降不到 1/2，肾功能正常。

无效：临床症状无改善或恶化，实验室检查指标无变化或升高。

二、结果

1. 两组患者治疗前后的疗效对比（表 5–5–1）。

表 5–5–1　两组患者治疗前后的疗效对比　　　　　　　　　　　　　　　例（%）

组别	例数	显效	有效	无效	总有效
治疗组	35	13 (37.14)	19 (54.29)	3 (8.57)	32 (91.43)$^\triangle$
对照组	35	11 (31.43)	13 (37.14)	11 (31.43)	24 (68.57)

注：$^\triangle$ 与对照组比较，x^2=7.94，P=0.023 < 0.05。

2. 治疗前后两组患者中医症候积分对比（表 5–5–2）。

表 5–5–2　治疗前后两组患者中医症候积分对比

组别	例数	治疗前	治疗后	组内比较 P 值
治疗组	35	23.12 ± 3.26	14.55 ± 1.69*	0.014
对照组	35	22.89 ± 3.47	19.97 ± 2.64$^{*\,\triangle\triangle}$	0.033
组间比较 P 值		0.213	0.016	

注：组内治疗前后比较，$^*P$ < 0.05；组间比较，$^{\triangle\triangle}P$ < 0.05。

3. 治疗前后两组患者实验室检查指标对比（表 5–5–3）。

表 5–5–3　治疗前后两组患者实验室检查指标对比

组别		UPr (g/24h)	ALB (g/L)	HbA1c (%)	BUN (mmol/L)	Scr (μmol/L)
治疗组	治疗前	3.62 ± 0.48	32.42 ± 3.11	6.75 ± 1.21	7.85 ± 1.33	86.77 ± 4.31
	治疗后	2.52 ± 0.41$^{*\,\triangle}$	35.42 ± 3.25$^{*\,\triangle}$	6.43 ± 1.15$^{*\,\triangle}$	7.25 ± 1.24$^{*\,\triangle}$	74.55 ± 4.01$^{*\,\triangle}$
$^*P$		0.042	0.039	0.041	0.036	0.024
对照组	治疗前	3.58 ± 0.47	32.76 ± 3.20	6.80 ± 1.19	7.79 ± 1.29	85.95 ± 4.29
	治疗后	3.08 ± 0.44*	33.92 ± 3.31	6.62 ± 1.14*	7.65 ± 1.25*	83.45 ± 4.22*
$^*P$		0.022	0.058	0.044	0.041	0.032
$^\triangle P$	治疗前	0.077	0.083	0.079	0.082	0.063
	治疗后	0.020	0.024	0.035	0.041	0.042

注：组内治疗前后比较，$^*P$ < 0.05；组间比较，$^\triangle P$ < 0.05。

上述数据结果表明，治疗组临床疗效明显优于对照组。治疗组在改善临床症状、减少尿蛋白等方面均有良好疗效。所有患者均无 Scr 及 BUN 高于正常情况发生。经治疗血 ALB 水平并无明显改善，可能与治疗周期较短有关。

三、讨论

我国糖尿病发病率逐年上升[6-7]，2007—2008 年对中国 14 个省级行政区 46 239 名 20 岁以上居民的调查[8] 显示，糖尿病发病率 9.7%。另有调查[9] 显示，糖尿病病程 10 年以上者，糖尿病肾病发病率 64.2%，对社区的调查显示[10]，糖尿病肾病的患病率 10.17%。

根据其临床表现，糖尿病肾病可归属于中医"肾消""下消""水肿"等疾病范畴，现国家中医药管理局已统一命名为消渴病肾病。本病的主要临床表现为水肿，《景岳全书·肿胀》云[11]："盖水为至阴，故其本在肾；水化于气，故其标在肺；水唯畏土，故其制在脾。今肺虚则气不化精而化水，脾虚则土不制水而反克，肾虚则水无所主而妄行。水不归精则逆而上泛，故传入于脾而肌肉水肿，传入于肺则气息喘急"，而本病临床表现中"气息喘急"表现者较少，故本病病位主要在脾肾二脏。临床研究证实，糖尿病肾病Ⅳ期阳虚证型所占的比例逐渐增多，气虚与阳虚为此期最多的两种证型[12]，另本病发病中血瘀证型的存在已获得公认[13]。因此，综合运用益气、温阳、补肾、活血、涩精诸法，契合糖尿病肾病Ⅳ期的病机。

本方用药中黄芪为补药之长，列本经上品，"主痈疽、久败疮，排脓止痛……五痔，鼠瘘，补虚[14]"，即言其扶正祛邪之功，重用之为君以扶助元气，且气行则血行，佐红花以活血化瘀；臣以白术、茯苓，合生黄芪健脾祛湿，及鹿角霜、覆盆子温肾涩精。诸药相和，以扶助正气为主，配合活血祛邪，疗效明显，值得推广应用。

参考文献

[1] Mogensen CE, CHristensen CK, Ritlinghus E. The stages in Diabetic renal diabets[J]. Diabetolgia, 1983, 26(1): 62.

[2] 中华医学会糖尿病学分会. 中国 2 型糖尿病防治指南（2010 年版）[J]. 中国糖尿病杂志, 2012, 20（1）: S20–21.

[3] 邓铁涛. 邓铁涛医学文集·中医症候规范 [M]. 北京：人民卫生出版社，2001：19–28.

[4] 中国中西医结合学会糖尿病专业委员会. 中西医结合糖尿病诊疗标准（草案）[J]. 中国中西医结合杂志，2005, 25（1）: 94.

[5] 中华中医药学会肾病分会. 糖尿病肾病诊断、辨证分型及疗效评定标准 [J]. 上海中医药杂志，2007, 41（7）: 7–8.

[6] 全国糖尿病防治协作组. 1994 年中国糖尿病患病率及其危险因素 [J]. 中华内科杂志，1997, 36（6）: 384–389.

[7] 向红丁，吴纬，刘灿群，等. 1996 年全国糖尿病流行病学特点基线调查报告 [J]. 中国糖尿病杂志，1998, 6（3）: 131–133

[8] Yang W, Lu J, Weng J, et al. Prevalence of diabetes among men and women in China[J]. N Engl J Med, 2010,

362: 1090–1101.

[9] 朱璐. 北京市东城区居民糖尿病肾病患病率及危险因素调查 [D]. 北京：北京中医药大学，2008：37.

[10] 柯箫韵，翟海龙，黄飞. 黄石社区 2 型糖尿病肾病患病率调查及其相关因素研究 [J]. 中国全科医学，2013，16（4c）：1373–1375

[11] 张介宾. 景岳全书 [M]. 北京：人民卫生出版社，1991：495.

[12] 王颖辉，赵进喜，王世东，等. 糖尿病肾病不同分期症候演变研究 [J]. 中华中医药杂志，2012，27（10）：2687–2690.

[13] 李侠，杨曙光，郝峰. 糖尿病肾病现代中医症候学的文献研究 [J]. 中国中西医结合肾病杂志，2013，14（12）：1102–1103.

[14] 邹澍. 本经疏证 [M]. 北京：学苑出版社，1999：105.

第六节　基于数据挖掘法对杨秀炜教授治疗肾小球肾炎遣方用药特色分析研究

一、研究内容

本研究旨在总结研究杨秀炜教授治疗肾小球肾炎的学术思想及临床经验，进一步对其遣方用药特色及疗效进行分析，本研究病例来源于辽宁中医药大学附属第二医院杨秀炜教授诊治的肾小球肾炎患者 46 例，研究周期为 2018 年 1 月至 2020 年 6 月。

（一）纳入标准

（1）符合慢性肾小球肾炎诊断标准。

（2）中医符合水肿、尿血、腰痛诊断标准。

（3）有完整的初诊记录，包括主诉、症候、四诊、中西医诊断、治法及方药。

（4）就诊次数 ≥ 3 次。

（二）病案资料排除标准

（1）中医四诊信息资料不全者。

（2）就诊次数不足 3 次者。

（3）并发严重感染、心脑血管等严重原发性疾病者。

二、研究方法

（一）病例数据收集

（1）基本信息：主要包括患者姓名、性别、年龄、四诊信息、舌象、脉象。

（2）中西医诊断、症候、治法、方剂名称、方剂组成。

（3）建立数据库。

（二）疗效评定标准

主要症状的疗效评价标准，参照[16]《中药新药临床研究指导原则》制定。

（1）临床痊愈：治疗后症状消失。

（2）显效：治疗后症状轻重分级下降 2 级。

（3）有效：治疗后症状轻重分级下降 1 级。

（4）无效：治疗前后无变化。

（三）研究方法

（1）病例数据收集：包括患者姓名、性别、年龄、四诊信息、舌象、脉象、中西医诊断、症候、治法、方剂名称及方剂组成。

（2）病例采集：病例由继承人跟师出诊时采集，书写跟师笔记及拍照门诊病志保存资料。

（3）数据录入：采用中医传承计算平台 V3.0 进行信息录入，录入完成后，将数据信息上传至计算平台中，由 2 人负责进行数据的审核。

（四）统计和分析数据

（1）应用内容分析法对杨秀炜教授治疗肾小球肾炎的病案进行系统分析，包括频次分析和聚类分析等。

（2）运用中医传承计算平台 V3.0 对用药关联规则、症状和方剂聚类分析等进行数据挖掘分析，得出杨秀炜教授治疗肾小球肾炎的常用药物。

（五）研究方法及步骤

（1）收集、整理肾小球肾炎医案，在数据录入后进行数据清洗，如统一中药名称。

（2）利用中医传承计算平台 V3.0 系统，应用数据挖掘方法，发现其用药规律，统计分析杨秀炜教授治疗肾小球肾炎的辨证及处方用药思路。

（3）在临证医案数据挖掘分析的基础上，总结杨秀炜教授辨治肾小球肾炎的特点，总结和进一步验证杨秀炜教授治疗肾小球肾炎的常用药物。

三、研究结果

研究结果分别进行性别统计、病种统计、症状及体征统计、症候及治法统计、用药及药量统计部分。

（一）性别统计

本研究共计纳入 46 人，每人 3 诊次，共计 138 诊次。其中男性 28 例，女性 18 例（图

5-6-1)。

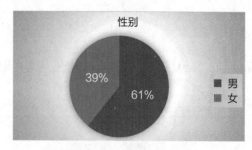

图 5-6-1　性别比例统计

（二）中医病种统计

在收集的 46 例患者病例中，水肿 28 例，尿血 15 例，腰痛 3 例（表 5-6-1）。

表 5-6-1　中医病种统计

病种	频数	比例（%）
水肿	28	60.87
尿血	15	32.62
腰痛	3	6.52
合计	46	100

（三）症状及体征统计

纳入研究的 46 例患者共计 138 诊次中，排在前 10 位的症状和体征，水肿出现频数最多（112 次）；随后依次为乏力（61 次），腰酸（34 次），大便溏（29 次），夜寐欠佳（28 次），大便黏腻（25 次），头晕（21 次），排尿灼热（19 次），尿有泡沫（14 次），脘胀（11 次）（表 5-6-2）。

表 5-6-2　症状及体征统计

病种	频数	频率（%）
水肿	112	81.16
乏力	61	44.20
腰酸	34	24.64
大便溏	29	21.01
夜寐欠佳	28	20.29
大便黏腻	25	18.12

病种	频数	频率（%）
头晕	21	15.22
排尿灼热	19	13.77
尿有泡沫	14	10.14
脘胀	11	7.97

纳入研究的患者 138 诊次中，舌象分布舌暗红＋有瘀斑（93 次），舌胖（36 次），舌尖红（20 次），舌淡红（16 次），齿痕（14 次），舌淡暗（7 次）；舌苔分布为苔白（112 次），苔厚（61 次），苔黄（24 次），苔燥（24 次）（表 5-6-3 和表 5-6-4）。

表 5-6-3　舌象统计

舌象	频数	频率（%）
舌暗红＋有瘀斑	93	67.39
舌胖	36	26.09
舌尖红	20	14.49
舌淡红	16	11.59
齿痕	14	10.14
舌淡暗	7	5.07

表 5-6-4　苔象统计

苔象	频数	频率（%）
苔白	112	81.16
苔厚	61	44.20
苔黄	24	17.39
苔燥	24	17.39

（四）症候及治法统计

症候统计中，46 例患者 138 诊次，症候归类后，杨秀炜教授认为慢性肾小球肾炎中医症候主要为气阴两虚夹湿热（94 次），脾肾阳虚（32 次），肝肾阴虚夹热夹瘀血（6 次），上热下寒证（3 次），瘀水互结（3 次）（表 5-6-5）。

表 5-6-5　症候统计

症候	频数	频率（%）
气阴两虚夹湿热	94	68.12
脾肾阳虚	32	23.19
肝肾阴虚夹热夹瘀血	6	4.35
上热下寒证	3	2.17
瘀水互结	3	2.17

治法统计中，益气养阴（94 次），清热利湿（47 次），活血祛瘀（38 次），温肾健脾（34 次），利尿消肿（23 次），活血利湿（13 次），行气利水（10 次），疏肝补肾（6 次），清上温下（3 次）（表 5-6-6）。

表 5-6-6　治法统计

治法	频数	频率（%）
益气养阴	94	68.12
清热利湿	47	34.06
活血祛瘀	38	27.54
温肾健脾	34	24.64
利尿消肿	23	16.67
活血利湿	13	9.42
行气利水	10	7.25
疏肝补肾	6	4.35
清上温下	3	2.17

（五）组方用药统计

（1）收集的 138 诊次患者医案，共涉及用药 149 味，用药频次共计 3398 次，频次使用率最高的前 20 味药物如下（表 5-6-7）。

表 5-6-7　前 20 位药物频次统计

治法	频数	频率（%）
茯苓	137	99.27
菟丝子	136	98.55
山茱萸	136	98.55
黄芪	131	94.93

治法	频数	频率（%）
熟地黄	126	91.30
山药	120	86.96
牡蛎	119	86.23
牡丹皮	113	81.88
泽兰	110	79.71
鹿角霜	103	74.64
龙骨	99	71.74
穿山龙	96	69.57
防风	93	67.39
金樱子	93	67.39
独活	84	60.87
川芎	79	57.25
车前子	75	54.35
芡实	74	53.62
川牛膝	67	48.55
益母草	67	48.55

（2）关联规则的药物组成分析：临床用药中，很多药物显示了关联性，特别是黄芪、茯苓、菟丝子、山茱萸、山药、牡丹皮、泽兰、穿山龙、鹿角霜、牡蛎、金樱子（表5-6-8，图5-6-2）。

表5-6-8 核心药物统计（置信度 > 0.95）

核心药物规则	置信度
黄芪、茯苓	0.99
穿山龙、熟地黄	0.98
黄芪、牡丹皮	0.96
菟丝子、黄芪	0.96
黄芪、山药、牡丹皮	0.95
菟丝子、泽兰、山药	0.94
山茱萸、黄芪、熟地黄、牡丹皮、山药	0.94
茯苓、牡蛎、鹿角霜	0.92

续表

核心药物规则	置信度
龙骨、熟地黄	0.91
山药、鹿角霜、金樱子	0.91

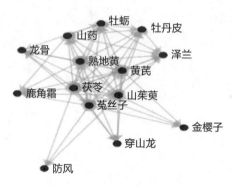

图 5-6-2　核心药物组合关系图

（3）药物功效分类统计：以药物功效分类，138 首方剂中药物共计出现 3398 次，分为 16 类，按照出现频次由高到低前 11 类如下（表 5-6-9）。

表 5-6-9　药物功效分类统计

药物功效分类	频数
补虚类	912
活血化瘀类	401
清热类	360
利水渗湿类	341
收涩类	309
祛风湿类	209
解表类	161
止血类	156
平肝熄风类	128
理气类	45
化湿类	41

（4）聚类核心药物组合：以药物间的关联度分析结果为基础，按照药物出现频数 ≥ 20 次进行聚类，将 138 首方剂按照证型分为 4 个聚类，演化出 4～6 味药核心组合，见表 5-6-10，图 5-6-3。

表 5-6-10 聚类核心药物组合统计

症候	药物组合	频数
气阴两虚兼湿热	黄芪、牡丹皮、茯苓、山茱萸、山药、牡蛎、熟地黄、龙骨	41
肝肾阴虚夹热夹瘀血	牡丹皮、牡蛎、熟地黄、山药、茯苓、泽兰	5
脾肾阳虚	黄芪、白术、茯苓、牡丹皮、独活、牡蛎、熟地黄、菟丝子、芡实	3
瘀水互结	茯苓、白术、泽兰、猪苓、滑石	3

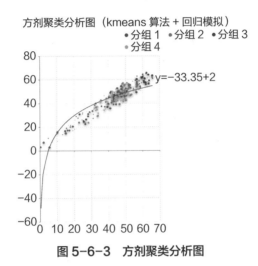

图 5-6-3 方剂聚类分析图

四、讨论

本研究通过数据挖掘方法，纳入 46 例慢性肾小球肾炎患者，旨在研究收录杨教授治疗慢性肾小球肾炎的学术思想及临床经验总结。

在收集的 46 例患者 138 诊次中，患者主要证候表现为气阴两虚夹湿热，脾肾阳虚，肝肾阴虚夹热夹瘀，上热下寒证，瘀水互结，舌象表现以舌暗红、舌胖、舌尖红、舌淡红、齿痕、舌淡暗、有瘀斑，舌苔分布为苔白、苔厚、苔黄、苔燥，脉象以脉细、脉沉、脉弦、脉滑为主。杨秀炜教授认为慢性肾小球肾炎病情反复发作迁延不愈，虚、湿、瘀贯穿始终，因此治疗中注重补虚、利湿、化瘀。

（一）临床用药分析

慢性肾小球肾炎患者症状以水肿、乏力、腰酸、大便溏、夜寐欠佳、大便黏腻、头晕、排尿灼热、尿有泡沫、脘胀为主，不同症候又有不同表现，以乏力、大便溏、脘胀等脾虚为主要表现时，杨秀炜教授常用黄芪、白术、党参、山药，当患者存在热象时，用太子参代替党参，太子参可补气，滋阴，但不助热；当患者存在腰酸、尿多等肾虚不固表现时，杨秀炜教授常用菟丝子、山药、熟地黄、山茱萸等滋阴补肾药物。若患者出现双下肢水肿，杨秀炜教授常加茯苓、益母草、炒薏苡仁等利尿消肿之品；若有湿热之症出现时，杨秀炜教授常加桑白皮、川牛膝、独活等清热除湿之品，因"湿热不去、蛋白不消"。若存在脾肾阳虚症状时，可加入鹿角霜温肾助阳；若有瘀血表现时，加入丹参、川芎、牡丹皮等清热凉血、活血化瘀之品。且杨秀炜教授喜用泽兰，少用泽泻，因泽兰具有活血调经，祛瘀消痈，利水消肿之功效，而泽泻的功效是渗湿利水、泄热，而无活血祛瘀之功效。

根据统计，从临床症状和治法来看，症状上水肿出现频次最高，治法上益气养阴的治法出现频次最高，药物分类中也以补虚类药物应用最高，核心药物中以黄芪、茯苓用药次数最多，说明肾小球肾炎以气阴两虚为主。脾肾两脏气化功能障碍、运化功能失调，导致津液输布失常，体内水液潴留发为水肿[17]。肾为先天之本，肾气虚衰则气化失常，肾气不能化气行水，继而使膀胱气化失常，开合不利，引起水肿。脾为后天之本，若脾失健运，不能输布津液，致使水湿潴留，泛溢肌肤，而水湿停聚日久又损伤脾胃，导致胃纳差、恶心呕吐等症状，患者胃纳不足，日久正气渐虚，无力抗邪，形成本虚标实证。因此杨秀炜教授治疗中重视脾胃的治疗，杨秀炜教授认为补肾药多伤胃，脾胃虚弱者更要从脾论治，因此健脾药物应用最多，体现了杨秀炜教授重视脾胃的学术思想。

从统计的治法中可以看出，清热利湿法出现频次也较高，症候统计中气阴两虚兼湿热为最多见，杨秀炜教授认为慢性肾小球肾炎病程长，病情反复发作，迁延难愈，久病多虚多瘀，水湿之邪日久则气血运行不畅，气郁易化热，湿热壅滞于内，则出现气阴两虚兼湿热[18]。湿热是慢性肾脏病过程中最常见的病理产物，是导致肾脏病出现蛋白尿逐渐加重、反复发作、长期不愈的主要因素。热为阳邪，其性主开泄，湿为阴邪，其性重浊黏腻，不易驱除，湿热内蕴，稽留日久，伤津耗气，使脾肾失于滋养，脾失统摄，清浊不分，谷气下流，精微下注，肾受邪热熏灼而失于封藏，固摄无权，致精关开多合少，使精微物质从小便漏出形成蛋白尿，长期存在，迁延难愈。治疗上除益气养阴外，还应清热利湿，因此清热利湿法和清热类药物杨秀炜教授应用较多，如牡丹皮清热凉血，车前子清热利尿，益母草清热解毒利尿。

从统计中看，活血化瘀类药物应用频次居第2位，活血祛瘀之法位居第4，杨秀炜教授认为肺脾肾三脏虚损，气血运行不畅，气停则血瘀，血行瘀滞则出现瘀血表现，因此治疗中，杨秀炜教授亦采用活血化瘀之法进行治疗。活血化瘀和清热利湿之法贯穿于治疗始终，也体现了杨秀炜教授治疗肾系疾病以通为用的学术思想。

（二）聚类分析核心药物，总结分析杨秀炜教授常用方剂

依据统计结果，以药物间的关联度分析结果为基础，按照药物出现频数≥20次进行聚类，将138首方剂按照证型分为4个聚类，演化出4～6味药核心组合来看，气阴两虚兼湿热证采用参芪地黄汤进行加减治疗。杨秀炜教授将人参改为党参或者太子参，无热象时用党参，有热象时应用太子参；肝肾阴虚夹热夹瘀血证应用六味地黄汤进行加减治疗；脾肾阳虚证以升阳益胃汤加减治疗；瘀水互结证以猪苓汤加减治疗。

第七节　益肾活血颗粒治疗肾性血尿的临床观察

血尿是临床常见的症状之一，是指尿中红细胞排泄异常增多，其发病原因各不相同。其中肾性血尿是指排除尿路感染、结石、结核、肿瘤等肾外出血因素，血液单从肾脏中随小便排出体外的疾病。肾性血尿的特点是显微镜下可见其红细胞有明显的变形、破损，75%以上为畸形红细胞，且大小不等。目前现代医学仍缺乏有效的治疗方法和控制措施。无论是镜下血尿还是肉眼血尿皆属中医尿血范畴，中医治疗尿血在临床上积累了丰富的经验，并取得了较好的临床疗效，在改善临床症状、消除肉眼血尿、镜下血尿方面有着不可替代优势。笔者所在科室10年前开始应用自拟益肾活血方治疗肾性血尿，通过临床观察验证了其疗效，近几年我们将其制成颗粒剂，观察临床疗效，取得满意效果，现报道如下：

一、研究对象

入选病例为笔者所在科室2009年1—12月门诊及住院患者，共40例随机分成两组。其中治疗组20例，男8例，女12例。年龄最小20岁，最大65岁，平均（49.49±11.28）岁。病程最短6个月，最长5年，平均（2.63±1.56）年。对照组20例，男9例，女11例。年龄最小19岁，最大64岁，平均（48.42±10.34）岁。病程最短5个月，最长6年，平均（2.73±1.35）年。两组在年龄、病程上无显著差异，具有可比性。40例患者全部符合肾性血尿诊断标准：①持续镜下血尿和（或）反复肉眼血尿（尿红细胞：离心尿检≥3个/HP）；②肾小球性血尿：位相镜检尿畸形红细胞＞75%；③排除继发性肾小球性肾炎（狼疮性肾炎、紫癜性肾炎、感染性心内膜炎组等）、遗传性肾脏病（薄基底膜肾病、遗传性肾炎等）等。

二、研究方法

（一）治疗方法

40例患者均进行基础对症治疗（如低盐、低脂饮食，控制血压和感染，抗凝等），治疗组给予口服益肾活血颗粒（规格：每袋8g，药物由辽宁中医药大学附属第二医院制剂室提供），每次1袋，3次/日，温开水冲服。共服用1个月。对照组给予口服血尿安胶囊（规格：每粒装0.35g，云南理想药业有限公司生产），每次4粒，3次/日。

（二）观察指标

（1）中医症候主要指标：腰膝酸软，倦怠乏力，小便色红，水肿，面色黧黑或晦暗，肌肤甲错。按无、轻、中、重分别赋分0分、1分、2分、4分。观察患者治疗前后中医症候积分。

(2) 理化指标：尿红细胞计数。观察患者治疗前后尿红细胞计数。

（三）疗效判断（参考《中药新药临床指导原则》制定 [1]）

1. 中医症候疗效判定标准

(1) 临床痊愈：中医临床症状、体征消失或基本消失，症候积分减少≥95%。

(2) 显效：中医临床症状、体征明显改善，症候积分减少≥70%。

(3) 有效：中医临床症状、体征均有好转，症候积分减少≥30%。

(4) 无效：中医临床症状、体征均无明显改善，甚或加重，症候积分减少＜30%。

2. 尿红细胞评价

(1) 临床控制：尿常规检查红细胞数正常。

(2) 显效：红细胞减少≥3个/HP。

(3) 有效：红细胞减少＜3个/HP。

(4) 无效：红细胞无变化或增多。

三、研究结果

(1) 中医症候疗效，见表5-7-1。

表5-7-1　中医证侯疗效　(例数)

疗效	临床痊愈	显效	有效	无效	总有效率
治疗组	2	8	6	4	80%
对照组	1	4	8	7	65%

(2) 尿红细胞评价，见表5-7-2。

表5-7-2　尿红细胞评价　(例数)

疗效	临床控制	显效	有效	无效	总有效率
治疗组	3	9	5	3	85%
对照组	1	6	7	6	70%

四、结论

无论是缓解中医症候方面还是实验室检查减少尿红细胞方面，益肾活血颗粒疗效均优于血尿安胶囊。

五、讨论

中医学认为，肾为先天之本，主藏精。肾气不固，封藏失职，故属于精微物质的红细胞失于固摄随尿排出，故肾虚为病之本。"入络即瘀血"，"即已尿血，则必有瘀滞"，"离经之血为瘀血"，久病造成了机体的正虚邪恋，而瘀血正是邪实的重要组成部分，所以治宜"虚则补之"为主，"实则泻之"为辅。益肾活血颗粒由黄芪、生地黄、白术、菟丝子、女贞子、旱莲草、白茅根、滑石、阿胶、红花、丹参、茜草、白花蛇舌草组成。方中黄芪、白术益气健脾；菟丝子补肾益精；女贞子、旱莲草养阴补肾；阿胶养血，生地黄、茜草、白茅根凉血止血；滑石、白花蛇舌草清热利湿；红花、丹参活血化瘀。全方共奏益肾活血，清热利湿之效。现代药理研究表明，黄芪的主要成分是黄芪多糖，具有增强机体免疫功能、抗氧化、抗衰老、神经修复、等广泛功效[2]。生地黄成分以环烯醚萜苷类为主，其次为酚类、糖类、氨基酸、人体必需的常量元素 K、Mg、Ca、Na、Fe 等。具有调节机体免疫系统，参与维护机体稳定的作用[3]。阿胶、白术、菟丝子能抗衰老、抗氧化、参与体内多种免疫调节反应、增强免疫力[4-6]。丹参可通过改善血液流变学，降低血脂，降低血液黏稠度，通过清除患者体内过多的氧自由基，减轻蛋白的丢失，防止肾小球硬化[7]。红花主要含黄酮类物质，含有多种水溶性混合物的红花黄色素是其有效成分，具有抗血小板聚集、抗血栓、降血脂、降低血液黏度、扩张微细动脉、改善微循环以及清除氧自由基、抗氧化的作用[7]。白茅根、滑石、白花蛇舌草。现代药理证实均有抗感染作用，有利于清除体内抗原，减少免疫复合物的形成[8]。故本方无论从中医理论还是现代药理均适用于肾性血尿的临床治疗，实践证明亦取得了较好的效果，适合临床推广应用。

参考文献

[1] 郑筱萸.中药新药临床研究指导原则（试行）[M].北京：中国医药科技出版社，2002.
[2] 柏冬志，东方，唐文婷，等.黄芪多糖药理作用的研究进展[J].黑龙江医药，2014，27（1）：103-106.
[3] 冯建明，赵仁.三种地黄炮制品现代研究进展[J].云南中医学院学报，2000，23（4）：40.
[4] 陈慧慧，冯明建，朱海芳.阿胶药理研究进展[J].中国药物评价，2014，31（1）：23-26.
[5] 阳柳平.研究白术的化学成分及药理作用概况[J].中国医药指南，2012，12（21）：607-609.
[6] 李建平，王静，张跃文，等.菟丝子的研究进展[J].中国医药导报，2009，6（23）：5-6.
[7] 赵思宇，王琳.单味活血化瘀类中药改善特发性膜性肾病高凝状态研究进展[J].辽宁中医药大学学报，2014，16（5）：79-81.
[8] 焦坤，陈佩东，和颖颖，等.白茅根研究概况[J].江苏中医药，2008，40（1）：91-93.

第六章　实验研究

第一节　益肾排毒方对腺嘌呤致慢性肾衰竭大鼠肾间质纤维化的影响

慢性肾衰竭（Chronic renal failure，CRF）是各种慢性肾脏病进行性进展，引起肾单位和肾功能不可逆的丧失，导致以代谢产物和毒物潴留、水电解质和酸碱平衡紊乱以及内分泌失调为特征的临床综合征[1]。一般认为其肾脏病变呈潜在进行性发展，多为不可逆，而且在病程的某一阶段可呈进行性发展和加重。其病情复杂多变，治疗棘手，严重危害人类的健康和生命。慢性肾脏病发病率逐年上升，我国成人慢性肾脏病患病率在9.4% ~ 13.6%，据此推算，中国慢性肾脏病患者超过 1 亿，按 1% 发展为终末期肾病，则中国透析患者将达到 100 万人[2]。近 20 年来，由于现代肾脏病学的发展，尤其是 CRF 终末期替代疗法（透析、肾移植）的发展，已使患者存活率和生活质量得到显著的提高，但是在 CRF 的防治过程中仍存在许多问题，如 CRF 早、中期防治不力，不能有效控制早、中期 CRF 进入终末期肾衰竭（尿毒症），缺乏有效的控制早、中期 CRF 进入终末期肾衰竭的药物，终末期肾衰竭透析及肾移植价格昂贵，供肾不足等又限制了其应用。非透析对症治疗并不能祛除 CRF 发病根本原因，且常因西药副作用大、疗效不满意、价格偏高而患者不能坚持长期用药而中止。因此如何缓解 CRF 早、中期患者病情，阻止慢性肾衰竭的病理进展是目前治疗 CRF 的难题之一。

肾间质纤维化是慢性肾衰竭发病过程中伴随肾功能逐步恶化的重要内在微观结构改变[3]。肾间质纤维化（renal interstitial fibrosis，RIF）是指由多种原因引起的细胞外基质（extracelluLar matrix，ECM）成分在肾间质内过度沉积和肾间质成纤维细胞的增生。肾间质纤维化几乎是各种肾脏疾病进展到终末期肾衰竭的共同途径和主要病理基础[4]。肾纤维化形成与多种细胞因子［如 TGF-β、成纤维细胞生长因子（FGF）等］有关[5]。本实验拟通过观察腺嘌呤致慢性肾衰竭大鼠 TGF-β1、Col Ⅳ、SOD 的影响，并进一步阐释中药复方对抗肾纤维化的机制。

一、材料

1. 动物

清洁级 Wister 雄性大鼠共 103 只；平均体重（250±20）g，由辽宁长生生物技术有限公司提供。饮用水为自来水，饲料为标准大鼠饲料，由北京科澳协力饲料有限公司提供。实验地点在辽宁中医药大学附属第二医院动物实验中心。

2. 药品

益肾排毒方：黄芪、当归、菟丝子、生地黄、白术、茯苓、枸杞子、何首乌、炙甘草、生龙骨、生牡蛎、鹿角霜、大黄、黄连、土茯苓、红花等中药组成，中药饮片购自辽宁中医药大学附属第二医院门诊草药局，中药水煎剂由辽宁中医药大学附属第二医院制剂室制备，每毫升含生药 0.375g。

尿毒清颗粒（规格：5g×15 袋）：大黄、黄芪、桑白皮、苦参、白术、茯苓、制首乌、白芍、丹参、车前草等组成，康臣药业（内蒙古）有限责任公司生产（生产批号：20131246），临用配成水溶液，每毫升含生药 0.18g。

3. 试剂

腺嘌呤购自沈阳皇姑区泰吉生物试剂经销部，由美国 Amresco 公司生产。转化生长因子（TGF-β1）、肾皮质Ⅳ型胶原（Col Ⅳ）、超氧化物歧化酶（SOD），购于沈阳海灵兴业商贸有限公司。

4. 主要仪器

低速离心机（TDL-60B）；恒温水浴箱（HH.W21.CR600）、超低温冰箱（MDF-382E，日本 SANYOO）、酶标仪（Imark，BIO-RAD）、洗板机（1575，BIO-RAD）、超纯水机（Milli-Q，美国 MILLIPORE）。

二、方法

1. 实验分组

103 只大鼠随机分为：正常组 13 只；模型组、对照组（尿毒清颗粒）、治疗组（低、中、高剂量），每组 18 只。

2. 造模

根据郑平东用腺嘌呤制作 CRF 实验动物模型的方法[6]，将 1.5% 腺嘌呤混悬液按每只大鼠 300mg/（kg·d）体重给予灌胃[7]，每日一次，正常组以等量自来水灌胃，实验期间动物自由饮水、进食，造模时间为 21 日。造模期间死亡 8 只大鼠。第 22 日，随机选取 4 只大鼠，从大鼠眶静脉取血，检测 Scr、BUN 证实腺嘌呤诱导肾纤维化大鼠模型制作成功，之后处死大鼠，取肾组织观察其病理显示为炎性细胞浸润、肾间质纤维化、肾小管结晶物沉着，确定造模成功。

3. 给药

各组大鼠每周称重 1 次，每日灌胃给药 1 次，连续给药 8 周。正常组、模型组等容积生理盐水灌胃，其余各组根据大鼠与成人体重等效药物剂量计算[8]，对照组按相当于成人用药剂量最大量（0.18g/mL）灌胃尿毒清颗粒混悬液，治疗 3 个剂量组分别按相当于人用药剂量的 0.5（0.1875g/mL）、1（0.375g/mL）、2（0.75g/mL）倍量灌胃中药煎剂益肾排毒方。给药期间各组合计死亡 13 只。

4. 标本采集及取材

给药 8 周后禁食水 12 小时，用电子秤称取各组大鼠的体重，2% 乌拉坦麻醉后腹主动脉采血送检，用 ELISA 法检测 TGF-β1、SOD、Col Ⅳ；摘取大鼠双肾，并用生理盐水反复冲洗干净，观察肾脏形态。取一侧肾脏立即投入 4% 多聚甲醛溶液中固定，以备光镜观察检测。

5. 数据分析

统计方法实验结果采用 SPSS 13.0 统计软件，数据均以 $\bar{x} \pm s$ 表示，采用单因素方差分析对组间数据进行比较，各组两两比较采用 LSD 法，以 $P < 0.05$ 为具有统计学差异，$P < 0.01$ 为显著差异。

三、结果

1. 一般情况

正常组背毛整洁柔顺有光泽，灵敏好动，饮食量大，体重增加快，二便正常，无死亡。其余各组精神萎靡，饮食减少，体毛干枯无光泽，活动减少，体重增加慢，小便量多，大便稀溏。给予干预措施后，对照组和治疗组状态有所改善，饮食增加，体毛渐润光亮，但不如正常组状态。

2. 免疫指标 TGF-β1、Col Ⅳ、SOD

各组大鼠血清 TGF-β1、Col Ⅳ 影响见表 6-1-1，与正常组比较，模型组上述指标均升高，差异均有统计学意义（$P < 0.01$，$P < 0.05$）；与模型组比较，益肾排毒方组和尿毒清颗粒组上述指标均降低，差异均有统计学意义（$P < 0.05$，$P < 0.01$）；与尿毒清颗粒组比较，益肾排毒方组上述指标差异无统计学意义。

各组大鼠血清 SOD 的影响见表 6-1-1，与正常组比较，模型组 SOD 指标明显降低，差异均有统计学意义（$P < 0.01$）；与模型组比较，益肾排毒方组和尿毒清颗粒组 SOD 指标均升高，差异均有统计学意义（$P < 0.05$，$P < 0.01$）；与尿毒清颗粒组比较，益肾排毒方组 SOD 指标差异无统计学意义。

具体数据详见表 6-1-1。

表 6-1-1　各组大鼠肾功能（TGF-β1、Col Ⅳ、SOD）比较　　　　　　($\bar{X} \pm s$)

组别	n	TGF-β1 (pg/mL)	Col Ⅳ (ng/mL)	SOD (ng/mL)
正常组	13	198.75 ± 64.65	58.22 ± 20.80	11.22 ± 3.91

组别	n	TGF-β1 (pg/mL)	Col Ⅳ (ng/mL)	SOD (ng/mL)
模型组	11	512.98 ± 275.80 △	93.74 ± 40.93 ○	5.35 ± 1.55 △
对照组（尿毒清）	14	238.36 ± 113.50 ●	47.16 ± 23.34 ●	9.73 ± 2.42 ●
治疗组（低剂量）	12	308.57 ± 127.93 ☆	53.88 ± 25.88 ●	7.89 ± 2.54 ☆
治疗组（中剂量）	13	366.11 ± 216.76 ☆	48.45 ± 26.22 ●	8.05 ± 2.66 ☆
治疗组（高剂量）	15	243.46 ± 120.76 ●	38.44 ± 21.56 ●	9.84 ± 3.51 ●

注：与正常组比较，$^{\triangle}P < 0.01$，$^{\circ}P < 0.05$；与模型组比较，$^{\star}P < 0.05$，$^{\bullet}P < 0.01$；

3. 肾脏形态学改变

（1）肉眼观察：正常组大鼠肾脏大小如花生，颜色暗红，表面光滑，质地坚韧。其余各组大鼠肾脏明显增大，颜色苍白，表面粗糙不平。

（2）光镜观察：正常组肾脏组织皮髓质分界清楚，肾小球数目正常，未见纤维化及新月体等病变，肾小管上皮完好，未见变性、坏死及管型，肾间质未见炎症细胞浸润及纤维化；余各组大鼠肾体积增大，肾单位萎缩、消失，病变肾小球内含有许多淡红色针状结构，肾皮质区大部分肾小球基底膜增厚，系膜细胞增殖。主要病变区域在肾小管，包括近曲小管与肾间质炎症、扩大的肾小管呈囊状、可见较多的结晶体及腺嘌呤异物肉芽肿并有较多纤维化病灶形成，以上病理改变与人类肾单位慢性损害性疾病的形态学相类似。

四、讨论

肾间质纤维化的发生机制错综复杂，涉及细胞、细胞外基质和生长因子之间的相互作用。肾纤维化是所有慢性肾脏病发展至终末期肾脏病的共同通路[9]。病理变化为正常肾单位的丧失，成纤维细胞及肌成纤维细胞的增生大量增生，细胞外基质产生和堆积而导致肾小球硬化、肾小管 - 间质纤维化，最终肾脏功能丧失。肾脏纤维化的发生机制非常复杂，很多细胞介质和生长因子都直接或间接地参与了这一过程的发生，很多研究证实了TGF-β1是最重要的致纤维化因子[10]。自由基、脂质过氧化物在慢性肾衰竭的发生和病程进展中起着关键性的作用。CRF时机体抗氧化能力降低，氧自由基清除系统失代偿或衰竭，自由基得不到清除，对肾组织损伤日趋加重，最后导致尿毒症[11-12]。

中医理论并无慢性肾衰竭、肾纤维化等慢性肾脏病的记载，但根据其临床主要特点可从中医学的"水肿""腰痛""尿浊""虚劳""关格""癃闭""溺毒""肾风"[13]等进行论治。多由于肾病迁延不愈，脾肾虚衰、水滞湿遏、邪毒蓄积而致，虚、湿、瘀、毒共同构成慢性肾衰竭四大病理机制[14]。我们根据此病理机制精心组成具有益气补血、调补阴阳、解毒泄浊之益肾排毒方。益肾排毒汤以黄芪、当归、何首乌补气生血，白术、茯苓健脾除湿，菟丝子、生地黄、枸杞子、生龙骨、生牡蛎滋阴补肾，鹿角霜补肾助阳，炙甘草调和诸药，共奏健脾补肾、调补阴阳之效；大黄泄浊祛瘀排毒，黄连、土茯苓、半枝莲、滑石清热除湿，苍术燥湿、半夏除湿，红花、赤芍活血祛瘀。黄芪含有黄芪多糖、多种黄酮类物质等多种成分。具有增强机体免疫功能、抗氧化作用。大黄主要成分为大黄素、大黄酸等，大黄素能够浓度依赖性地抑制系膜细胞分泌的和细胞膜相关的纤维连接蛋白水平（FN），并能拮抗 TGF-β1 对系膜细胞 FN 产生的刺激作用，这一药理作用可能与大黄治疗多种慢性肾脏疾病的机制有关[15]。红花含有红花黄色素，红花黄色素对大鼠肾间质纤维化病变具有明确的保护作用，而此作用可能是因为促纤维化因子 TGF-β1 的表达受抑，Ⅰ型胶原在肾间质的沉积减少，进而减少 ECM 过度积聚，延缓了肾间质纤维化的进展[16]。

本实验观察益肾排毒方对腺嘌呤致慢性肾衰竭大鼠肾纤维化的影响，腺嘌呤结晶沉积于肾小管。肾小管阻塞，造成上皮细胞坏死、脱落，从而肾小管、肾小球萎缩、变性，最终导致肾脏纤维化。通过给模型大鼠灌胃不同剂量的益肾排毒方，结果表明益肾排毒方能有效地降低慢性肾衰竭大鼠 TGF-β1、Col Ⅳ 水平，益肾排毒方组疗效和尿毒清颗粒组疗效相当，与模型组比较均有差异；益肾排毒方还可以提高 SOD 的水平，益肾排毒方组疗效和尿毒清颗粒组疗效相当，与模型组比较均有差异，腺嘌呤可引起的实验性慢性肾衰竭大鼠 SOD 活性显著降低，对症干预后 SOD 水平显著高于模型组，说明益肾排毒方对肾脏细胞可能具有保护作用。综上所述，益肾排毒方有抗腺嘌呤致慢性肾衰竭大鼠肾纤维化的作用，然而对益肾排毒方 TGF-β1 下游其他基因产物是否有干预作用等有待于进一步研究。

参考文献

[1] 王吉耀.内科学 [M].北京：人民卫生出版社，2005：624.
[2] 陈香美.中国终末期肾脏疾病的现状和对策 [J].中国实用内科杂志，2010，30（7）：585-586.
[3] 梁亮，王圣志，何学红.参芪泄浊饮对腺嘌呤致慢性肾衰大鼠模型肾组织细胞外基质表达影响 [J].辽宁中医药大学学报，2015，17（1）：27-29.
[4] 张万超，剂平.肾间质纤维化的发生机制及中药抗肾间质纤维化研究进展 [J].中国中西医结合肾病杂志，2008，9（9）：836-839.
[5] 朱其敏，吴竞.中医药对肾纤维化的研究进展 [J].光明中医，2013，28（1）：205-207.
[6] 郑平东，朱燕俐，丁名城，等.用腺嘌呤制作慢性肾功能不全动物模型 [J].中华肾脏病杂志，1989，5（6）：342-343.
[7] 耿静.腺嘌呤所致大鼠慢性肾功能衰竭的实验研究 [J].河南中医学院学报，2008，23（6）：24-25.
[8] 徐叔云.药理实验方法学 [M].3 版.北京：人民卫生出版社，2002：1898-1982.
[9] 王水华，陈帮明，刘永芳，等.排毒保肾丸对 5/6 肾切除大鼠肾纤维化的影响 [J].中国中西医结合杂志，2015，35（1）：81-87.
[10] 俞娅芬，董吉祥.TGF-β1 在慢性肾脏疾病中的作用 [J].国外医学.泌尿系统分册，2005，25（1）：132-134.
[11] 祁狄克，陆履佩，张建儒，等.自由基、抗氧化系统在慢性肾功能不全发病机理中的探讨 [J].中华肾脏病杂志，1991，7（6）：345-346.
[12] 姚少吾，吴志英，张庆怡，等.氧自由基与慢性肾功能不全 [J].实用中西医结合杂志，1994，7（12）：702-703.

[13] 浦香荣，武士锋，杨洪涛 . 慢性肾功能衰竭中医病名探讨 [J]. 环球中医药，2013，6（9）：682-683.

[14] 栗睿，郭玲，杨秀炜 . 益肾排毒汤联合西药治疗慢性肾功能衰竭 40 例临床观察 [J]. 实用中医内科杂志，2014，28（4）：377-378.

[15] 姚健，黎磊石，周虹 . 大黄素对培养人系膜细胞纤维连接蛋白产生的抑制作用 [J]. 肾脏病与透析肾移植杂志，1994，3（5）：349-352.

[16] 许庆友，潘莉，王月华，等 . 红花对肾间质纤维化实验大鼠肾小管上皮细胞表型转化的抑制作用 [J]. 中国老年学杂志，2009，29（11）：1344-1346.

第二节　益肾排毒方对腺嘌呤所致慢性肾衰竭大鼠肾功能的影响

益肾排毒方是笔者所在科室临床常用的经验方，应用广泛，疗效显著，近年来已通过临床试验验证[1]。我们通过本实验观察益肾排毒方对腺嘌呤所致慢性肾衰竭大鼠肾功能的影响，为进一步探讨该药物的作用机制提供实验依据。

一、材料与方法

（一）材料

1. 实验动物

清洁级 Wister 雄性大鼠共 103 只；平均体重（250±20）g，由辽宁长生生物技术有限公司提供。饮用水为自来水，饲料为标准大鼠饲料，由北京科澳协力饲料有限公司提供。

2. 实验药品

益肾排毒方：黄芪、当归、菟丝子、生地黄、白术、茯苓、枸杞子、何首乌、炙甘草、生龙骨、生牡蛎、鹿角霜、大黄、黄连、土茯苓、红花等中药组成，将上述中药加水 500mL 按中药常规煎法制成，由辽宁中医药大学附属第二医院制剂室制备，每毫升含生药 0.375g。

尿毒清颗粒（规格：5g×15 袋），康臣药业（内蒙古）有限责任公司生产，批号：20131246，临用配成水溶液，每毫升含生药 0.18g。

3. 实验试剂

腺嘌呤购自沈阳皇姑区泰吉生物试剂经销部，美国 Amresco 0183 进口分装，临用配成 1.5% 水溶液。大鼠 α-平滑肌肌动蛋白（α-SMA）酶联免疫检测试剂盒购于沈阳海灵兴业商贸有限公司。

（二）方法

1. 实验分组

103 只大鼠随机分为正常组：13 只；模型组、对照组（尿毒清颗粒）、治疗组（低剂量、中剂量、高剂量），每组 18 只。

2. 造模制备

各组大鼠每周称重 1 次，除正常组外，其余组每日上午均给予 1.5% 腺嘌呤混悬液按 300mg/（kg·d）剂量（即按大鼠重量 2mL/100g）灌胃给药[2]，造模 3 周。造模期间死亡 8 只。造模后随机选取 4 只大鼠，眼眶取血 2mL，送检化验肾功能 BUN、Scr 指标；而后处死取肾组织观察其病理显示为炎性细胞浸润、肾间质纤维化、肾小管结晶物沉着，确定造模成功。

3. 给药方法

各组大鼠每周称重 1 次，按大鼠重量 2mL/100g 每日灌胃 1 次，连续 8 周。正常组、模型组给予自来水灌胃，其余组根据大鼠与成人体重等效药物剂量计算[3]，对照组按相当于成人用药剂量最大量（0.18g/mL）灌胃尿毒清颗粒混悬液，治疗 3 个剂量组分别按相当于人用药剂量的 0.5（0.1875g/mL）、1（0.375g/mL）、2（0.75g/mL）倍量灌胃中药煎剂益肾排毒方。给药期间各组合计死亡 13 只。

4. 标本采集及取材

给药 8 周后禁食水 12 小时，次日称体重，2% 乌拉坦麻醉后腹主动脉采血送检生化、免疫；每组大鼠取 1 只，取右肾，观察外观大小、颜色、质地等，然后将肾组织肾皮质取约 2mm² 若干小块，2.5% 戊二醛固定、1% 锇酸固定后，乙醇梯度脱水，环氧树脂 618 包埋，定位后超薄切片，醋酸铀－柠檬酸铅双染色，日立 H-7650 透射电子显微镜下观察肾组织超微结构[4]。

5. 统计方法

实验结果采用 SPSS19.0 统计软件分析。所列数据均用 $\bar{x} \pm s$ 表示，组间比较采用单因素方差分析（one-way ANOVA），组间两两比较采用 LSD 法，$P < 0.05$ 表示差异有统计学意义。

二、结果

1. 一般情况

造模期间正常组 13 只大鼠均反应灵敏，饮食如常，体毛光泽顺滑，体重增加快，二便正常，无死亡。其余各组精神萎靡，饮食减少，体毛干枯无光泽，活动减少，体重增加慢，小便量多，大便稀溏。给予干预措施后对照组和治疗组精神较前有所改善，饮食活动较前有所增加，体毛渐润光亮，但不如正常组状态。各组大鼠治疗后体重比较见表 6-2-1。

表 6-2-1　各组大鼠治疗后体重比较　　　　　　　　　　$(\bar{X} \pm s)$

组别	n	治疗后体重（g/ 只）
正常组	13	355.00 ± 37.20
模型组	11	166.80 ± 16.54##
对照组（尿毒清颗粒）	14	277.80 ± 30.48## △△
治疗组（低剂量）	12	279.80 ± 29.81## △△
治疗组（中剂量）	13	284.20 ± 34.96## △△
治疗组（高剂量）	15	294.40 ± 25.42## △△ # △

注：与正常组比较，##$P < 0.01$；与模型组比较，△△$P < 0.01$；与对照组比较，#$P < 0.05$；与低剂量组比较，△$P < 0.05$。

2. 生化指标

与正常组相比，其余各组 BUN、Scr 水平均显著升高（$P < 0.01$）；与模型组相比，其余各组 BUN、Scr 水平均显著下降（$P < 0.01$）；与对照组（尿毒清颗粒）相比，治疗组（低剂量、中剂量）BUN、Scr 水平无明显差异，治疗组（高剂量）BUN、Scr 水平下降（$P < 0.05$）；治疗组（低剂量、中剂量、高剂量）组间比较，低剂量、中剂量组 BUN、Scr 水平无明显差异，高剂量组 BUN、Scr 水平较低、中剂量组 BUN、Scr 水平下降（$P < 0.05$）。具体数值见表 6-2-2。

表 6-2-2　各组大鼠肾功能（BUN、Scr）比较　　　　　　　$(\bar{X} \pm s)$

组别	n	BUN (mmol/L)	Scr (μmol/L)
正常组	13	5.74 ± 1.24	37.87 ± 5.04
模型组	11	28.25 ± 4.25##	93.23 ± 16.39##
对照组（尿毒清）	14	14.11 ± 2.71## △△	64.80 ± 9.05## △△
治疗组（低剂量）	12	15.05 ± 3.26## △△	68.86 ± 16.34## △△
治疗组（中剂量）	13	15.89 ± 2.96## △△	64.30 ± 15.06## △△
治疗组（高剂量）	15	10.90 ± 3.34## △△ # △▲	54.40 ± 9.12## △△ # △▲

注：与正常组比较，##$P < 0.01$；与模型组比较，△△$P < 0.01$；与对照组比较，#$P < 0.05$；与低剂量组比较，△$P < 0.05$；与中剂量组比较，▲$P < 0.05$。

3. 免疫指标

与正常组相比，其余各组 α-SMA 均升高，其中模型组、对照组、治疗组（低剂量）水平显著升高（$P < 0.01$）；治疗组（中剂量）水平升高（$P < 0.05$）。与模型组相比，其余各组 α-SMA 水平均有下降趋势，其中对照组水平下降（$P < 0.05$）；治疗组（中剂量、高剂量）水平显著下降（$P < 0.01$）。与对照组（尿毒清颗粒）相比，各治疗组（低剂量、中剂量、高剂量）水平无明显差异；与治疗组（低剂量）相比，治疗组（中剂量）水平

下降（$P < 0.05$），治疗组（高剂量）水平显著下降（$P < 0.01$）。具体数值见表 6-2-3。

表 6-2-3　各组大鼠治疗后 α-SMA 比较　　　　　　　$(\overline{X} \pm s)$

组别	n	α-SMA (pg/mL)
正常组	13	11.58 ± 5.29
模型组	11	26.08 ± 10.10[##]
对照组（尿毒清颗粒）	14	18.61 ± 8.35[## △]
治疗组（低剂量）	12	24.03 ± 9.20[##]
治疗组（中剂量）	13	17.85 ± 7.48[# △△ ▲]
治疗组（高剂量）	15	14.17 ± 3.79[△△ ▲▲]

注：与正常组比较，[##]$P < 0.01$，[#]$P < 0.05$；与模型组比较，[△△]$P < 0.01$，[△]$P < 0.05$；与低剂量组比较，[▲▲]$P < 0.01$，[▲]$P < 0.05$。

4. 肾脏形态学改变

（1）肉眼观察：正常组大鼠肾脏大小如花生，颜色暗红，表面光滑，质地坚韧。其余组大鼠肾脏明显增大，颜色苍白，表面粗糙不平。

（2）电镜观察：正常组肾小球数目正常，无纤维化；肾小管排列紧密，无肿胀变形。模型组肾小球数量减少，基底膜部分增厚，管腔狭窄，肾小管上皮细胞内褶线粒体肿胀消失。对照组（尿毒清颗粒）、治疗组（低剂量、中剂量）肾小球基底膜部分增厚，肾小管上皮细胞线粒体肿胀。治疗组（高剂量）肾小球基底膜完整，肾小管上皮细胞线粒体完整。

三、讨论

慢性肾衰竭是指在各种慢性肾脏病基础上缓慢出现肾功能进行性减退直至衰竭的一种临床综合征。临床上以肾小球滤过率下降、代谢产物潴留、水电解质和酸碱平衡失调为主要表现。属中医学的"溺毒""癃闭""关格""肾劳""虚劳"等疾病的范畴[5]，病机总属本虚标实，主要为气血阴阳俱虚，湿浊血瘀内蕴，我们根据此病机研制出益气补血、调补阴阳、解毒泄浊之益肾排毒方。方中黄芪、白术、当归、何首乌、茯苓益气补血，健脾除湿；菟丝子、生地黄、枸杞子、生龙骨、生牡蛎、鹿角霜调补阴阳；大黄泄浊排毒；黄连、土茯苓清热利湿；红花活血化瘀。现代药理表明：黄芪的主要成分是黄芪多糖，具有增强机体免疫功能、抗氧化、抗衰老、神经修复等广泛功效[6]。白术、菟丝子能抗衰老、抗氧化、参与体内多种免疫调节反应、增强免疫力[7-8]。当归具有抵抗血小板凝集，促进人体造血作用[9]。何首乌化学成分包括蒽醌类、二苯乙烯类、磷脂类、酚类、黄酮类等，具有抗衰老、提高免疫、促进造血细胞生长、抗菌抗感染等作用[10]。茯苓化学成分主要为多糖和三萜类成分，具有抗肿瘤、抗纤维化、抗感染、抗氧化、免疫调节、抑菌等多方面的药理作用[11]。枸杞子的活性成分包括杞子多糖、类胡萝卜素及类胡萝卜素酯等，具有增强免疫功能和保护肾功能作用[12]。生地黄成分以环烯醚苷类为主，具有调节机体免疫系统，参与维护机体稳定的作用[13]。大黄主要成分为大黄酚、大黄酸等，具有显著减少肾间质病变，改善抑制肾间质纤维化的作用[14]。红花主要含黄酮类物质，含有多种水溶性混合物的红花黄色素是其有效成分，具有抗血小板聚集、抗血栓、降血脂、降低血液黏度、扩张微细动脉、改善微循环以及清除氧自由基、抗氧化的作用[15]。

本实验观察益肾排毒方对腺嘌呤致慢性肾衰竭大鼠肾功能的影响，腺嘌呤所致慢性肾衰竭的机制是腺嘌呤结晶沉积于肾小管，肾小管阻塞，上皮细胞坏死、脱落，从而肾小管、肾小球萎缩、变性，最终导致了肾衰竭。通过给模型大鼠灌胃不同剂量的益肾排毒方，结果表明益肾排毒方能有效地降低慢性肾衰竭大鼠的 BUN、Scr 水平，尤其是高剂量组效果更为显著，低、中剂量组疗效和对照组疗效相当，与模型组比较均有显著差异（$P < 0.01$），证实了益肾排毒方的疗效，也间接证实了中医剂量与临床疗效之间的关系。同时，通过电镜对慢性肾衰竭大鼠模型肾脏组织的观察，模型组肾组织肾小球基底膜增厚，管腔狭窄，肾小管上皮细胞内褶线粒体肿胀消失。通过药物干预后，对照组（尿毒清颗粒）、中药治疗组（低剂量、中剂量）肾小球基底膜部分增厚，肾小管上皮细胞线粒体肿胀减轻；中药治疗组（高剂量）肾小球基底膜完整，肾小管上皮细胞线粒体完整。证实益肾排毒方能修复肾小球和肾小管的损害病变。现代医学认为肾间质纤维化是各种慢性肾脏疾病发展至终末期肾衰竭的主要病理损害，其发生、发展过程非常复杂，主要机制之一是肾间质成纤维细胞增殖、活化和表型转化，本来处于静息状态的成纤维细胞活化后，转变为表达 α-SMA 的肌成纤维细胞，使合成细胞外基质（ECM）的能力显著加强，ECM 持续大量在肾间质沉积，最终导致肾间质纤维化[16-17]。本研究中观察了慢性肾衰竭大鼠的血清 α-SMA 水平，研究结果表明模型组、对照组、各治疗组 α-SMA 均较正常组升高，尤其以模型组水平最高；治疗组（高剂量）水平虽较正常组升高但无明显差异。与模型组相比，其余各组 α-SMA 水平均有下降趋势，其中治疗组（中剂量、高剂量）水平显著下降。与对照组（尿毒清颗粒）相比，各治疗组（低剂量、中剂量、高剂量）水平无明显差异；治疗组组间相比，治疗组（中剂量）水平下降，治疗组（高剂量）水平显著下降。本研究结论提示中药益肾排毒方治疗组可下调 α-SMA 的表达，从而减少 ECM 的过度沉积而改善肾间质纤维化的程度，最终达到延缓慢性肾衰竭的进程。

参考文献

[1] 栗睿，郭玲，杨秀炜.益肾排毒汤联合西药治疗慢性肾功能衰竭 40 例临床观察 [J].实用中医内科杂志，2014，29（9）：72-73.

[2] 郑平东，朱燕俐，丁名城，等.用腺嘌呤制作慢性肾功能不全动物模型 [J].中华肾脏病杂志，1989，5（6）：342-343.

[3] 梁亮，王圣志，何学红.参芪泄浊饮对腺嘌呤致慢性肾衰大鼠模型肾组织细胞外基质表达影响 [J].辽宁中医药大学学报，2015（1）：27-29.

[4] 骆言，黄学宽，熊维建，等.复肾功方对慢性肾功能衰竭大鼠肾功能的影响 [J].中成药，2015，37（4）：870–873.

[5] 中国中西医结合学会肾脏疾病专业委员会.慢性肾衰竭中西医结合诊疗指南 [J].河北中医，2016（38）2：313–317.

[6] 柏冬志，东方，唐文婷，等.黄芪多糖药理作用的研究进展 [J].黑龙江医药，2014，27（1）：103–106.

[7] 阳柳平.研究白术的化学成分及药理作用概况 [J].中国医药指南，2012，12（21）：607–609.

[8] 李建平，王静，张跃文，等.菟丝子的研究进展 [J].中国医药导报，2009，6（23）：5–6.

[9] 温俊和.当归的药理作用及研究 [J].内蒙古中医药，2014，29（10）：103.

[10] 梅雪，余刘勤，陈小云，等.何首乌化学成分和药理作用的研究进展 [J].药物评价与研究，2016，39（2）：122–131.

[11] 张晓娟，左冬冬，范越.茯苓化学成分、质量控制和药理作用研究进展 [J].中医药信息，2014，31（1）：117–119.

[12] 滕俊，袁佳，叶莎莎.枸杞子化学成分及药理作用相关性概述 [J].海峡药学，2014，26（6）：36–37.

[13] 冯建明，赵仁.三种地黄炮制品现代研究进展 [J].云南中医学院学报，2000，4（23）：40.

[14] 陈苏宁，方银玲，史业东，等.扶正排毒汤对腺嘌呤所致大鼠慢性肾功能衰竭模型的影响 [J].实用药物与临床，2010，13（1）：1–4.

[15] 赵思宇，王琳.单味活血化瘀类中药改善特发性膜性肾病高凝状态研究进展 [J].辽宁中医药大学学报，2014，16（5）：79–81.

[16] 张万超，剂平.肾间质纤维化的发生机制及中药抗肾间质纤维化研究进展 [J].中国中西医结合肾病杂志，2008，9（9）：836–839.

[17] 栾仲秋，赵大鹏，郑敏敏，等.中药抗肾间质纤维化的研究进展 [J].中国医药导报，2012，9（11）：16–18.

第三节　中药复方治疗早期糖尿病肾病的实验研究

糖尿病肾病（DN）是糖尿病（DM）最严重和最常见的慢性并发症之一，系由糖尿病性微血管病变所致，并成为终末期肾衰竭（ESRD）的重要原因，也是糖尿病的主要死亡原因之一。在 DN 慢性肾脏损害逐渐发展的过程中，有许多重要的细胞因子参与病变过程，并处于关键的地位。TGF-β1 已被公认导致细胞外基质（ECM）积聚的重要生长因子，其表达过多，并由此介导的 ECM 成分积聚是 DN 发生的关键因素。本实验通过观察中药复方对 DM 大鼠肾皮质Ⅳ型胶原、TGF-β1mRNA 表达的影响，来探讨其对 DN 病变的保护作用机制。

一、材料与方法

（一）实验材料

1. 动物

Wistar 雄性大鼠 51 只，体重（220±20）g，清洁级，由吉林大学白求恩医学院实验动物中心提供。

2. 药物

依那普利片：江苏制药股份有限公司，10mg/片，批号：08071502。中药饮片：购于辽宁中医药大学附属第二医院药局，按传统方法煎煮，滤液浓缩，每毫升含生药15g。

3. 试剂

链脲佐菌素（STZ）：美国Sigma公司；白蛋白放射免疫分析试剂盒：北京北方生物技术研究所；Trizol提取试剂盒：invitrogen公司生产，批号：1203405；DEPC：宝生物工程（大连）有限公司，批号：BBI0916S03；DNA—marker DL2000：宝生物工程（大连）有限公司，批号：CB3301；Rt-pcr试剂盒：宝生物工程（大连）有限公司，批号：Bk2701。

RT-PCR试剂盒：大连宝生物有限公司；琼脂糖、溴化乙啶（EB）、3-吗啉代丙磺酸（MOPS）：美国Sigma公司产品；TGF-β1引物、Ⅳ型胶原引物：北京六合华大基因科技股份有限公司。

4. 主要仪器

血糖仪：台湾Rightest™ GM300电子感应微量血糖仪；PE9600型PCR仪：美国PERKIN ELMER出品；EPS-300型恒压恒流电泳仪：上海天能公司；DYCP-33A型电泳槽：北京六一仪器厂；上海天能UV-2000型凝胶成像系统；RXdaytona型全自动生化分析仪：英国朗道公司。

（二）实验方法

1. 动物模型的建立及分组

清洁级Wistar雄性大鼠51只，体重（220±20）g，按体重层次随机抽取9只为正常对照组，余下42只（分3组）为造模组。用0.1mmol/L无菌枸橼酸缓冲液（pH=4.2，4℃），配成2%的STZ溶液，大鼠禁食10小时后按53mg/kg腹腔注射，72小时后测定血糖≥16.7mmol/L者列入观察对象，造模过程中大鼠全部成模。将造模成功大鼠，按血糖层次再随机分为模型组（14只）、西药组（14只）、中药组（14只）。正常对照组注射等量无菌枸橼酸缓冲液。

2. 用药方法

按人和动物体表面积折算的等效剂量比值表，计算出大鼠的等效剂量。造模成功后按等效剂量，中药组予中药煎剂15g/(kg·d)灌胃，西药组予依那普利片1mg/(kg·d)灌胃，正常对照组和单纯DM模型组予自来水10mL/(kg·d)灌胃。1次/日，灌胃，时间8周。

3. 标本采集

尿液：给药4周末及8周末，用代谢笼分别留取每只大鼠24小时尿液，记录尿量，取出2mL，用于尿微量白蛋白测定；血液：给药8周末，腹腔注射20%乌拉坦（按0.4mL/100g给药）麻醉大鼠，腹主动脉取血2mL放入普通试管，并立即送检测定血清Cr、BUN；肾皮质：给药8周末，腹腔注射20%乌拉坦麻醉大鼠（同上），摘取左肾称重后取肾皮质组织块放入10%中性福尔马林中固定，用于组织学检测标本制作；摘取右肾称重后于冰上取肾皮质，迅速置于DEPC水处理并高压灭菌的Ep管中，-70℃冰箱保存待测分子生物学指标。

4.检测指标

（1）血糖：于用药前及用药 8 周末断尾取血，用微量血糖仪测定血糖。

（2）肾功能：全自动生化分析仪检测血清 Cr、BUN。

（3）尿微量白蛋白：采用放射免疫法，严格按照试剂盒说明书操作。

（4）分子生物学指标检测：RNA 甲醛变性凝胶电泳：铺制甲醛凝胶，琼脂糖 300mg，甲醛电泳液 25mL，用酒精灯加热熔化，待冷却至 60℃时加入 EB 3μL，混匀后灌制凝胶。待胶凝固后移入含甲醛电泳液的电泳槽中。将所提取的 RNA 5μL 加入适量上样缓冲液混匀后用移液枪将样品加入样品孔中。接通电泳槽与电泳仪的电源，电泳 1 小时，将胶置于紫外线透射仪上观察结果，并拍照留做记录。逆转录：按照宝生物工程（大连）有限公司的 cDNA 合成试剂盒进行。PCR 产物分析：配制 2% 的琼脂糖凝胶，取 PCR 产物 5μL，加 12μL 上样缓冲液，上样于琼脂糖凝胶中，以 5V/CM 凝胶电泳，电泳缓冲液为 1×TAE。当溴酚蓝电泳至凝胶全长的 2/3 后，停止电泳，照相记录特异性条带。应用紫外凝胶成像系统对特异性条带进行半定量分析。

（三）统计学方法

各组实验数据以（$\bar{x} \pm s$）表示，组间比较采用单因素方差分析，方差齐性用Student-Newman-KeuLs 检验，方差不齐用 t 检验；用 SPSSVer 11.0 统计软件处理。

二、结果

1.血糖、体重、24 小时尿微量白蛋白（表 6-3-1）

中药组治疗前、后血糖比较有显著性差异（$P < 0.01$），西药治疗前与治疗后血糖比较有差异（$P < 0.05$），模型组治疗前、后血糖比较无差异（$P > 0.05$）。正常组大鼠治疗后体重明显增加（$P < 0.01$）；模型组、中药组和西药组治疗前、后无明显差异（$P > 0.05$）；模型组、中药组和西药组治疗后与正常组体重比较明显减轻（$P < 0.01$）。4 周末及 8 周末模型组、西药组、中药组 24 小时尿微量白蛋白均显著增多（$P < 0.01$），以模型组增多最明显；中药组及西药组与模型组比较尿微量白蛋白显著减少（$P < 0.01$）。

表 6-3-1　各组大鼠一般指标比较　　　　　　　　　（n=12，$\bar{x} \pm s$）

组别		血糖（mmol/L）	体重（g）		UAlb（mg/L）
正常组	疗前	5.43 ± 0.56	285.4 ± 13.5	4 周	0.042 ± 0.022
	疗后	4.11 ± 0.34	413.1 ± 27.9	8 周	0.067 ± 0.028
模型组	疗前	22.3 ± 5.40*	276.8 ± 18.9	4 周	1.894 ± 1.034*
	疗后	20.2 ± 4.97*	296.8 ± 72.0*	8 周	1.855 ± 1.036*

组别		血糖（mmol/L）	体重（g）		UAlb（mg/L）
中药组	疗前	$22.6 \pm 4.95^*$	266.6 ± 21.8	4 周	$0.770 \pm 0.408^{*\circ}$
	疗后	$16.9 \pm 6.27^{*\triangle}$	$286.3 \pm 82.8^*$	8 周	$0.786 \pm 0.428^{*\bullet}$
西药组	疗前	$22.2 \pm 4.58^*$	272.3 ± 16.8	4 周	$0.896 \pm 0.499^{*\circ}$
	疗后	$15.5 \pm 8.53^{*\#}$	$292 \pm 68.2^*$	8 周	$0.801 \pm 0.319^{*\circ}$

注：* 与正常组比较，$P < 0.01$；$^\triangle$ 与疗前组内比较，$P < 0.01$；$^\#$ 与疗前组内比较，$P < 0.05$；$^\circ$ 与模型组比较，$P < 0.01$；$^\bullet$ 与模型组比较，$P < 0.05$。

2. 肾组织形态学观察

电镜下可见：正常组肾小球毛细血管基底膜薄厚均匀一致，内皮窗孔清晰，足细胞突起互相交错附着在毛细血管基层上（图 6-3-1）；模型组肾小球毛细血管基底膜明显增厚，薄厚不均匀，足细胞突起融合，内皮窗孔消失，血管内皮细胞明显肿胀（图 6-3-2）；西药组肾小球毛细血管基底膜薄厚不均匀，足细胞突起部分融合，内皮窗孔部分消失，血管内皮细胞肿胀（图 6-3-3）；中药组肾小球毛细血管基底膜正常，足细胞少量融合，内皮窗孔正常（图 6-3-4）。

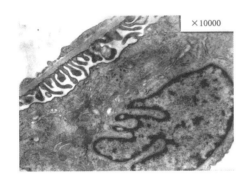

图 6-3-1　正常组

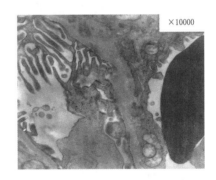

图 6-3-2　模型组

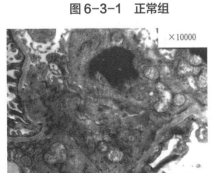

图 6-3-3　西药组

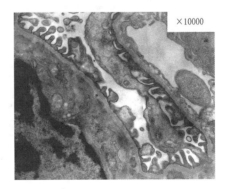

图 6-3-4　中药组

3. 肾皮质 TGF-β1、Ⅳ型胶原 mRNA 表达相对值（表 6-3-2 及图 6-3-5、图 6-3-6）

模型组、西药组及中药组与正常组比较，TGF-β1、Ⅳ型胶原 mRNA 表达均明显升高（$P < 0.01$）；西药组及中药组与模型组比较 TGF-β1、Ⅳ型胶原 mRNA 表达明显降低（$P < 0.01$）。血清 Cr、BUN（表 6-3-2）各组之间无差异（$P > 0.05$）。

表 6-3-2　治疗前后各组大鼠肾皮质 TGF-β1、Ⅳ型胶原 mRNA、Cr、BUN 的变化
（$n=12$, $\overline{x} \pm s$）

组别	TGF/ 内参强度值	Ⅳ型胶原 / 内参强度值	BUN（μmol/l）	Cr（μmol/l）
正常组	0.47 ± 0.06	0.45 ± 0.045	8.41 ± 1.04	32.56 ± 8.43
模型组	$0.88 \pm 0.005^{*}$	$1.01 \pm 0.005^{*}$	19.62 ± 7.76	35.31 ± 6.7
中药组	$0.56 \pm 0.04^{\#\triangle\bullet}$	$0.66 \pm 0.121^{*\#}$	14.92 ± 3.1	28.92 ± 4.98
西药组	$0.63 \pm 0.005^{*\#}$	$0.85 \pm 0.01^{*\#}$	16.46 ± 5.06	32.33 ± 8.36

注：*与正常组比较，$P < 0.01$；$^{\#}$与模型组比较，$P < 0.01$；$^{\triangle}$与正常组比较，$P < 0.05$；$^{\bullet}$与西药组比较，$P < 0.05$。

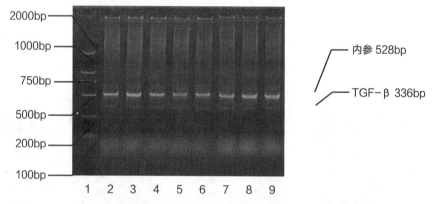

1 为 Marker　2、3 为正常组　4、5 为模型组　6、7 为中药组　8、9 为西药组

图 6-3-5　各组大鼠治疗后 TGF-β1 RT-PCR 产物琼脂糖凝胶电泳结果

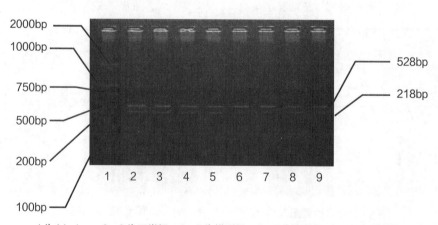

1 为 Marker　2、3 为正常组　4、5 为模型组　6、7 为中药组　8、9 为西药组

图 6-3-6　各组大鼠治疗后肾皮质Ⅳ型胶原 RT-PCR 产物琼脂糖凝胶电泳

三、讨论

DN 肾脏病理发展过程中，ECM 合成与降解失调所导致的 ECM 持续进行性堆积，是最终发生肾间质纤维化的关键因素。在这一过程中，各种细胞因子的表达及活性的增强起到重要作用。TGF-β1 与肾小球系膜细胞的增殖、肾小球及 ECM 积聚密切相关，对肾间质纤维化及肾小球滤过屏障的损伤起到重要作用。

TGF-β 在体内普遍存在，肾脏以 TGF-β1 表达为主，其最具特征的功能是调节细胞的增生和分化以及 ECM 的生成，具有促进硬化、诱导细胞肥大和凋亡的作用。研究证明 DN 时 TGF-β1 呈过度表达，肾小球和肾小管 TGF-β1 基因表达和蛋白分泌均增加[1-2]，从而揭示 TGF-β1 在 DM 肾小球硬化中的作用。研究还发现阻断 TGF-β 能显著减少 DM 小鼠Ⅳ型胶原和纤维连接蛋白的过度表达，抑制肾小球肥大，肾小球硬化和肾功能不全[3-4]。进一步的研究显示，DN 发病中涉及的 3 大关键性损伤均促进 TGF-β1 的表达。现已认同 TGF-β1 是致 DM 肾硬化损伤的共同终末介质，其可作为肾小球硬化的标志物，提示 TGF-β1 在 DN 发生中的重要意义。本研究证实，经中药及西药治疗后 DM 大鼠 TGF-β1 表达明显降低，提示中药有很好的防治实验性 DN 发生的作用。

Ⅳ型胶原是 ECM 的重要成分，DM 尤其 DN 时肾小球系膜细胞和肾小管间质 ECM 中Ⅳ型胶原的含量明显增加，其在血和尿中的水平反映了肾脏损害的程度[5-6]，其分泌合成增加和降解减少是 ECM 积聚导致 DN 发生和发展的重要因素。本实验表明中药复方对 DM 大鼠 ECM 的主要成分Ⅳ型胶原具有显著的抑制作用，提示其具有抑制实验性 DN 的 ECM 聚积，延缓初期肾小球硬化的作用。

DN 归属于中医的消渴、水肿、肾消、癃闭等范畴。《内经·奇病论》曰："此肥美之所发也，此人必数食甘美而多肥也……转为消渴。"《外台秘要》云："其久病变或发痈疽或为水病"。其主要病机是脾肾两虚、瘀血阻滞，本虚标实为其病机特点，故拟健脾益肾、活血化瘀的中药复方，脾肾并调，标本兼治。方中黄芪味甘性微温，归脾肺经，具有补气升阳，利水消肿之功；白术味甘气温，入心、脾、胃、肾、三焦之经，补脾胃之气，除湿消食，益气强阴；附子辛甘大热，气味浓厚，走而不守，通行十二经，上助心阳以通脉，中暖脾胃以健运，下补肾阳以复散失之阳气而具有温肾暖脾、祛寒之功；肉桂温暖脾肾以健运，助肾中阳气而益命门之火，共为方中君药，强调健脾益肾，补气养阴，调整机体阴阳平衡。砂仁温中行气化湿，以助君药健脾益肾；白茅根清利膀胱湿热而利尿；老头草清热凉血，利水消肿；丹参活血化瘀，其司臣药之职，佐以夏枯草、杜仲滋补肝肾，益肾填精。阴中求阳，则阳旺阴生；阳中求阴，则阴复阳旺。全方十品，共奏温补脾肾，活血利水之功。

总之，健脾益肾，活血利水中药复方对 DM 大鼠的肾脏保护作用是通过抑制肾皮质 TGF-β1 的过度表达、降低肾皮质Ⅳ型胶原的过度表达来实现的，能有效地减轻 DM 早期肾脏损害，为 DN 的早期防治提供了一条新途径。

参考文献

[1] Yamamoto T, Nakamura T, Noble NA, et al. Expression of TGF-β is elevated in human and experimental diabetic nephropathy[J]. Proc Natl Acad Sci USA, 1993, 90: 1814–1818.

[2] Iwano M, Kubo A, Nishino T, et al. Quantification of glomeruLar TGF-β 1 mRNA in patients with diabetes mellitus[J]. Kidney Int, 1996, 49: 854–859.

[3] Sharma K, Jin Y, Guo J, et al. Neutralization of TGF-β by anti-TGF-β antibody attenuates kidney hypertrophy and the enhances extracelluLar matrixgenr expression in streptozotocin-induced diabetic mice[J]. Diabetes, 1996, 45: 522–530.

[4] Ziyadeh FN, Hoffman BB, Han DC, et al. Long-term prevention of renal insufficiency, excess matrix gene expression, and glomeruLar mesangial matrix expansion by treatment with monoclonal anti-transforming growth factor-beta antibody indb/db diabetic mice[J]. Proc Natl Acad Sci USA, 2000, 97: 8015–8020.

[5] 郭妍, 等. 糖尿病肾病Ⅳ型胶原水平变化的临床意义及葛根素的治疗作用 [J]. 南京医科大学学报, 2000, 20 (1): 45–47.

[6] Cohen MP, Ziyadeh FN, Lautenslager CT, el a1. Glycated albumin stimulastion of PKC-beta activity is linked to increased collagen Ⅳ in mesangial cells[J]. Am J Physiol, 1999, 276: 684–690.

第七章　典型医案

一、慢性肾衰案

于某，男，85岁。就诊于辽宁中医药大学附属第二医院。

初诊：患者以周身乏力，食欲不振1年余，加重1个月为主诉就诊。患者于1年前无明显诱因出现周身乏力，食欲不振，曾在中国医科大学附属第一医院就诊，化验血肌酐179μmol/L，诊断为"慢性肾衰竭"，给予尿毒清颗粒及金水宝胶囊口服等治疗，效果不显，近1个月来上症进一步加重，为求中医治疗来诊。现症见：周身乏力，腰膝酸软，畏寒肢冷，食欲不振，胃脘部时有灼热不适，大便秘结，2~3日一行，舌质淡暗，舌苔白略厚腻，脉沉细。血肌酐244μmol/L，血尿素氮12.3mmol/L，血红蛋白102g/L，尿蛋白2+，四诊合参为脾肾阳虚夹湿夹瘀之慢性肾衰，治以温补脾肾、活血化瘀、通腑泄浊，方用香砂六君子汤加减。

- 处方：

党　参 20g	白　术 15g	茯　苓 15g	炙甘草 10g
陈　皮 10g	法半夏 10g	香　附 15g	砂　仁 10g
黄　芪 50g	菟丝子 20g	鹿角霜 25g	金樱子 15g
红　花 10g	川　芎 15g	当　归 15g	大　黄 5g
藿　香 15g	薏苡仁 15g		

7剂，水煎服，每日1剂。

二诊：服上药后诸症减轻，唯胃部灼热不适不减，时有恶心、呕吐，舌质淡暗，苔黄白略厚腻，脉沉细。上方中加入黄连6g、瓜蒌15g，合前方中之法半夏，即为小陷胸汤以清热化痰。

- 处方：

党　参 20g	白　术 15g	茯　苓 15g	炙甘草 10g
陈　皮 10g	法半夏 10g	香　附 15g	砂　仁 10g
黄　芪 50g	菟丝子 20g	鹿角霜 25g	金樱子 15g

| 红　花 10g | 川　芎 15g | 当　归 15g | 大　黄 4g |
| 藿　香 15g | 薏苡仁 15g | 黄　连 6g | 瓜　蒌 15g |

7剂，水煎服，每日1剂。

三诊：服上药后，诸症好转，无胃部不适及恶心、呕吐，食欲好转，二便正常，舌质淡暗，舌苔薄白，脉细。复查血肌酐 169μmol/L，血尿素氮 10.2mmol/L，血红蛋白 105g/L。患者病情稳定，消化系统症状缓解明显，故拟参芪地黄丸加减以补益脾肾，活血化瘀，通腑泄浊，带药回家巩固治疗。

- 处方：

黄　芪 30g	党　参 20g	熟地黄 20g	山茱萸 20g
山　药 20g	牡丹皮 10g	泽　兰 15g	菟丝子 20g
鹿角霜 25g	金樱子 15g	芡　实 20g	独　活 15g
薏苡仁 15g	红　花 10g	川　芎 15g	当　归 15g
大　黄 4g

14剂，水煎服，每日1剂。

四诊：患者服药后自觉偶有乏力，四肢不温，饮食、二便均正常，舌质淡暗，苔薄白，脉沉细。上方加肉苁蓉 15g，以加强温补肾阳之功。后患者在此方基础上加减治疗 2 个月余，血肌酐波动在 156～167μmol/L，病情平稳停药。

- 处方：

黄　芪 30g	党　参 20g	熟地黄 20g	山茱萸 20g
山　药 20g	牡丹皮 10g	泽　兰 15g	菟丝子 20g
鹿角霜 25g	金樱子 15g	芡　实 20g	独　活 15g
薏苡仁 15g	红　花 10g	川　芎 15g	当　归 15g
大　黄 5g	肉苁蓉 15g

14剂，水煎服，每日1剂。

按：本案系慢性肾衰医案，中医学将其归属于"虚劳""关格""癃闭"等范畴，其病机为本虚标实之证。以正虚为本，邪实为标，正虚有气、血、阴、阳及五脏虚损，邪实以水湿、湿热、血瘀、溺毒为主，其主要表现可见周身乏力、食欲不振、大便秘结、恶心呕吐、尿少水肿等，其中以消化系统症状最为突出，其发生率大约占就诊患者的 60%。本案患者即以消化系统症状为主，虽辨证为脾肾阳虚夹湿夹瘀之证，治以温补脾肾、活血化瘀、通腑泄浊之剂，诸证好转，但唯胃部灼热不适不减，考虑为痰热结于胸膈脘腹，治以清热化痰、宽胸散结之小陷胸汤后胃脘灼热明显缓解。小陷胸汤出自《伤寒论》："小结胸病，正在心下，按之则痛，脉浮滑者，小陷胸汤主之。"本方由黄连、半夏、瓜蒌组成，临床上常用于治疗胸脘痞闷、疼痛或心胸部闷痛。但临床上需要辨别病位及病性，才能准确应用。另外，通过本案可以看出，在慢性肾衰的治疗中，应重视脾胃的调整，因本病多需长期服用大量药物，除须保障水谷运化外，脾胃和方可保证治疗的顺利进行，故虽是肾病，但不惟肾而治，只有调整好脾胃功能，才能扶正以祛邪，起到事半功倍的效果。

二、水肿案①

朱某，男，50岁。就诊于辽宁中医药大学附属第二医院。

初诊：患者以周身水肿2年余，加重1个月为主诉就诊。患者患糖尿病20余年，血糖控制不理想，发现蛋白尿7年，未经系统治疗，现皮下注射胰岛素控制血糖，但血糖仍未达标，于2年前开始逐渐出现双下肢水肿，时轻时重，未经治疗，水肿逐渐加重至头面及双上肢，于1个月前加重至周身水肿，胸腔积液、腹腔积液，曾在沈阳市红十字会医院就诊，诊断为：糖尿病、糖尿病肾病、肾病综合征、高血压病3级，给予降糖、降压、利尿、补蛋白及温补脾肾之中药口服等治疗后症状无缓解，故来诊。现症见：四肢高度水肿，胸、腹壁高度水肿、阴囊肿大如球，腰酸乏力，面色晦暗，胸闷气短，不能平卧，两胁胀满，食欲不振，口苦，小便量少，大便秘结。查体：血压180/100mmHg，舌淡红，苔薄白，脉细弱。尿蛋白3+，血浆白蛋白24g/L，肾功正常，血糖12.1mmol/L，24小时尿蛋白定量6.5g/d，四诊合参证属少阳枢机不利、三焦壅滞之水肿，治以和解少阳、疏达三焦、清利湿热，方用柴苓汤加减。

- 处方：

柴　胡 15g	黄　芩 15g	党　参 20g	法半夏 15g
姜　皮 8g	茯　苓 30g	猪　苓 15g	泽　泻 15g
石　韦 20g	土茯苓 20g	白　术 15g	桂　枝 15g
益母草 30g	生薏苡仁 20g	葶苈子 20g	大腹皮 20g

7剂，水煎服，每日1剂。

二诊：服上药同时配合西药利尿、补蛋白等对症治疗后，尿量明显增加，最多时可达3000~3500mL/24小时，胸、腹壁水肿略有减轻，阴囊回缩明显，腹胀略有减轻，胸闷气短有所减轻。查体：血压150/90mmHg，舌胖而暗，脉沉弦细。证属少阳枢机渐转，治当随之而变，宜健脾益肾、理气除湿、通达三焦为主，方用胃苓汤加减。

- 处方：

陈　皮 20g	厚　朴 15g	苍　术 15g	益母草 40g
白　术 20g	桂　枝 10g	猪　苓 15g	茯　苓 30g
泽　泻 15g	丹　参 30g	砂　仁 10g	枳　实 10g
大腹皮 15g	石　韦 20g	葶苈子 10g	怀牛膝 15g
甘　草 10g			

28剂，水煎服，每日1剂。

三诊：服上药28剂后，水肿明显减轻，胸、腹壁水肿消失，胸闷、气短明显减轻，可平卧睡眠2小时，体重下降12kg，复查24小时尿蛋白定量3.1g/d，血浆白蛋白30g/L，肾功能正常，血压基本控制在140~150/85~95mmHg，舌淡胖有齿痕，苔薄白，脉弦滑。证属脾肾阳虚、夹湿夹瘀症。给予济生肾气丸合五苓散加减，以温补脾肾，活血利水。

● 处方：

太子参 20g	黄 芪 50g	益母草 40g	白 术 20g
熟地黄 15g	山茱萸 20g	茯 苓 30g	泽 兰 20g
山 药 20g	金樱子 20g	丹 参 25g	川 芎 20g
菟丝子 20g	鹿角霜 25g	芡 实 20g	车前子 20g (包煎)
怀牛膝 15g	猪 苓 10g	牡丹皮 10g	

28 剂，水煎服，每日 1 剂。

四诊：患者再服上方加减月余，仅有双下肢轻、中度水肿，无胸闷气短等症，体重下降约 15kg，复查 24 小时尿蛋白定量 2.17g/d，血浆白蛋白 32g/L，肾功能正常，血压基本控制在 140~150/85~95mmHg，已经可以工作半日，以后间断服用上方加减巩固治疗至今，日常生活如常，并进行轻体力锻炼。

按：中年男性，因周身水肿 2 年余，加重 1 个月入院。现症见：四肢高度水肿，胸、腹壁高度水肿、阴囊肿大如球，腰酸乏力，面色晦暗，胸闷气短，不能平卧，两胁胀满，食欲不振，口苦，小便量少，大便秘结，舌淡红，苔薄白，脉细弱。四诊合参证属少阳枢机不利、三焦壅滞证。治以和解少阳、疏达三焦、清利湿热，方用柴苓汤加减。待三焦瘀滞解除，再用温补脾肾，活血利水治疗使患者转危为安。本案之法重在体现灵活，初系少阳三焦壅滞，枢机不利，故治从少阳，见效之后，及时更方变法，加重健脾益肾，佐以活血化瘀，脾健络通，水湿得化，三焦自通，而水肿得消。水不自行，赖气以动，故水肿一证是全身气化功能障碍的一种表现。人体是一个有机的整体，脏腑功能互相协调，才能完成水液代谢功能。肾虽主水，司二便，但三焦包罗诸脏，主气化，为水液升降出入的通路，"三焦者，决渎之官，水道出焉""三焦膀胱者，腠理毫毛其应也"，"三焦气治，则脉络通而水道利"。本案患者全身高度水肿，在按常规温补脾肾治疗无效的情况下，辨证为少阳枢机不利、三焦瘀滞证，治以和解少阳、疏达三焦、清利湿热，方用柴苓汤加减，是考虑三焦亦属少阳，且患者临床表现除周身高度水肿外，尚有两胁胀满、食欲不振、恶心、口苦、苔黄等证，符合小柴胡汤证的临床特点。柴苓汤是由小柴胡汤合五苓散组成的，两方均出自《伤寒论》，小柴胡汤为和解少阳的代表方，五苓散为太阳蓄水证而设；小柴胡汤有疏利三焦，调达上下，宣通内外，解少阳之郁，疏阳气之结，升发少阳经气之功效，少阳经气调和，气机得以枢转，有助于肾气蒸腾，脾气转输，从而起到化湿利水消肿之功。正所谓"……上焦得通，津液得下，胃气因和，身濈然汗出而解"。五苓散功善化气布津、分消水气，故可起到利水渗湿，温阳化气之功。

小柴胡汤的常见适应证是往来寒热、胸胁苦满、心烦喜呕，或头痛腹痛，或目眩嗜卧，或汗出口渴，或脉弦者。五苓散的常见适应证是口渴，小便不利，或发热而脉浮，或汗出，或烦者。通过多年临床实践，柴苓汤适用于小柴胡汤证伴见尿少、水肿、口渴者。

三、水肿案②

李某，女，85 岁。就诊于中国医科大学附属盛京医院沈阳雍森医院。

初诊：患者以双下肢、眼睑水肿反复发作半年，加重半个月为主诉就诊。患者于半年前无明显诱因出现双下肢、眼睑水肿，遂来辽宁中医药大学附属第二医院就诊，化验尿常规提示蛋白1+，给予中药汤剂治疗后水肿缓解，蛋白转阴后停药。半个月前无明显诱因上症复发，为求中医治疗来诊，化验尿常规提示蛋白3+，肝、肾功能未见明显异常。既往史：2型糖尿病3年，血糖控制尚可；双下肢动脉硬化闭塞症术后2年；甲状腺结节1年。现症见：四肢中、重度水肿，双眼睑水肿，口干乏力，大便秘结，数日一行，纳寐尚可，舌质暗红，苔白厚燥，脉弦滑。四诊合参，证属气阴两虚夹水湿血瘀证，治以益气养阴，化气行水，活血化瘀，拟参芪地黄汤合五苓散加减治疗。

- 处方：

太子参 15g	黄　芪 30g	熟地黄 20g	山茱萸 20g
山　药 20g	茯　苓 30g	牡丹皮 10g	泽　兰 20g
猪　苓 15g	薏苡仁 30g	生白术 20g	菟丝子 15g
鹿角霜 25g	金樱子 20g	芡　实 20g	煅牡蛎 20g
龙　骨 20g	穿山龙 30g	火麻仁 15g	枳　实 10g
老头草 20g	益母草 30g	川　芎 15g	丹　参 20g

14剂，水煎服，每日1剂。

二诊：双下肢水肿明显减轻，双手及眼睑无水肿，口干减轻，乏力好转，大便正常，时有咽部胀闷不适感，小便正常，纳寐尚可，舌质淡暗，苔白厚，脉沉。复查尿常规：尿蛋白1+，余无异常。水肿减轻，故上方去老头草、猪苓，加浙贝母30g以增加行气散结之功。

- 处方：

太子参 15g	黄　芪 30g	熟地黄 20g	山茱萸 20g
山　药 20g	茯　苓 30g	牡丹皮 10g	泽　兰 20g
薏苡仁 30g	生白术 20g	菟丝子 15g	鹿角霜 25g
金樱子 20g	芡　实 20g	煅牡蛎 20g	龙　骨 20g
穿山龙 30g	火麻仁 15g	枳　实 10g	益母草 30g
川　芎 15g	丹　参 20g	浙贝母 30g	

14剂，水煎服，每日1剂。

三诊：双下肢轻度水肿，无眼睑及双手水肿，口干口渴，偶有咳嗽，少量黄痰，二便正常，纳、寐正常，舌质暗红，舌苔薄黄，脉沉。复查尿蛋白±，尿微量白蛋白105.3mg/L，大便已通，故上方去火麻仁、枳实，加苏叶15g、紫菀15g、酒黄芩10g以清热化痰。

- 处方：

太子参 15g	黄　芪 30g	熟地黄 20g	山茱萸 20g
山　药 20g	茯　苓 30g	牡丹皮 10g	泽　兰 20g
薏苡仁 30g	生白术 20g	菟丝子 15g	鹿角霜 25g
金樱子 20g	芡　实 20g	煅牡蛎 20g	龙　骨 20g

| 穿山龙 30g | 益母草 30g | 浙贝母 30g | 川　芎 15g |
| 丹　参 20g | 苏　叶 15g | 紫　菀 15g | 酒黄芩 10g |

14 剂，水煎服，每日 1 剂。

四诊：右下肢轻度水肿，左下肢无水肿，乏力明显好转，咳嗽减轻，无痰，二便正常，仍有口干口渴，纳、寐尚可，舌质淡暗，舌苔薄黄，脉沉。复查尿蛋白阴性，尿微量白蛋白 35.4mg/L。上方去苏叶、紫菀，加独活 15g，改酒黄芩 15g 以收功。

● 处方：

太子参 15g	黄　芪 30g	熟地黄 20g	山茱萸 20g
山　药 20g	茯　苓 30g	牡丹皮 10g	泽　兰 20g
薏苡仁 30g	生白术 20g	菟丝子 15g	鹿角霜 25g
金樱子 20g	芡　实 20g	煅牡蛎 20g	龙　骨 20g
穿山龙 30g	益母草 30g	丹　参 20g	浙贝母 30g
川　芎 15g	酒黄芩 15g	独　活 15g	

14 剂，水煎服，每日 1 剂。

按：水不自行，赖气以动。水肿一证，是全身气化功能障碍的一种表现。故凡气机失调，如肝失疏泄、脾失健运、肾失开合、肺失通调、三焦气化不利等，均可导致水液潴留，泛溢肌肤而发水肿。《素问·经脉别论》篇准确地描述了水液代谢的生理过程，其云："饮入于胃，游溢精气，上输于脾，脾气散精，上归于肺，通调水道，下输膀胱，水精四布，五精并行。"《景岳全书·肿胀》更进一步论述了水肿病中肺、脾、肾三脏的重要地位，其云："凡水肿等证，乃肺脾肾三脏相干之病，盖水为至阴，故其本在肾；水化于气，故其标在肺；水唯畏土，故其制在脾"。由此可见，水肿病其病位主要在肺、脾、肾三脏，关键在肾脏。蛋白尿在中医属精微物质外泄，《素问·六节藏象论》篇云："肾者，主蛰，封藏之本，精之处也。"可见蛋白质这一精微物质的外泄也与肾脏关系密切。对于水肿病的治疗，《素问·汤液醪醴论》篇云："平治于权衡，去宛陈莝，微动四极，温衣，缪刺其处，以复其形。开鬼门，洁净府，精以时服……。"《金匮要略》又进一步明确指出："诸有水者，腰以下肿，当利小便；腰以上肿，当发汗乃愈"，同时指出"血不利则为水"。

该患年老体弱，患有多种慢性疾病，久病损伤正气，致肺、脾、肾三脏功能受损，水液代谢失常，发为水肿。肾司二便，老年患者又以二便异常为主，故治疗重点在脾、肾两脏。故治疗上以给予参芪地黄汤以扶正为主，补益脾肾，使脾肾之阳气恢复，转输、蒸腾气化功能正常，则水液代谢正常。阳不足者，阴必乘之，阳阳气已虚，易生痰、生饮；"久病多瘀""久病入络"，针对正虚邪实之证，故治疗上应佐以五苓散及活血化瘀之品以化气行水，活血化瘀，使邪去正安而病愈。抓主症、抓病性、抓病位、抓体质特点是本案治疗的重点抓手。

四、淋证案①

姜某，女，37 岁。就诊于辽宁中医药大学附属第二医院。

　　初诊：患者以排尿不适，少腹拘急反复发作半年余，加重 1 个月为主诉就诊。患者于半年前因人工流产术后出现小便频数涩痛，化验尿常规：白细胞满视野/HP，诊断为尿路感染，给予左氧氟沙星静脉点滴 3 天后，症状消失，停用抗生素，又服用三金片 3 天，虽小便涩痛缓解，但仍遗有尿频及小腹拘急，时有排尿不适，因工作紧张而忽视治疗。近 1 个月劳累后上症复发，在当地医院就诊，化验尿常规未见异常，给予中药汤剂及补中益气丸治疗均未见好转。现症见：尿频，小腹拘急，小便量少，排尿不适，口干不欲饮水，畏寒肢冷，腰膝酸软，大便正常，面色晦暗，舌质淡红，舌苔薄白，脉沉细。四诊合参证属肾阳不足、膀胱气化不利之淋证，治以温阳化气、利水通淋，方用五苓散合栝蒌瞿麦丸加减。

- 处方：

桂　枝 15g	茯　苓 15g	猪　苓 10g	泽　泻 15g
白　术 15g	甘草梢 15g	天花粉 15g	瞿　麦 20g
山　药 15g	肉　桂 10g	菟丝子 20g	小茴香 15g
柴　胡 10g			

7 剂，水煎服，每日 1 剂。

　　二诊：前方服至 5 剂时，小便次数开始减少，至 7 剂时小便次数明显减少，每次尿量亦增加，小腹拘急减轻，口干好转，舌质淡红，舌苔薄黄，脉沉。药中病机，故见速效，但从舌苔呈薄黄看出有热化倾向，考虑为药物过热所致，故上方去肉桂，加石莲子 15g，以增强清利之功。

- 处方：

桂　枝 15g	茯　苓 15g	猪　苓 10g	泽　泻 15g
白　术 15g	甘草梢 15g	天花粉 15g	瞿　麦 20g
山　药 15g	菟丝子 20g	小茴香 15g	柴　胡 10g
石莲子 15g			

7 剂，水煎服，每日 1 剂。

　　三诊：患者又服 7 剂后，小便次数正常，无小腹拘急感，腰酸缓解，舌、脉正常。嘱继服金匮肾气丸以巩固疗效。

　　按：《伤寒论》云："太阳病，发汗后，大汗出……若脉浮，小便不利，微热消渴者，五苓散主之"；"小便少者，必苦里急"；"渴欲饮水，水入即吐者，名曰水逆，五苓散主之"。《金匮要略》云："小便不利者，有水气，其人若渴，栝蒌瞿麦丸主之"。五苓散用于膀胱气化不利之小便不利证。栝蒌瞿麦丸用于肾阳虚弱而致上不能蒸腾津液以上承，故口渴，下不能化气行水而利尿之下寒上燥之小便不利证，可以起到润上温下之效。

　　本案发于人工流产术后，以小腹拘急、小便频数为主症，符合淋证之诊断。属《伤寒论》小便不利之证范畴。小便不利在临床上可以有多种临床表现，既可以表现为排尿次数增多，也可以表现为排尿次数减少；可以表现为尿量增多，也可以表现为尿量减少，还可以表现为排尿异常（如尿急、尿痛等），然膀胱气化不利为其基本病机，故五苓散可以作为治疗这类疾病的基本方剂，在此基础上又要结合具体情况加以分析，如本案因人工流产术后，体质虚弱复又感邪，伤及正气，加之久病病势缠绵，正气更虚，"久病及肾"，肾与膀胱相表里，故出现肾阳虚弱诸症，故治疗时合用栝蒌瞿麦丸，正是有是证用是药，效如桴鼓。

五、淋证案②

李某，女，57岁。就诊于辽宁中医药大学附属第二医院。

初诊：患者以尿痛、尿频7年为主诉就诊。患者于7年前因行子宫肌瘤切除术导尿后出现尿痛、尿频，曾在当地医院就诊，诊断为"尿路感染"，给予静脉点滴多种抗生素后上述症状未见好转，先后在当地医院及中国医科大学附属第一医院化验尿常规及尿细菌培养均无阳性结果，在中国医科大学附属第一医院行膀胱镜检查，诊断为"间质性膀胱炎"，西医治疗未见效果，患者痛苦不堪，7年来无法正常生活及工作，故来诊。现症见：尿道疼痛，痛如针刺，憋尿及入夜尤甚，尿频，夜尿5~7次，白天1次/0.5~1小时，倦怠乏力，面色无华，大便正常，舌质淡暗，苔薄白，脉沉缓。四诊合参证属为气虚血瘀之淋证。治以益气活血、通络止痛，方用补阳还五汤加减。

• 处方：

生黄芪 40g	当 归 25g	桃 仁 10g	红 花 10g
川 芎 20g	生地黄 15g	柴 胡 15g	赤 芍 25g
白 芍 25g	乌 药 15g	甘 草 15g	郁 金 15g
地 龙 15g			

10剂，水煎服，每日1剂。

二诊：服药后患者自觉尿痛症状明显减轻，乏力减轻，已能正常生活并从事轻微家务劳动，自述顿感心情豁达，但仍有尿频，夜尿4~5次，舌淡暗，苔薄白，脉沉缓。瘀滞有所减轻，但仍要祛邪务尽，上方去柴胡、郁金。

• 处方：

生黄芪 40g	当 归 25g	桃 仁 10g	红 花 10g
川 芎 20g	生地黄 15g	赤 芍 25g	白 芍 25g
乌 药 15g	甘 草 15g	地 龙 15g	

10剂，水煎服，每日1剂。

三诊：服药后患者尿痛完全缓解，仍有尿频，夜尿2~3次，余症消失，舌质淡红，苔薄白，脉沉。瘀滞已除，正虚渐现，尿频为肾气不固，膀胱气化失司所致，故上方减少活血化瘀之品，加强补肾固摄之力，取缩泉之意。

• 处方：

生黄芪 40g	当 归 25g	菟丝子 20g	车前子 20g (包煎)
川 芎 20g	生地黄 15g	赤 芍 25g	白 芍 25g
益智仁 20g	乌 药 15g	山 药 15g	甘 草 15g

10剂，水煎服，每日1剂。

四诊：再服上方 10 剂后，患者诸证消失，舌、脉正常，行动、饮食及二便均如常人，停药观察 3 个月未见复发。

按：中年女性，因尿痛、尿频 7 年就诊。现症见：尿道疼痛，痛如针刺，入夜尤甚，尿频，夜尿 5~7 次，倦怠乏力，面色无华，大便正常，舌质淡暗，苔薄白，脉沉涩。诊断为气虚血瘀之淋证。治以益气活血，通络止痛。方用补阳还五汤加减取得满意疗效。本案提示，一个正确的辨证过程，一定要抓住主症，主症是纲，纲举目张，抓住主症特点，就是抓住了主攻方向，一切问题就迎刃而解了。淋证是指小便频数短涩，淋沥刺痛，小腹拘急引痛为主症的病症。临床上有以气、血、膏、石、劳淋分为五淋的，也有以气、血、膏、石、劳、热淋分为六淋的，后者为目前常用分型方法。其病理性质有实、有虚。实者多为湿热为患；虚者多为脾肾两虚；亦有虚实夹杂者，常见阴虚夹湿热，气虚夹水湿等。多以肾虚为本，膀胱湿热为标。但本案却以气虚血瘀为主要病机，故不在常见证型中，临床上虽多次就诊却不见疗效，就是因为前医多以常见证型诊治，故屡屡失败。本案在临证时紧紧抓住尿痛的特点为刺痛、憋尿及入夜尤甚，完全符合瘀血疼痛的特点，舌、脉表现亦符合血瘀证的舌脉特点；倦怠乏力，夜尿频多，面色无华，为气虚证的特点，并结合病程演变过程，起因为手术后，病程长达 7 年之久，完全符合"久病必有瘀，怪病必有瘀""久病耗气"，久病入络，不通则痛，完全符合气虚血瘀的病机特点。因此，大胆打破固有的思维模式，采用益气活血，通络止痛的治疗原则，应用补阳还五汤治疗取得良效。

补阳还五汤出自清代王清任之《医林改错》，书中云："此方治半身不遂，口眼㖞斜，语言謇涩，口角流涎，大便干燥，小便频数，遗尿不禁。"方中重用生黄芪以大补元气，气行则血行，血行则瘀去络通；气旺则固摄有权，祛瘀不伤正，故为君药；当归活血补血，为臣药；再配以赤芍、川芎、红花、桃仁等活血祛瘀之品，使瘀祛而不伤正；地龙长于通行经络，诸药合用共奏补气活血通络之功，本方的配伍特点是重用补气，轻用活血，补气为主，化瘀为辅。现在临床上多用于治疗心、脑血管疾病，糖尿病，下肢动脉闭塞证，骨科疾病，慢性肾炎蛋白尿，前列腺疾病，类风湿关节炎等疾病，用于治疗淋证尚不多见，但究其上述诸病，虽病位、临床表现各有不同，但病机却基本相同，均为各种原因所导致的气血亏虚，气虚则行血无力，而瘀血从生，投以补阳还五汤均可收效。

六、水肿案③

朱某，男性，58 岁。就诊于辽宁中医药大学附属第二医院。

初诊：患者以双下肢水肿反复发作 3 年余，加重 3 个月为主诉就诊。患者于 3 年前无明显诱因出现双下肢水肿，曾在当地医院化验尿常规：蛋白 3+、潜血 3+、镜下红细胞 25~35 个/HP，诊断为"慢性肾小球肾炎"，给予中药汤剂及院内制剂口服治疗，病情有所缓解，以后上症反复发作，在当地医院间断用上述药物治疗病情均有所缓解，尿蛋白时轻时重。近 3 个月上述症状复发，又在当地治疗近 3 个月，症状未见减轻，为求进一步治疗来诊。现症见：双下肢水肿，按之没指，腰膝酸软，倦怠乏力，口干喜冷饮，小便量少而黄，大便 3 日一行，舌边尖红，少苔，脉沉细。尿常规：蛋白 3+、潜血 3+、镜下红细胞 35～50 个 /HP、颗粒管型 1～5 个 /HP。24 小时尿蛋白定量 3.2g/d。肾功能正常，血压正常。四诊合参证属阴虚火旺之水肿证。治以滋阴利水之知柏地黄汤合猪苓汤加减。

- 处方：

茯　苓 20g	猪　苓 20g	滑　石 15g	阿　胶 10g (烊化)
泽　兰 20g	生地黄 15g	山茱萸 20g	山　药 20g
牡丹皮 10g	知　母 15g	黄　柏 10g	车前子 20g (包煎)
菟丝子 20g	益母草 25g	金樱子 20g	独　活 15g

14 剂，水煎服，每日 1 剂。

二诊：服上方 14 剂后复诊，双下肢水肿明显减轻，已无口渴，小便色、量均正常，大便每日一行，舌边尖红，少苔，脉沉细。复查尿常规：蛋白 3+、潜血 2+、镜下红细胞 10～15 个 /HP、颗粒管型 0～2 个 /HP。上方去知母、黄柏，加麦冬 20g、玄参 15g 以增强滋阴作用。

- 处方：

茯　苓 20g	猪　苓 20g	滑　石 15g	阿　胶 10g (烊化)
泽　兰 20g	生地黄 15g	山茱萸 20g	山　药 20g
牡丹皮 10g	车前子 20g (包煎)	菟丝子 20g	益母草 25g
金樱子 20g	独　活 15g	麦　冬 20g	玄　参 15g

14 剂，水煎服，每日 1 剂。

三诊：服上方 14 剂后复诊，双下肢水肿已完全缓解，时觉乏力，舌质暗红，舌苔薄白，脉沉细。复查尿常规：蛋白 2+、潜血 1+、镜下红细胞 0～3 个 /HP。四诊合参证属气阴两虚之证，治以益气养阴，化气行水之参芪地黄汤加减。

- 处方：

黄　芪 40g	太子参 15g	山茱萸 20g	熟地黄 15g
山　药 20g	茯　苓 10g	牡丹皮 10g	泽　兰 15g
菟丝子 20g	鹿角霜 25g	金樱子 20g	芡　实 20g
生龙骨 20g	生牡蛎 20g	红　花 10g	丹　参 20g
藿　香 15g	炒薏苡仁 20g		

21 剂，水煎服，每日 1 剂。

四诊：服上方 21 剂后，无不适表现，舌质淡红，苔薄白，脉细。复查尿常规：蛋白 1+、潜血 1+、镜下红细胞 0～3 个 /HP，24 小时尿蛋白定量 0.6g/d，后以本方为基本方加减治疗 3 个月，尿常规及 24 小时尿蛋白定量均恢复正常，临床治愈。

按：水肿为体内水液潴留，泛溢肌肤，表现为头面、眼睑、四肢、腹背水肿。基本病机为肺失通调，脾失转输，肾失开阖，三焦气化不利。治疗上阳水当发汗、利水，或攻逐，以祛邪为主。同时配合清热解毒、健脾理气等法。阴水当温肾健脾，以扶正为主，同时，配以利水、养阴、活血祛瘀等。本案水肿多年，反复应用温阳利水之剂均可见效，本次复发仍用原法治疗无效，其原因在于只考虑常法，而未考虑变法。本案日久阳损及阴，或久用温阳利水之剂，燥热伤阴或分利太过而致阴虚，出现一片阴虚内热之象，治当滋补肾阴为主，兼利水湿。故用知柏地黄汤合猪苓汤加减取得显效。水不自行，赖气以动，久病耗气，在临床水肿明显减轻之后，果断更改治疗方向，改用益气养阴的参芪地黄汤加减，并加用温补肾阳之品。正如《景岳全书》所云："善补阳者，必于阴中求阳，则阳得阴助而生化无穷，善补阴者，必于阳中求阴，则阴得阳升而泉源不竭。"《素问·阴阳应象大论》所云的"孤阴不生，独阳不长"。正在于此，故在临床治疗中就时时注意阴阳的互根互用关系。

通过本案提示在疾病治疗中既要掌握一般规律，又要掌握特殊规律，要根据病机变化随证治之。"谨守病机""知常达变"是取得良好临床疗效的保证。

七、劳淋案

刘某，女，49岁。就诊于辽宁中医药大学附属第二医院。

初诊：患者以尿频、尿急、尿痛反复发作10年，加重伴血尿2天为主诉就诊。既往糖尿病5年，血糖控制尚可。患者10余年前劳累后出现尿频、尿急、尿痛，曾在当地医院就诊，诊断为尿路感染，给予抗感染治疗后病情缓解，以后上症每因劳累及着凉复发，经常服用抗生素治疗，病情时轻时重。2天前因家事上火，上症复发，自服三金片及诺氟沙星胶囊后无明显好转，且出现肉眼血尿遂来诊。尿常规检查示：蛋白2+、镜下红细胞满视野/HP、镜下白细胞40～50个/HP。现症见：尿频、尿急、尿痛，肉眼血尿，乏力口渴，舌红、少苔，脉细。四诊合参证属气阴两虚，湿热下注，治以益气养阴，清热利湿，凉血止血。方用清心莲子饮加减。

- 处方：

黄　芪 30g	太子参 20g	麦　冬 20g	石莲子 15g
黄　芩 10g	地骨皮 15g	柴　胡 15g	甘　草 15g
扁　蓄 25g	生地黄 15g	石　韦 25g	地榆炭 20g
仙鹤草 25g	滑　石 20g	白茅根 30g	车前子 20g (包煎)

7剂，水煎服，每日1剂。

二诊：服上方7剂后尿频、灼热症状减轻，尿色深黄，舌脉同前，复查尿常规：尿蛋白阴性、镜下红细胞0～3个/HP、镜下白细胞5～15个/HP；上方去地榆炭、仙鹤草，加天花粉15g以增强滋阴清热之效。

- 处方：

黄　芪 30g	太子参 20g	麦　冬 20g	石莲子 15g
黄　芩 10g	地骨皮 15g	柴　胡 15g	甘　草 15g
蓏　蓄 25g	生地黄 15g	石　苇 25g	滑　石 20g
白茅根 30g	车前子 20g (包煎)	天花粉 15g	

10剂，水煎服，每日1剂。

三诊：服上方10剂后诸症缓解，惟时感口干咽燥，腰酸乏力，嘱继续六味地黄丸半月以收功。

按：复发性尿路感染多见于女性，尤其是患糖尿病的患者更易反复发作，且难以治愈，临床上多以劳淋论治，或从脾肾两虚，膀胱湿热论治；或从肾虚，膀胱湿热论治；或从气阴两虚，膀胱湿热论治。但经常会出现无论用清法还是用补法，均收效甚微的情况。临床上杨秀炜教授针对此类患者多从心火论治，心以血为本，以火为用，与小肠相表里。人得杂事扰心，日久心中蓄热，热移小肠，热灼津亏，小便必涩，所以此类患者常伴见心烦失眠、多梦健忘、舌边尖红、脉细数，此皆心火偏亢之证。心火乃无形之火，非清有形湿热之药所能奏效，而应用《太平惠民·和剂局方》中的清心莲子饮治疗，多取显效。此方中人参、黄芪、甘草补气以制心火，因火为元气之贼，势不两立，故补气可制心火，而不能用苦寒清泻之品；心为君主之官，心不安则五脏危，心火偏亢，则五脏功能受扰，出现热象，对其他四脏之火则可清泻之。方中麦冬泄火于肺，黄芩清火于肝，地骨皮、车前子清火于肾，茯苓泄火于脾，石莲肉交通心肾，乃取以肾水制心火之意。诸药合用益气养阴，清热利湿。临床上治疗劳淋属气阴两虚，心火独亢，下移小肠之淋证不失为一个常用而有效的方剂。国医大师张琪教授在治疗慢性肾脏病时常用本方，并取得很好的疗效。

八、气淋案

薄某，女，24岁。就诊于辽宁中医药大学附属第二医院。

初诊：患者以尿频、小腹坠胀2年为主诉就诊。患者于2年前因尿频、尿急、尿痛在当地医院就诊，诊断为尿路感染，给予抗感染及对症治疗后好转，以后上症反复发作，经常用抗生素药物治疗，病情时轻时重，但尿频、小腹坠胀症状不见好转，为求中医治疗来诊。现症见：尿频，小腹坠胀，排尿无力，食欲不振，腰酸乏力，偶有恶心，舌质淡红，苔白略厚腻，脉沉细。四诊合参证属脾气不足，中气下陷，不能升清降浊之气淋虚证，治以升阳益气之补中益气汤加减。

- 处方：

黄 芪30g	炒白术20g	太子参20g	当 归15g
陈 皮15g	升 麻10g	柴 胡10g	炙甘草15g
炒薏苡仁20g	苍 术10g	乌 药15g	

7剂，水煎服，每日1剂。

二诊：服上方后自觉小腹坠胀及乏力减轻，但仍有尿频及排尿无力，舌质淡红，苔白略厚腻，脉沉细。久病及肾，肾虚下元不固，故尿频。故在上方基础上加菟丝子20g、山茱萸20g、肉苁蓉15g以温补肾阳。

- 处方：

黄 芪30g	炒白术20g	太子参20g	当 归15g
陈 皮15g	升 麻10g	柴 胡10g	炙甘草15g
炒薏苡仁20g	苍 术10g	乌 药15g	菟丝子20g

山茱萸 20g　　　　　肉苁蓉 15g

10 剂，水煎服，每日 1 剂。

三诊：服上方后诸症好转，惟时有恶心，舌淡红，苔薄白，脉细。脾胃气虚，不能升清降浊，胃气上逆，故见恶心，于上方中去升麻，加法半夏 10g、香橼 15g 以行气和胃降逆。

- 处方：

黄　芪 30g	炒白术 20g	太子参 20g	当　归 15g
陈　皮 15g	柴　胡 10g	炙甘草 15g	炒薏苡仁 20g
苍　术 10g	乌　药 15g	菟丝子 20g	山茱萸 20g
肉苁蓉 15g	法半夏 10g	香　橼 15g	

7 剂，水煎服，每日 1 剂。

四诊：服上方后诸症缓解，嘱继服补中益气丸 20 天，随访至今未发。

按：淋证是以小便频数短涩，淋沥刺痛，小腹拘急引痛为主症的病症。《金匮要略》将其病机归为："热在下焦"；《诸病源候论》认为："诸淋者，由肾虚膀胱热故也。"指出肾虚为本，膀胱热为标的淋证病机。《景岳全书》提出淋证的治疗："凡热者宜清，涩者宜利，下陷者宜升提，虚者宜补，阳气不固者宜温补命门"的治疗原则。本例患者虽为年轻女性，但素体脾胃虚弱，中气不足，加之久病淋证，诸医多用苦寒之品，致中气更虚，气虚下陷，膀胱气化无权，故辨证为淋证之气淋虚证。因此，治疗上给予益气升阳之补中益气汤，此虽不是治疗淋证的常法，但辨证准确亦效如桴鼓。

九、盗汗案

宋某，女，75 岁。就诊于辽宁中医药大学附属第二医院。

初诊：患者以盗汗反复发作 3 年余，加重 2 个月余为主诉就诊。患者于 3 年前无明显诱因出现盗汗，偶有自汗，伴乏力，曾在辽宁中医药大学附属第二医院就诊，给予中药汤剂口服 1 个月后症状缓解；近 2 个月来无明显诱因上症复发，且逐渐加重，自服知柏地黄丸、玉屏风散未见好转遂来诊。既往患糖尿病 20 余年，现用胰岛素控制血糖，血糖控制不理想。现症见：盗汗频繁，每夜汗出 2～3 次，轻则微微汗出或但头汗出，甚则周身大汗淋漓，苦闷不堪，夜寐不安，口渴不欲饮，时有心烦，畏寒肢冷，舌质暗红，苔薄黄，脉沉细。查体：空腹血糖 8.7mmol/L，餐后 2 小时血糖 16.2mmol/L。四诊合参证属阴虚火旺夹瘀之盗汗，治以滋阴降火、活血化瘀、固表止汗，方用当归六黄汤加桃红四物汤加减。

- 处方：

当　归 15g	生地黄 10g	熟地黄 10g	黄　芩 10g
黄　连 6g	黄　柏 10g	生黄芪 25g	桃　仁 10g
红　花 10g	川　芎 15g	防　风 10g	北五味 10g
煅牡蛎 20g	煅龙骨 20g	炒浮小麦 30g	

7 剂，水煎服，每日 1 剂。

二诊：患者自述服上方 3 剂开始夜寐好转，盗汗明显减轻，无大汗淋漓，心烦缓解，仍有畏寒，上半身汗出或但头汗出，口渴不欲饮，舌质暗红，苔薄白，脉沉细，上方去黄芩、黄柏，加肉桂 6g。

- 处方：

当　归 15g	生地黄 10g	熟地黄 10g	黄　连 10g
生黄芪 25g	桃　仁 10g	红　花 10g	川　芎 15g
防　风 20g	北五味 10g	浮小麦 30g	煅牡蛎 20g
煅龙骨 20g	肉　桂 6g		

10 剂，水煎服，每日 1 剂。

三诊：服上药 10 剂后，盗汗缓解，睡眠正常，饮食、二便正常，复查血糖控制理想，以麦味地黄丸、金匮肾气丸交替服用以巩固疗效并收功。

按：老年女性，因以盗汗反复发作 3 年余，加重 2 个月余就诊。四诊合参证属阴虚火旺夹血瘀所致之盗汗。"年四十，而阴气自半矣"，加之久病消渴，阴精亏虚，虚火内生，阴津被扰，热迫津液外泄，故见盗汗；久病入络，血行不畅，络脉阻滞，结成瘀血，瘀久化热，迫津致汗，故见盗汗。治以滋阴降火，活血化瘀，固表止汗，方用当归六黄汤加桃红四物汤加减。

盗汗一证《黄帝内经》称之为"寝汗"，《素问·阴阳别论》云："阳加于阴谓之汗。"《医学正传·汗证》："若夫自汗与盗汗者，病似而实不同也。其自汗者，无时濈濈然出，动则为甚，属阳虚，胃气之所司也；盗汗者，寝中而通身如浴，觉来方知，属阴虚，营卫之所主也。大抵自汗宜补阳调卫，盗汗宜补阴降火。"汗出是临床上常见的症状，反映着人体阴阳的盛衰和病邪的性质。本案患者老年女性，久病消渴，必有阴精亏虚，虚火内生，加之久病入络，络脉阻滞，瘀久化热，热迫津液外泄，故见盗汗。前医虽用知柏地黄丸治之证机对应，但未考虑到瘀血致汗的病机，因此疗效不显。正如《医林改错·血府逐瘀汤所治之症目》："竟有用补气、固表、滋阴、降火、服之不效，而反加重者，不知血瘀亦令人自汗、盗汗，用血府逐瘀汤。"本案在辨证过程中抓住盗汗伴有夜寐不安，时有心烦，苔薄黄的阴虚火旺特点，以及久病，口渴不欲饮，舌质暗红，脉沉细等瘀血特点，辨证为阴虚火旺夹瘀血之病机，在治疗上大胆应用当归六黄汤合桃红四物汤化裁，并配合敛汗之品。一诊即见显效，阴火有所收敛，但瘀滞尚未解除，已顿挫火势，不可穷追不舍，以防伤正。二诊虽实邪仍在，但毕竟年事已高，正气不足，故中病即止，去掉苦寒伤正之芩、柏，加用温补肾阳之肉桂，一则温阳即是行瘀，二则根据老年人为少阴寒化体质以扶助元阳；加用枳壳以行气，气行则血行，气滞则血瘀；另外，考虑应用苦寒及滋阴药物可以呆滞脾胃而用之。三诊诸证消失后，考虑消渴病的病机特点及老年人的体质特点而应用麦味地黄丸、金匮肾气丸交替服用。

本案提示在临床过程中，重在抓住主症特点，审证求因，求其所属，伏其所主；同时在经方学习过程中要掌握其精神实质，灵活运用，才能效如桴鼓。

十、遗尿案

张某，男，10岁。就诊于辽宁中医药大学附属第二医院。

初诊：患者以遗尿10年、加重半年为主诉就诊。患者自幼遗尿，屡治无效，近半年因着凉后上症加重，夜尿频多，白天也不能自禁，曾服中药汤剂及针灸等治疗未见明显效果，患者及家人苦闷不堪，为进一步治疗来诊。现症见：遗尿，夜尿频数，面色淡黄，形体瘦弱，毛发不泽，食少纳呆，手足不温，大便正常，舌质淡红，苔薄白，脉沉缓。尿常规及泌尿系统超声未见异常。四诊合参证属先天不足，肾气亏虚，不能温煦脾阳，终致脾肾阳虚，膀胱气化不利之遗尿证。治以温补脾肾，缩泉止遗，方用缩泉丸合香砂六君子汤加减。

●处方：

山 药 10g	益智仁 10g	乌 药 10g	木 香 6g
砂 仁 6g	党 参 15g	茯 苓 15g	白 术 10g
桑螵蛸 10g	金樱子 15g	菟丝子 15g	山萸肉 20g
鹿角霜 15g			

10剂，水煎服，每日1剂。

二诊：自述服上药5剂后自觉下腹热，日间排尿基本正常，但仍时有夜间遗尿，手足转温，舌淡红，苔薄白，脉沉。阳气渐复，脾肾功能转佳。效不更方，继服上方10剂。

●处方：

山 药 10g	益智仁 10g	乌 药 10g	木 香 6g
砂 仁 6g	党 参 15g	茯 苓 15g	白 术 10g
桑螵蛸 10g	金樱子 15g	菟丝子 15g	山萸肉 20g
鹿角霜 15g			

10剂，水煎服，每日1剂。

三诊：患者自述服药后白天排尿正常，偶有夜间遗尿，但仍有食少纳呆，面色无华，舌淡红，苔薄白，脉沉细。肾气得复，但脾胃功能尚弱，气血生化乏源，上方去桑螵蛸，加黄芪20g，以健脾益气。

●处方：

山 药 10g	益智仁 10g	乌 药 10g	木 香 6g
砂 仁 6g	党 参 15g	茯 苓 15g	白 术 10g
金樱子 15g	菟丝子 15g	山萸肉 20g	鹿角霜 15g
黄 芪 20g			

14剂，水煎服，每日1剂。

四诊：服上方14剂后患者已经10余天无遗尿，食欲明显好转，面色渐现红润，舌质红、苔薄白，脉细。嘱可停药，饮食调养。

按：男性少年，以遗尿10年、加重半年就诊。四诊合参，证属先天不足，肾气亏虚，不能温煦脾阳，终致脾肾阳虚，膀胱失约之遗尿证。治以温补脾肾，缩泉止遗，方用缩泉丸合香砂六君子汤加减治疗取得疗效。遗尿一证多由膀胱不能制约水道所致，如《素问·宣明五气论》："膀胱不利为癃，不约为遗溺。"《诸病源候论》："遗尿者，此由膀胱虚冷，不能约于水故也。"其发病之源，责之脾肾，肾为先天之本，内寄相火，其元阳之火可温煦诸脏，又能化气行水。脾胃为后天之本，主运化水湿。若脾虚则运化无权，水湿下流。故本病的发生与脾肾二脏关系最为密切。该患者自幼遗尿则因先天肾气亏虚所致，肾虚火衰，不能温养脾土则见脾阳不足，脾肾阳虚，寒从内生，气化无权而见遗尿，用缩泉丸合香砂六君子汤加减，合方正符合上述病机，故多年顽疾轻松而愈。

缩泉丸为固涩剂，具有补肾缩尿之功效，临床用于治疗肾虚遗尿、尿频或尿浊、遗精等。方由山药、益智仁、乌药三味药物组成。其中，山药补肾固精，益智仁温补肾阳、收敛精气，乌药温肾散寒，三药合用则肾虚得补，寒气得散，共奏补肾缩尿之功。香砂六君子汤为补益脾胃的常用方剂，在本案中针对脾胃气虚，不能化生气血，滋养五脏而用，同时达到后天补先天的作用。本案中患儿病史长，反复治疗效果不显，应该与只着眼于肾与膀胱，没有重视调养脾胃之气有关，从中我们可以看出调养脾胃对儿童这个生长发育迅速的群体尤为重要。

十一、脘腹胀满案

肖某，女，60岁。就诊于辽宁中医药大学附属第二医院。

初诊：患者以脘腹胀满2个月为主诉就诊。于2个月前因饮食不洁出现胃脘疼痛、恶心、呕吐2次，为胃内容物，伴腹痛腹泻，大便臭秽，每日五六次，在当地医院就诊，诊断为急性胃肠炎，给予西药抗感染及对症治疗3天后病情好转停药，但其后逐渐出现脘腹胀满，日夜不适，逐渐加重，自服人参健脾丸、香砂养胃丸等中成药未见缓解来诊。现症见：脘腹胀满，日夜不适，按之脘腹柔软，食欲不振，时有恶心，偶有便溏，小便正常，舌质淡暗，舌苔薄白，脉沉细无力。四诊合参证属脾胃虚弱，气机阻滞之脘腹胀满证，治以温运健脾，消滞除满，方用厚朴生姜半夏甘草人参汤加减。

- 处方：

| 厚　朴 15g | 生　姜 15g | 法半夏 10g | 炙甘草 10g |
| 党　参 15g | 香　附 15g | 延胡索 10g | |

7剂，水煎服，每日1剂。

二诊：服药7剂后自觉脘腹胀满有所减轻，无恶心、呕吐，食欲略有好转，大便基本正常，舌质淡，苔薄白，脉沉细。上方去法半夏，加焦三仙各15g消食化滞。

- 处方：

厚　朴 15g	生　姜 15g	炙甘草 10g	党　参 15g
香　附 15g	延胡索 10g	焦山楂 15g	焦神曲 15g
焦麦芽 15g			

7剂，水煎服，每日1剂。

三诊：又服上方 7 剂后自觉诸症消失，心下畅快，食欲大振，嘱再服香砂六君子丸 2 周巩固治疗，随访 3 个月未见复发。

按：腹胀一症，有实有虚，实者腹坚硬，拒按而痛，是食积或秽滞，宜小陷胸汤或消导、攻下剂。虚者脘腹虽胀而按之柔软，且喜按压，按下去也不作痛，或者痛也很轻微，是脾胃功能衰弱，致使食物有所残留，分解、产气，壅塞于脘腹中而作胀。本案主诉脘腹胀满，且为按之不痛，是属虚胀，故用厚朴生姜半夏甘草人参汤治疗而取显效。《伤寒论》云："发汗后，腹胀满者，厚朴生姜半夏甘草人参汤主之。"厚朴生姜半夏甘草人参汤为治疗虚性腹胀的名方，"胀非苦不泄"，厚朴味苦性温，具有行气除满，通泄脾胃之气分，用作君药；"满非辛不散"，半夏辛温和胃，具有燥湿开结之功，生姜辛通滞气，宣散水气，用作臣药；人参鼓舞胃气，主治心下虚痞胀满，佐以甘草滋胃生津。通补兼施，法颇完密。本案患者为老年女性，平素脾胃虚弱，又因饮食不洁而出现脘腹疼痛及呕吐腹泻，虽用西药抗炎对症治疗阻止了疾病的急性发作，但脾胃功能尚未恢复，故出现一系列的脾胃虚弱、气机阻滞之证，运用本方即起到温运脾阳、消滞除满之效，故脾胃功能得以恢复，而诸症解除。

十二、腰痛案

李某，男，48 岁。就诊于辽宁中医药大学附属第二医院。

初诊：患者以腰痛 3 天为主诉就诊。患者既往身体健康，于 3 天前无明显诱因出现两侧腰部酸痛沉重，尤以晨起为甚，活动后有所减轻，余无不适。现症见：腰部酸痛，晨起尤甚，舌质暗红，舌苔白厚腻，脉沉滑。查体：双侧肾区无叩击痛，活动不受限，实验室检查：尿常规、肾功能、肾脏彩超及腰椎 CT 检查均正常。四诊合参证属内伤湿滞，湿阻气机所致之腰痛。治以解表化湿，理气和中。选用宋代《太平惠民和剂局方·治伤寒》的藿香正气散（胶囊）口服，4 粒/次，2 次/日。

二诊：患者自述服药 5 天后腰痛缓解，舌质暗红，舌苔白略厚，脉沉滑。嘱继续服药 1 周后停药。

按：藿香正气散出自宋代《太平惠民和剂局方·治伤寒》，全方由藿香、紫苏、白芷、大腹皮、茯苓、白术、半夏、陈皮、厚朴、桔梗、甘草、生姜、大枣等 13 味组成。传统功效为解表化湿、理气和中，主要用于外感风寒、内伤湿滞之证。方中藿香味辛，性微温，既可解表散风寒，又芳香化湿浊，辟秽和中，升清降浊，为君药。辅以紫苏、白芷二药辛温发散，助藿香外散风寒，芳化湿浊，为臣药。厚朴、大腹皮行气燥湿、除满消胀，半夏、陈皮燥湿和胃、降逆止呕，白术、茯苓燥湿健脾、和中止泻，共为佐药。以甘草调和脾胃，并调和诸药。临床常用于外感风寒、内伤湿滞所致的胃肠型感冒，湿阻中焦所致的呕吐、腹泻、中暑等，尚未见到有关藿香正气散（胶囊）治疗腰痛的报道。

本案患者既往无腰痛及其他病史，实验室检查亦无异常所见，仔细追问病史，患者在腰痛之前曾因听说服用六味地黄丸有补肾的作用，遂与同事一起服用六味地黄丸，1 周后逐渐出现腰痛，因此结合舌脉表现考虑为素有湿邪内停，又盲目服用六味地黄丸，以致闭门留寇，犯"实实"之诫，故投以藿香正气胶囊取其内外兼治，表里双解，风寒得解，湿滞得化，清升浊降，气机通畅，表解里和，共奏解表化湿、理气和中之效。

通过本案诊治，使笔者对传统成药治疗疾病有了新的认识，对疾病的诊治要抓本质、抓病机，灵活应用传统中成药会取得事倍功半之效，也为传统中成药的应用范围拓展起到一个良好的尝试作用。

十三、眩晕案

满某，女，40岁。就诊于辽宁中医药大学附属第二医院。

初诊：患者以头晕、恶心1个月余为主诉就诊。患者1个月前突发眩晕，恶心呕吐，行走时需由人搀扶，否则即跌仆，在外院做各种检查均未见异常，对症治疗后症状未见明显好转遂求治于中医。既往患甲状腺结节、乳腺增生。现症见：眩晕恶心，呕吐痰涎，色黄白，不思饮食，口苦多梦，大便尚调，舌质暗红，舌苔白厚腻，左脉弦细，右脉沉弦。此为胆胃不和、痰热内扰、清空不利之证。予柴芩温胆汤加味以清热化痰。

- 处方：

柴 胡 15g	黄 芩 12g	青 皮 10g	陈 皮 10g
法半夏 15g	茯 苓 20g	枳 实 10g	竹 茹 10g
炙甘草 6g	浙贝母 20g	玄 参 15g	生牡蛎 20g
天 麻 15g	川 芎 15g		

14剂，水煎服，每日1剂。

二诊：服药后患者自述偶有眩晕，无恶心、呕吐，仍有口苦多梦，二便正常，舌质暗红，舌苔黄腻，脉沉弦细。上方去青皮，法半夏改为9g，加钩藤15g。

- 处方：

柴 胡 10g	黄 芩 15g	陈 皮 10g	法半夏 9g
茯 苓 20g	枳 实 10g	竹 茹 10g	炙甘草 6g
浙贝母 20g	玄 参 15g	生牡蛎 20g	天 麻 15g
川 芎 15g	钩 藤 15g		

14剂，水煎服，每日1剂。

三诊：服药后患者头晕明显好转，口微苦，多汗，余同前，舌苔白厚腻，脉弦细。上方加入化湿之炒薏苡仁20g、白蔻仁10g。

- 处方：

柴 胡 10g	黄 芩 15g	陈 皮 10g	法半夏 9g
茯 苓 20g	枳 实 10g	竹 茹 10g	炙甘草 6g
浙贝母 20g	玄 参 15g	生牡蛎 20g	天 麻 15g
川 芎 15g	炒薏苡仁 20g	白蔻仁 10g	钩 藤 15g

14剂，水煎服，每日1剂。

按：中年女性，因眩晕恶心1个月就诊。辨证为胆胃不和、痰热内扰、清空不利之证。予柴芩温胆汤加味治疗取得满意疗效。眩晕一症有虚实之分。本例患者属于偏实者，以柴芩温胆汤理气化痰、清热和胃而获效。《素问·至真要大论》云："诸风掉眩，皆属于肝"。风类不一，故曰诸风；掉，摇也，即肢体、头部振摇之状；眩，目前黑也，指头晕、目眩的症状。肝主筋，开窍于目，其脉上巅顶，病则筋脉失养而振摇不止，或头晕目眩。《素问·阴阳应象大论》说："神在天为风，在地为木，在体为筋，在气为柔，在脏为肝。"故风气异常最易引发肝的病变，伤及所合之筋，所主之窍。《素问·阴阳应象大论》又说："风胜则动"，肢体、头部摇动是外观振摇，头晕、目眩为自觉摇动，故皆属"风"象。例如，肝风内动、肝阳上亢、肝火上炎、肝气郁结等病症等均可以见到头晕目眩之象。掉与眩二症虽多与肝脏有联系，但有虚实之分。其实证者本属肝旺。就脏腑相关而言，泻其腑即可治其脏之实，所谓"从阳引阴"，故泻胆热为治法之一。又有虚证一类，从"乙癸同源"看来，补肾即所以补肝，所谓"滋水涵木"也，故重在补益肾脏，而肝虚可调。其虚实夹杂之证则可用补泻兼施之法，补益肾脏而清泻肝脏为其治。他如肾虚不能柔润筋脉、脾虚气血化生乏源之候，治疗关键则需双补脾肾，培补先后二天，掉眩当解。本例患者属于偏实者，以柴芩温胆汤清化肝胆痰热而获效。患者肝胆郁热，兼有痰浊，肝热夹痰上扰清窍则见眩晕，胆热则见口苦多梦，痰热内扰，胆胃不和则见到恶心，不思饮食，呕吐痰涎，故以柴芩温胆汤加味，一则疏泄肝胆郁热，一则化痰，双管齐下而病愈。

十四、不寐案①

刘某，女，45岁。就诊于辽宁中医药大学附属第二医院。

初诊：患者以不寐半年为主诉就诊。患者于半年前因情志不畅导致不寐，入睡困难，月经错后，每逢经期上症加重，甚则彻夜不眠，烦躁易怒，胸闷脘痞，多梦善忘，乏力纳呆，头重如裹，口干口苦，大便时秘，舌边尖红，苔黄白厚腻，脉弦滑。四诊合参证属枢机不利、痰热内扰之不寐证。治以和解枢机，清热化痰之法，方用黄连温胆汤合小柴胡汤加减。

● 处方：

柴 胡 10g	黄 芩 10g	党 参 25g	法半夏 10g
炙甘草 10g	陈 皮 15g	茯 苓 20g	竹 茹 10g
枳 实 15g	黄 连 10g	生龙骨 20g	生牡蛎 20g

7剂，水煎服，每日1剂。

二诊：服上方后睡眠好转，余症均不同程度减轻，舌质红，舌苔白厚，脉弦细。效不更方，上方加郁金15g、石菖蒲15g，以增强化痰行气，解郁安神之功。

● 处方：

柴 胡 10g	黄 芩 10g	党 参 25g	法半夏 10g
炙甘草 10g	陈 皮 15g	茯 苓 20g	竹 茹 10g
枳 实 15g	黄 连 10g	生龙骨 20g	生牡蛎 20g

| 郁　金 15g | 石菖蒲 15g | | |

14 剂，水煎服，每日 1 剂。

三诊：现患者烦止寐安，诸症霍然，舌质淡红，苔白略燥，脉弦细，热去痰清，但肝血不足，故以酸枣仁汤收功。

• 处方：

炒枣仁 30g	知　母 10g	茯　苓 15g	茯　神 20g
甘　草 10g	川　芎 10g	当　归 10g	远　志 20g
熟地黄 15g	益母草 20g		

14 剂，水煎服，每日 1 剂。

按：《医学心悟·不得卧》："有痰湿壅遏神不安者，其症呕恶、气闷、胸膈不利，用二陈汤导去其痰，其卧立安。"《灵枢·营卫生会》："气至阳而起，至阴而止。"言人之寤寐与营卫之气血阴阳的循环、转运有关，阳入于阴则寐，阳出于阴则寤。而气血阴阳的运转又与少阳枢机息息相关。若少阳枢机不利，气机不达，则阳不入阴而不寐，还可伴有口苦、胸胁痞满，脉弦等肝胆气机不利之证。气郁化火，炼津成痰，痰火上扰而使不寐加重。故治以疏肝开郁，和解枢机的大法，兼以清热化痰。治以黄连温胆汤加小柴胡汤。用小柴胡汤疏利肝胆气机，黄连温胆汤清热化痰安神。二方合用枢转气活，热退痰化，一身气机通利，营卫气血相贯如环，阳入于阴，神敛于心肝，则人自寐。

十五、不寐案②

梁某，女，48 岁。就诊于辽宁中医药大学附属第二医院。

初诊：患者以夜寐欠佳 3 年，加重 1 周为主诉就诊。患者 3 年前因工作压力过大导致夜寐欠佳，每晚睡眠时间不超过 3 小时，常年依靠服用地西泮片 2 片入睡，也曾服用中成药治疗效均不显，近 1 周来因劳累，上症加重，服用地西泮片亦不能入睡，为求中医治疗来诊。现症见：入睡困难，伴有多梦，胸脘痞闷，食欲不振，时有恶心，大便秘结，三四日一行，舌质淡红，苔薄白而腻，脉濡。四诊合参证属脾虚湿阻，升降失司，营卫不和之不寐证，给予健脾化湿升清治疗，方用升阳益胃汤加减。

• 处方：

陈　皮 15g	黄　连 6g	茯　神 20g	羌　活 10g
独　活 10g	白　术 15g	法半夏 15g	泽　泻 15g
黄　芪 30g	党　参 15g	炙甘草 10g	柴　胡 10g
防　风 10g	珍珠母 30g	远　志 20g	白　芍 15g

14 剂，水煎服，每日 1 剂。

二诊：自述服上药 2 周后恶心好转，胸脘痞闷减轻，夜寐好转，每晚服地西泮片 1 片，配合汤药，可深睡眠达 5 小时，舌质淡红、舌苔薄白，脉濡。上方加炒麦芽 15g、神曲 15g。

• 处方：

| 陈　皮 15g | 黄　连 6g | 茯　神 20g | 羌　活 10g |

独　活 10g	白　术 15g	法半夏 15g	泽　泻 15g
柴　胡 10g	黄　芪 30g	党　参 15g	炙甘草 10g
防　风 10g	珍珠母 30g	远　志 20g	白　芍 15g
炒麦芽 15g	神　曲 15g		

14 剂，水煎服，每日 1 剂。

三诊：再服药 2 周，已停服地西泮片，可以自主入睡，睡眠可达 6 小时，饮食及二便正常，脘胀缓解，舌质淡红，苔薄白，脉沉。效不更方，继服上方 14 剂以巩固疗效。

- 处方：

陈　皮 15g	黄　连 6g	茯　神 20g	羌　活 10g
独　活 10g	白　术 15g	法半夏 15g	泽　泻 15g
柴　胡 10g	黄　芪 30g	党　参 15g	炙甘草 10g
防　风 10g	珍珠母 30g	远　志 20g	白　芍 15g
炒麦芽 15g	神　曲 15g		

14 剂，水煎服，每日 1 剂。

按：《黄帝内经》云："胃不和则卧不安。"脾胃乃阴阳升降之枢纽，正常情况下，心火下降，肾水上承，阴阳相交，则可成寐。《灵枢·营卫生会篇》云："阳入于阴则寐。"升阳益胃汤出自李东垣《脾胃论》，方由黄芪二两，半夏汤洗、人参去芦、甘草炙各一两，独活、防风、白芍、羌活各五钱，橘皮四钱，茯苓、柴胡、泽泻、白术各三钱，黄连一钱组成，为治疗劳倦伤脾、湿热中阻、营卫不和的名方。其功用益气升阳，清热除湿。主治脾胃气虚、湿郁生热证。现症见：怠惰嗜卧，四肢不收，肢体重痛，口苦舌干，饮食无味，食不消化，大便不调，小便频数。临床上多用于治疗消化系统疾病，升阳者，升脾之阳；益胃者，益胃之气。脾胃为元气之本，升降之枢纽，今脾虚湿困，清阳不升、浊阴不降，阴阳交通之道路不畅，阳难入于阴，营卫不和，故而不寐。本案提示我们在临床中学会灵活应用经方及时方，抓住疾病的本质以及方剂的特点，有是证用是方。

十六、口疮案

刘某，男，22 岁。就诊于辽宁中医药大学附属第二医院。

初诊：患者以反复口腔溃疡 3 年余，加重 1 个月为主诉就诊。患者自幼身体单薄、食欲不振，3 年前患"慢性肾炎"，现已治愈。但 3 年来反复出现口腔溃疡，经久不愈，多方求治无效，经介绍来诊。现症见：口腔内可见三四处溃疡面，大者如黄豆大小，小者如粟粒大小，略有红赤，面色无华，倦怠乏力，食欲不振，时有便溏，舌质淡红，苔白水滑，脉沉细无力。四诊合参证属脾气下陷，阴火上冲之口疮。治宜益气升阳，佐以清火，方用升阳益胃汤加减。

- 处方：

| 黄　芪 30g | 党　参 20g | 甘　草 20g | 白　术 20g |

法半夏 10g	陈 皮 10g	茯 苓 20g	柴 胡 10g
黄 连 6g	防 风 10g	独 活 15g	羌 活 10g
泽 泻 15g	砂 仁 10g	白 芍 20g	

10 剂，水煎服，每日 1 剂。

二诊：服上药 10 剂后，上次所见的口腔溃疡全部愈合，又新发一大米粒大小之溃疡，食欲较前好转，余症同前，上方加白及 15g、海螵蛸 20g，以增强收敛止血、消肿生肌的作用。

● 处方：

黄 芪 30g	党 参 20g	甘 草 20g	白 术 20g
法半夏 10g	陈 皮 10g	茯 苓 20g	柴 胡 10g
黄 连 6g	防 风 10g	独 活 15g	羌 活 10g
泽 泻 15g	砂 仁 10g	白 芍 20g	白 及 15g
海螵蛸 20g			

10 剂，水煎服，每日 1 剂。

三诊：服药后口腔溃疡全部愈合，无新发溃疡，食欲明显好转，体质较前好转，仍时有大便溏泄，上方去黄连、柴胡、泽泻，加补骨脂 20g、升麻 10g、肉桂 5g，以补益脾肾之阳。

● 处方：

黄 芪 30g	党 参 20g	甘 草 20g	白 术 20g
法半夏 10g	陈 皮 10g	茯 苓 20g	防 风 10g
独 活 15g	羌 活 10g	砂 仁 10g	白 芍 20g
白 及 15g	海螵蛸 20g	补骨脂 20g	升 麻 10g
肉 桂 5g			

10 剂，水煎服，每日 1 剂。

四诊：患者服药治疗 1 个月后，诸症消失，体质得到很大改善。随访至今未见复发。

按：口腔溃疡归属于中医"口疮"范畴，临床上以反复口腔黏膜红点或者破溃糜烂，有黄色分泌物为主要特征。临床上分为虚证与实证。实证有心火上炎、肝郁气滞、脾胃积热等，虚证有阴虚火旺、脾肾阳虚等。升阳益胃汤出自李东垣所著之《脾胃论》，原方论曰"脾胃之虚，怠惰嗜卧，四肢不收，时值秋燥令行，湿热少退，体重节痛，口苦舌干，食无味，大便不调，小便频数，不嗜食，食不消，兼见肺病，洒淅恶寒，惨惨不乐，面色恶而不和，乃阳气不伸故也。当升阳益胃，名之曰升阳益胃汤"。方中由黄芪二两、半夏、人参、炙甘草各一两，白芍、防风、羌活、独活各五钱，陈皮、茯苓、泽泻、柴胡、白术各三钱，黄连二钱所组成。全方共奏补脾益肺、和胃化湿、舒肝解郁、祛风除湿、兼祛湿热之功。本案虽为年轻男性，但自幼体质较差，加之久病不愈，反复发作，证属脾气下陷、阴火上冲。治宜益气升阳，佐以清火，虽为顽疾，但辨证准确，效如桴鼓。本方临床上多用于消化系统疾病，将其用于口疮在于抓住其病机特点。另外，根据多年来临床应用总结出本方证特有的舌象改变，多为舌体胖大，水滑舌或舌苔白厚而不腻，临床上只要见到这样的舌象改变，无论是何种疾病首先考虑应用本方，屡用屡效。还有关于方中黄连的剂量，原方中加入小量黄连清热泄火，并且能防止升散太过，故在临床中一定要根据患者是否有热象，热的程度不同选用不同的剂量，一般为 3～10g，只有这样才能发挥本方发中有散、补中有散、扶正祛邪的作用，而非纯补益之剂。

十七、面部痤疮案

杨某，男，26 岁。就诊于辽宁中医药大学附属第二医院。

初诊：患者以面部痤疮半年为主诉就诊。于 2 年前因周身水肿诊断为肾病综合征，在本人处经应用激素及中药治疗后水肿消失，尿蛋白转阴，肾病综合征临床治愈。但近半年来因应用激素造成的面部痤疮十分严重，虽多方应用内服及外用药物治疗亦无好转，同时又顾忌其他医生不了解肾病的情况，用药不准影响肾脏，故求治于本人。现症见：面部尤其是双下颌处、双面颊部可见满布暗红及紫黑色暗疮样包块，个别的上面有脓头，但不破溃，无明显痛痒，面色晦暗，食欲欠佳，二便基本正常，舌质暗红、舌苔薄白，脉沉滑。四诊合参证属肾阳亏虚、痰浊毒瘀凝结而致之阴疽证。治以温补肾阳，化痰解毒之阳和汤加减。

- 处方：

熟地黄 20g	鹿角胶 15g（烊化）	肉　桂 10g	炮　姜 10g
炙麻黄 10g	白芥子 10g	党　参 20g	黄　芪 30g
甘　草 15g	皂角刺 15g	橘　核 15g	川　芎 15g
土茯苓 20g	三　棱 10g		

10 剂，水煎服，每日 1 剂。

二诊：服上方后无新发痤疮，原呈囊性包块的痤疮明显减轻，皮色变浅，无脓头，舌质暗红、苔薄黄，脉滑。上方去炮姜、肉桂，加石菖蒲 20g、法半夏 15g，以增强化痰之功。

- 处方：

熟地黄 20g	鹿角胶 15g（烊化）	炙麻黄 10g	白芥子 10g
党　参 20g	黄　芪 30g	甘　草 15g	皂角刺 15g
橘　核 15g	川　芎 15g	土茯苓 20g	三　棱 10g
石菖蒲 20g	法半夏 15g		

10 剂，水煎服，每日 1 剂。

三诊：继服 10 剂后囊性包块全部消失，皮肤光滑，舌质暗红、舌苔薄白，脉滑。上方去白芥子、炙麻黄，加蒲黄 20g、赤芍 20g、白芍 20g 巩固治疗半个月后痊愈，随访 3 个月无复发。

- 处方：

熟地黄 20g	鹿角胶 15g（烊化）	党　参 20g	黄　芪 30g
甘　草 15g	皂角刺 15g	橘　核 15g	川　芎 15g
土茯苓 20g	三　棱 10g	石菖蒲 20g	法半夏 15g

蒲 黄 20g	赤 芍 20g	白 芍 20g

14剂，水煎服，每日1剂。

按：青年男性，因患肾病综合征服用激素后造成面部痤疮久治不愈，辨证为肾阳亏虚，痰浊毒瘀凝结而致之痤疮病。治以温补肾阳，化痰解毒之阳和汤加减治疗取得满意疗效。阳和汤为清代王洪绪《外科证治全生集》的治疗阴疽的名方。其认为阴疽是气血两虚，毒痰凝结而致，治之之法，用大剂熟地黄、鹿角胶峻补气血，但非麻黄不能开其腠理，非肉桂、炮姜不能解其寒凝。此三味虽酷暑不可缺也，只有腠理开，凝才解，气血乃行，毒亦随之而消。面部痤疮多属肺胃热盛，本案久病水肿，造成气血亏虚，加之所用激素为辛热之品，耗伤气阴，造成气血凝滞，痰浊壅滞于面部，故于面部痤疮色暗红，并呈囊样改变，应用阳和汤治疗既可补益气血，又可开发腠理，化痰解毒，故可取得满意疗效。

本案提示我们在临床中要将辨病与辨证有机结合，并针对病因，以及疾病发展的不同阶段的病机特点，全面分析，综合判断，才能得到准确的治疗方向以取速效。

十八、瘿病案

王某，女，23岁。就诊于辽宁中医药大学附属第二医院。

初诊：患者以颈前结块肿大3个月为主诉就诊。患者于3个月前体检时经彩色超声检查发现双侧甲状腺结节：左侧1个，大小0.5cm×0.6cm×0.5cm；右侧2个，大小分别为0.1cm×0.2cm×0.15cm、0.2cm×0.4cm×0.3cm，当地医院建议进行手术治疗，患者及家属因惧怕手术后留瘢痕而拒绝，转来求治于中医治疗。现症见：颈前结块肿大，饮食睡眠及月经正常，舌质淡红、舌苔薄黄，脉弦滑。四诊合参，证属肝气郁结，痰浊内生，凝结于颈部之气郁痰阻之瘿病，治以理气化痰、消瘿散结，方用四逆散加黄芩温胆汤加减。

- 处方：

枳 实 15g	柴 胡 15g	白 芍 20g	甘 草 10g
酒黄芩 10g	法半夏 10g	陈 皮 15g	茯 苓 20g
竹 茹 15g	炮山甲 8g	夏枯草 15g	郁 金 15g
浙贝母 30g			

28剂，水煎服，每日1剂。

二诊：服上方28剂后复查彩色超声提示：右侧甲状腺结节消失；左侧1个甲状腺结节，大小0.2cm×0.2cm×0.2cm。舌质淡红，舌苔薄白，脉沉滑。上方去黄芩、郁金，加炒白术15g、太子参15g，以加强健脾化痰之力。

- 处方：

枳 实 15g	柴 胡 15g	白 芍 20g	甘 草 10g
法半夏 15g	陈 皮 15g	茯 苓 20g	竹 茹 15g
炮山甲 8g	夏枯草 15g	浙贝母 30g	炒白术 15g

太子参 15g

28 剂，水煎服，每日 1 剂。

三诊：续服汤剂 28 剂后，复查彩超示：双侧甲状腺未见异常。舌质淡红，舌苔薄白，脉沉。继服上方 14 剂以巩固疗效。

● 处方：

枳　实 15g	柴　胡 15g	白　芍 20g	甘　草 10g
法半夏 10g	陈　皮 15g	茯　苓 20g	竹　茹 15g
炮山甲 8g	夏枯草 15g	浙贝母 30g	炒白术 15g
太子参 15g			

14 剂，水煎服，每日 1 剂。

按：瘿病是以颈前喉结两旁结块肿大为主要临床特征的一类疾病。《外科正宗·瘿病论》认为："夫人生瘿瘤之症，非阴阳正气结肿，乃五脏瘀血，浊气，痰滞而成。"故瘿病主要由气滞、痰凝、血瘀壅结而成，根据发病年龄、病程长短及临床特点，而有所偏颇，本案为年轻女性，病程较短，故以气滞痰阻为主，而瘀血较轻，故治疗上首选治疗肝气郁结，木邪克土的四逆散，加上清热化痰的黄芩温胆汤，两方合用，共奏理气散结、清热化痰之功，以达治病求本之效，同时，加炮山甲、浙贝母，增强软坚散结之功，诸药合用使气畅痰清结散而病除。

本案患者年龄尚小，发现及时，采取积极有效的治疗措施，而免于手术之苦，但对于一些发现较晚，结节较大，尤其是增长迅速的结节，一定要密切观察病情的变化，在治疗上除注重行气化痰之外，更应注重活血化瘀治疗，对于病久，体质虚弱的患者，除行气化痰，活血化瘀治疗外，更应重视扶助正气的治疗。因为正气不足则加重气滞、痰凝、血瘀，同时，一味地应用祛邪药物，也会更伤正气，从而陷入祛邪更伤正，正愈伤而邪愈甚之两难之境。

十九、胸满烦惊案

赵某，女，37 岁。就诊于辽宁中医药大学附属第二医院。

初诊：患者以胸闷、心烦易惊 3 个月余为主诉就诊。患者近 3 个月因家庭琐事逐渐出现胸闷心烦、失眠多梦、梦中惊叫，曾在大连医科大学附属第一医院就诊，查心电图、甲状腺功能、头部 CT 及生化检查均未见异常，为求中医治疗来诊。现症见：胸闷心烦，急躁易怒，失眠多梦，梦中惊叫，口干口苦，大便秘结，数日一行，小便不利，时有头晕多汗，舌质红，少苔，脉细数。既往原发性血小板减少症病史，现已治愈。四诊合参证属阴阳失和，气机失畅之胸满烦惊证，治以调畅气机，平和阴阳，予柴胡加龙骨牡蛎汤合甘麦大枣汤加味。

● 处方：

| 柴　胡 15g | 酒黄芩 15g | 生　姜 6g | 法半夏 10g |
| 太子参 15g | 甘　草 15g | 大　枣 15g | 炒浮小麦 30g |

生龙骨 30g	生牡蛎 30g	桂　枝 10g	茯　苓 20g
珍珠母 30g	生大黄 4g	石菖蒲 15g	栀　子 10g
牡丹皮 15g			

14 剂，水煎服，每日 1 剂。

二诊：服上方 2 周，自述诸症缓解，唯有小便不利、舌红、少苔、脉细。上方去大黄、石菖蒲，加猪苓 15g 巩固治疗 2 周后痊愈。

- 处方：

柴　胡 15g	酒黄芩 15g	生　姜 6g	法半夏 10g
太子参 15g	甘　草 15g	大　枣 15g	浮小麦 30g
生龙骨 30g	生牡蛎 30g	桂　枝 10g	茯　苓 20g
珍珠母 30g	栀　子 10g	牡丹皮 15g	猪　苓 15g

14 剂，水煎服，每日 1 剂。

按：胸满烦惊证出自《伤寒论》，其云："伤寒八九日，下之，胸满烦惊，小便不利，谵语，一身尽重，不可转侧者，柴胡加龙骨牡蛎汤主之"。方由小柴胡汤去甘草，加大黄、铅丹、桂枝、茯苓、龙骨、牡蛎组成，具有和解少阳枢机，调整全身气机，安神定志的作用。方中小柴胡汤横开枢机，使肝胆之气机出入通达；纵调升降，脾胃之气升降有序，五脏六腑之气血通达。则阴阳和，神内守，龙骨、牡蛎合用，具有益阴潜阳，重镇安神敛汗之功，使魂魄安定，心神不乱；桂枝、茯苓，宁心安神化痰；桂枝、大黄，通贯表里之经脉；铅丹坠痰开窍。本案在应用过程中，考虑到铅丹毒性的问题，改用石菖蒲。甘麦大枣汤出自《金匮要略》，其云："妇人脏躁，喜悲伤欲哭，象如神灵所作，数欠伸，甘麦大枣汤主之"。方由甘草、小麦、大枣组成，具有养心安神、和中缓急之功效。方中小麦为君药，养心阴，益心气，安心神，除烦热；甘草补益心气，和中缓急为臣药；大枣益气和中，润燥缓急为佐使药。三药合用，具有养心调肝，使心气充，阴液足，肝气和，则脏躁诸症自可解除。本案患者因家庭琐事，肝气郁结，继而化热，伤津耗气，而出现以胸满烦惊为主的神志异常，以及二便不利，食欲不振等上、中、下三焦诸症，故适用于柴胡加龙骨牡蛎汤治疗，正所谓："上焦得通，津液得下，胃气因和，身濈然汗出而解"之效，诸症迅速消除，效如桴鼓。本案提示我们在临证中遇到全身症状繁多、无从下手的患者，首先要考虑气机失调所致，治疗上应从调畅气机入手，方能速中要害。

二十、下肢挛急案

王某，女，90 岁。就诊于辽宁中医药大学附属第二医院。

初诊：患者以双下肢挛急、疼痛 1 个月为主诉就诊。患者于 1 个月前无明显诱因出现双下肢挛急、疼痛，夜间尤甚，每晚发作数次，无法入睡，苦不堪言，甚至产生轻生的念头，家人日夜守候在身旁，以防发生意外，曾用镇痛药物，钙、维生素等药物治疗均无缓解，为求中医治疗来诊，查血肌酐 198μmol/L，尿蛋白 2+，以"慢性肾功能不全"收入院治疗。现症见：双下肢挛急、疼痛，夜间尤甚，每晚发作数次，无法入睡，畏寒肢冷，夜尿频多，食欲不振，夜寐欠佳，大便尚可，舌质淡暗，舌苔薄白，脉沉细。四诊合参证属肾阳亏虚、寒湿内侵、筋脉失于温养所致之痹证。治以温经助阳、祛寒化湿，方用附子汤、芍药甘草汤和活络效灵丹加味；同时给予中药足浴以温补肾阳，疏通经络。

- 处方（内服）：

白　参 10g	炒白术 15g	茯　苓 20g	炮附子 10g
白　芍 30g	炙甘草 15g	肉　桂 6g	怀牛膝 15g
木　瓜 20g	独　活 15g	鸡血藤 20g	煅乳香 10g
煅没药 10g	当　归 10g	丹　参 20g	

7剂，水煎服，每日1剂。

- 处方（外用）：

红　花 10g	艾　叶 15g	透骨草 15g	干　姜 10g

7剂，水煎足浴，每日1剂。

二诊：患者治疗3天后下肢挛急、疼痛症状消失，遂出院。自述双下肢挛急、疼痛未再出现，畏寒肢冷好转，夜尿频改善，舌淡暗、苔白，脉沉。效不更方，继服上方7剂巩固治疗，3个月后随访未再复发。

- 处方（内服）：

白　参 15g	炒白术 15g	茯　苓 20g	炮附子 10g
白　芍 30g	炙甘草 15g	肉　桂 6g	怀牛膝 15g
木　瓜 20g	独　活 15g	鸡血藤 20g	煅乳香 10g
煅没药 10g	当　归 10g	丹　参 20g	

7剂，水煎服，每日1剂。

按：附子汤出自《伤寒论》，其云："少阴病，身体痛，手足寒，骨节痛，脉沉者，附子汤主之"。该方为温经助阳，祛寒化湿之剂，主治寒湿内侵，身体骨节疼痛，畏寒肢冷等症。"少阴之为病，脉微细，但欲寐"，患者老年女性，脉沉细、畏寒肢冷、夜尿频，知为少阴阳虚，加之复感外寒，发为此病。《黄帝内经》云："经脉者，所以行血气，营阴阳，濡筋骨，利关节者也，不可不通。""血气者，喜温而恶寒，寒则泣而不能流，温则消而去之。""凡痹之类，逢寒则虫，逢热则纵"，"阳气者，精则养神，柔则养筋"。寒性收引、凝滞，寒湿痹阻，经脉不畅，气血不通，肢体失养，不通则痛，故见双下肢挛急、疼痛；肾阳亏虚，温煦失司，故见畏寒肢冷；肾阳亏虚，膀胱气化失司，故夜尿频。附子汤温经助阳，祛寒化湿，更有芍药甘草汤缓急止痛，活络效灵丹为行气活血止痛之品，三方合用，共奏扶正祛邪之法，使病情速愈。

二十一、泄泻案①

张某，女，63岁。就诊于辽宁中医药大学附属第二医院。

初诊：患者以腹泻、腹痛反复发作30余年为主诉就诊。患者于30多年前产后出现腹泻、腹痛，大便每日5～6次，时作时止，未予系统诊治。于10年前行肠镜检查，诊断

为"慢性结肠炎"，曾口服"补脾益肠丸、四神丸、小檗碱、磷霉素钙"等药物，病情仍得不到控制，现症见：大便稀溏，每日 5～6 行，无脓血便，伴有腹痛，小腹尤甚，时有胁肋胀闷不舒，纳寐尚可，小便正常，舌质淡红，舌苔薄白，脉弦滑。四诊合参，证属肝失条达，横逆犯脾，气机失调之泄泻，治以抑肝扶脾法，方用痛泻要方加味。

- 处方：

陈　皮 15g	防　风 10g	炒白术 20g	白　芍 25g
甘　草 15g	茯　苓 20g	车前子 15g (包煎)	柴　胡 15g
炒薏苡仁 20g			

7 剂，水煎服，每日 1 剂。

二诊：服上方 7 剂后，自述腹泻有所减轻，每日 3～5 次，腹胀腹痛亦减轻，舌脉同前，效不更方，继服上方 7 剂。

- 处方：

陈　皮 15g	防　风 10g	炒白术 20g	白　芍 25g
甘　草 15g	茯　苓 20g	车前子 15g (包煎)	柴　胡 15g
炒薏苡仁 20g			

7 剂，水煎服，每日 1 剂。

三诊：服上方 14 剂后，自述腹泻、腹痛均愈，舌质淡，舌苔薄白，脉沉。改为香砂六君丸口服 2 周，巩固疗效，以善其后。

按：慢性腹泻，一般认为虚证多，实证少，但据本人临床所见，虚实夹杂之证最多见。每因邪气未去而久泄不愈，愈泄愈虚，以致于邪愈盛而正愈虚，正虚邪恋，而病势缠绵，愈演愈烈，进入恶性循环。治疗时亦出现补虚而恋邪，祛邪而伤正之两难之境。因此，治疗上应扶正与祛邪兼施，或先祛邪而后扶正，使邪去正安。

《素问·阴阳应象大论》"清气在下，则生飧泄，浊气在上，则生膜胀"。《临证指南医案》指出：久患泄泻，"阳明胃土已虚，厥阴肝风振动"，创泄木安土之法。《医方考》言："泻责之脾，痛责之肝；肝责之实，脾责之虚，故令痛泻"。本案即为肝失条达，横逆犯脾，造成清浊不分，混杂而下，故用抑肝扶脾之痛泻要方，疏肝理气，健脾和胃而奏效。本案久泻，本应属正虚之证，前医也数用补益脾肾之剂，均不见显效，本次诊治就是抓住了胁腹胀闷不舒一证，考虑为肝气郁滞之实证，另辟蹊径而取良效。另外，本案提示我们，对于病程较长、久治不愈的疾病除考虑疾病本身的临床特点外，一定要考虑到情志对疾病的影响，治疗中适当加用调畅气机的药物，无疑会起到事半功倍之效。

二十二、泄泻案②

李某，女，63 岁。就诊于辽宁中医药大学附属第二医院。

初诊：患者以腹泻、腹痛反复发作 3 年余为主诉就诊。患者于 3 年前无明显诱因出现腹泻、腹痛，大便每日 3～4 行，曾行肠镜检查，诊断为"慢性结肠炎"，先后服用"补脾益肠丸"及中药汤剂治疗，病情无明显缓解，并逐渐出现体重下降，为进一步治疗来诊。现症见：腹泻腹痛，大便每日 3～4 次，黎明泻下 1～2 次，为稀水样便，形寒肢冷，食欲尚可，小便正常，夜寐尚可，舌体胖大，舌质暗红，舌苔白厚，脉沉。四诊合参，证属泄泻日久，肾阳虚衰，不能温运脾土，脾失运化，黎明之前阳气未振，阴寒较盛，故腹痛腹泻，黎明尤甚。治以温补脾肾，固摄止泄之法，方用四神丸、五苓散、赤石脂禹余粮汤加减。

- 处方：

补骨脂 20g	肉豆蔻 15g	吴茱萸 8g	五味子 15g
赤石脂 15g	禹余粮 15g	炒白术 20g	茯　苓 20g
猪　苓 10g	泽　泻 15g	党　参 20g	炙甘草 10g

7 剂，水煎服，每日 1 剂。

二诊：服上方 7 剂后，腹泻腹痛明显减轻，大便每日 1～2 次，不成形，舌体胖大，舌质暗红，舌苔薄白，脉沉细。上方去猪苓，加当归 5g、川芎 10g，以养血和血。

- 处方：

补骨脂 20g	肉豆蔻 15g	吴茱萸 8g	五味子 15g
赤石脂 15g	禹余粮 15g	炒白术 20g	茯　苓 20g
泽　泻 15g	党　参 20g	炙甘草 10g	当　归 5g
川　芎 10g			

7 剂，水煎服，每日 1 剂。

三诊：服上方 7 剂后，腹泻、腹痛缓解，大便成形，每日 1 次，形寒肢冷减轻，舌质暗红，舌苔薄白，脉沉。改用四神丸成药巩固治疗 2 周，随访 3 个月无复发。

按：《伤寒论》第 159 条指出："伤寒服汤药，下利不止，心下痞硬。服泻心汤已，复以他药下之，利不止，医以理中与之，利益甚。理中者，理中焦，此利在下焦，赤石脂禹余粮汤主之。复不止者，当利其小便。"此条文以举例方式，从病机入手，讨论了下利的若干治法，为临床治疗下利病指明了方向。尤其对久利不愈者，应多法并用，方能效如桴鼓。本案患者为老年女性，久病下利，久治不愈，前医多考虑脾虚湿盛为下利的重要因素，故或从脾论治，或从脾肾论治，但病久药轻，其效不显，故笔者结合上述原文的指导思想，温补脾肾，涩肠止泄，通利小便，集温阳、固涩、分利为一炉，三方合用迅速起效，顽疾速愈。本案提示下利不止，其因甚多，需辨证论治，同时在单一治法不能取效时，应多法并用，经方合用，方能取效。

二十三、足跟痛案

陈某，男，63 岁。就诊于辽宁中医药大学附属第二医院铁西门诊。

初诊：患者以双足跟疼痛反复发作 3 年余，加重半个月为主诉就诊。患者于 3 年前无明显诱因反复出现双足跟疼痛，或痛如针刺，或痛势悠悠，曾先后在两家省级医院诊断为"痛风""筋膜炎""骨质增生"，治疗效果均不明显，近半个月来上症加重，为求中医治疗来诊。现症见：双足跟疼痛，着地时尤甚，大便略溏，形体略胖，舌体胖大有齿痕，舌质暗红，舌苔薄白，脉沉。既往患胆石症行胆囊切除术后10年，急性心梗支架术后1年。四诊合参证属肾阳亏虚，寒邪客于足少阴经脉所致之骨痹。治以温经散寒，活血通络止痛，方用金匮肾气丸、活络效灵丹加减。

- 处方：

熟地黄 15g	山茱萸 15g	山　药 15g	茯　苓 15g
牡丹皮 10g	泽　泻 10g	肉　桂 5g	炮附子 10g
肉苁蓉 15g	杜　仲 15g	煅乳香 10g	煅没药 10g
当　归 10g	丹　参 20g	地　龙 10g	

14剂，水煎服，每日1剂。

二诊：上方服用10剂后疼痛缓解大半，14剂后疼痛完全缓解，舌体胖大、舌质暗红、舌苔薄白，脉沉。效不更方，继服上方14剂后获痊愈。

- 处方：

熟地黄 15g	山茱萸 15g	山　药 15g	茯　苓 15g
牡丹皮 10g	泽　泻 10g	肉　桂 5g	炮附子 10g
肉苁蓉 15g	杜　仲 15g	煅乳香 10g	煅没药 10g
当　归 10g	丹　参 20g	地　龙 10g	

14剂，水煎服，每日1剂。

按：足跟痛的记载可追溯到隋代医家巢元方，将其称之为"脚跟颓"，其云："肢跟颓者肢跟忽痛，不得着也，世俗呼为脚跟颓。"朱丹溪在《丹溪心法》中称之为"足跟痛"，必须使用桂附膏。《灵枢·经脉》篇云："是主肾所生病者，口热舌干，……痿厥，嗜卧，足下热而痛……"。《诸病源候论》云："腰脚痛均由肾伤而致肾虚……"。现将其归属于中医"痹证"范畴，多为风、寒、湿等外邪侵袭人体，痹阻经络，气血运行不畅所致。痹证每日久，气血损伤，肝肾不足，则使病情缠绵难愈，以局部疼痛，固定不移，行走则痛甚为主要表现。本案患者年六旬有余，已近八八，故肝肾皆不足，肝主筋，肾主骨，肝肾亏虚，筋骨失养，复因风寒湿邪侵袭，则经脉痹阻，气血运行不畅，不通则痛。《医学真传》："所痛之部，有气血阴阳不同，夫通者不痛，理也，但通之之法，各有不同。调气以和血，调血以和气，通也；下逆者使之上行，中结者使之旁达，亦通也；虚者助之使通，寒者温之使通，无非通之之法也。若必以下泄为通，则妄矣。"本案本虚为肾阳虚衰，标实为气血瘀滞，经脉不通，用肾气丸温补肾阳，用活络效灵丹活血通络止痛而得显效。活络效灵丹出自张锡纯的《医学衷中参西录》，用于治疗气血瘀滞，心腹疼痛，腿臂疼痛，跌打瘀肿，内外疮疡，以及癥瘕积聚等气血瘀滞，经络受阻者，由当归、丹参、乳香、没药四味药物组成，广泛用于各种疼痛性疾病，疗效显著。《素问·举痛论》云："寒气客于脉外则脉寒，脉寒则缩踡，缩踡则脉绌急，绌急则外引小络，故卒然而痛，得炅则痛立止"。《素问·举痛论》篇在论述疼痛性疾病中，将疼痛分为15种，其中14种与寒邪有关，提示我们在临床上治疗疼痛性疾病的时候，均应注重温阳以散寒。

二十四、消渴案

吴某,男,43 岁。就诊于辽宁中医药大学附属第二医院。

初诊: 患者以口干、口渴 1 年余为主诉就诊。患者于 1 年前因患免疫性眼病就诊时发现血糖偏高,诊断为 2 型糖尿病,因其多种西药过敏而求治于中医。现症见:口干口渴,倦怠乏力,时有尿频,大便正常,舌质暗红,苔薄黄略燥,脉沉细。空腹血糖:8.3mmol/L,餐后血糖:12.3mmol/L,糖化血红蛋白:7.0%,尿常规:蛋白 ±,潜血 +,尿微量白蛋白:90mg/L。四诊合参证属阴虚火旺之消渴病,治以养阴清热,生津止渴,方用二冬汤加减。同时嘱患者控制饮食,加强运动,监测血糖。

- 处方:

麦 冬 20g	天 冬 15g	天花粉 15g	知 母 10g
黄 芩 10g	太子参 6g	荷 叶 5g	甘 草 5g
覆盆子 15g	山茱萸 15g	菟丝子 15g	益智仁 15g
芡 实 15g	生地黄 10g		

14 剂,水煎服,每日 1 剂。

二诊: 服上方 2 周后,患者自觉口干、口渴症状有所减轻,仍有尿频,时有乏力,几次自测空腹血糖维持在 6.2 ~ 8.0mmol/L,餐后血糖维持在 9 ~ 11mmol/L,尿微量白蛋白:58mg/L,尿常规无异常,舌质红、舌苔薄黄,脉沉细,上方去荷叶,加桑螵蛸 10g 以增强补肾固涩之力。

- 处方:

麦 冬 20g	天 冬 15g	天花粉 15g	知 母 10g
黄 芩 10g	太子参 6g	甘 草 5g	覆盆子 15g
山茱萸 15g	菟丝子 15g	益智仁 15g	芡 实 15g
生地黄 10g	桑螵蛸 10g		

28 剂,水煎服,每日 1 剂。

三诊: 服上方 4 周后,已无明显口干口渴,尿频减轻,无乏力,时有眼睛干涩,自测空腹血糖波动在 5.9 ~ 7.6mmol/L,餐后血糖波动在 8.5 ~ 10mmol/L,尿微量白蛋白:27mg/L,尿常规无异常,舌质红、舌苔薄白略燥,脉细,上方加菊花 10g、枸杞子 15g、刺蒺藜 10g 以增强清肝明目之功。

- 处方:

麦 冬 20g	天 冬 15g	天花粉 15g	知 母 10g
黄 芩 10g	太子参 6g	甘 草 5g	覆盆子 15g
山茱萸 15g	菟丝子 15g	益智仁 15g	芡 实 15g
生地黄 10g	桑螵蛸 10g	菊花 10g	枸杞子 15g
刺蒺藜 10g			

28 剂,水煎服,每日 1 剂。

四诊：服上方4周后，口渴、尿频、乏力、眼睛干涩诸症均已缓解，自测空腹血糖波动在5.6～7.1mmol/L，餐后血糖波动在7.8～9.6mmol/L，尿微量白蛋白及尿常规均已正常，舌质淡红，舌苔薄白，脉沉细，上方加丹参10g、赤芍10g以增强活血化瘀之功，嘱患者定期监测血糖，控制饮食，加强运动，3个月后复查。

• 处方：

麦　冬 20g	天　冬 15g	天花粉 15g	知　母 10g
黄　芩 10g	太子参 6g	甘　草 5g	覆盆子 15g
山茱萸 15g	菟丝子 15g	益智仁 15g	芡　实 15g
生地黄 10g	桑螵蛸 10g	枸杞子 15g	刺蒺藜 10g
丹　参 10g	赤　芍 10g		

14剂，水煎服，每日1剂。

按：糖尿病是临床的常见病、高发病之一，不仅发病率高，而且并发症多，对人们的生活质量以及生命构成极大的威胁。其归属于中医的消渴病范畴，早在《黄帝内经》中不仅有病名、病机、症状的记载，还记载了治疗方法。目前认为其病机主要在于阴津亏损，燥热偏胜，而以阴虚为本，燥热为标。病变脏腑主要在肺、胃、肾，尤以肾为关键，从而表现为上、中、下三消之分，即肺燥、胃热、肾虚之别。二冬汤出自《医学心悟》，具有养阴清热，生津止渴之功效，方由天冬、麦冬、天花粉、知母、人参、黄芩、甘草、荷叶八味药物组成，用于上消，渴而多饮，以及肺热咳嗽，痰少等症。本案患者临床表现为口干口渴以及尿频两大症状，故考虑为上消为主，下消为辅，用二冬汤以润其肺，加补肾固涩之品以补其肾，上下同治，同时兼顾其肝血不足，不能上荣于目，而加用清肝明目之品。另外，血管损害是糖尿病多种并发症的病理，如糖尿病眼底病变、心脏血管病变、糖尿病肾损害。该患者患有眼疾，但非糖尿病特异性眼底病变，但已出现轻微糖尿病肾病改变，其病机以血脉涩滞，瘀血痹阻为核心。因此，活血化瘀是防治糖尿病血管并发症的关键，适当配伍活血化瘀药物，以期提高疗效。

二十五、痹证案①

江某，男，60岁。就诊于辽宁中医药大学附属第二医院。

初诊：患者以四肢关节疼痛反复发作2年，加重2周为主诉就诊。2年前无明显诱因出现四肢关节疼痛，腰部疼痛，曾就诊于沈阳市第八人民医院，查腰椎CT未见明显异常，休息后时有缓解，劳累后加重，近2周四肢关节肌肉疼痛加重，伴两腿僵硬，双下肢水肿来诊。现症见：四肢关节肌肉疼痛，腰痛，双下肢僵硬，劳累后加重，双下肢水肿，大便时溏，舌质暗红，舌苔白厚，脉弦尺弱。四诊合参证属脾肾亏虚夹湿热之痹证，治以培补肝肾，清热利湿，通络止痛。方予独活寄生汤、四妙散合活络效灵丹加减。

• 处方：

党　参 15g	炒白术 15g	茯　苓 20g	炙甘草 10g
当　归 5g	川　芎 10g	熟地黄 10g	赤　芍 10g

防　风 10g	秦　艽 10g	细　辛 5g	独　活 10g
寄　生 10g	黄　柏 10g	苍　术 10g	川牛膝 15g
炒薏苡仁 20g	煅乳香 10g	煅没药 10g	木　瓜 20g
鸡血藤 10g	海风藤 10g		

14 剂，水煎服，每日 1 剂。

二诊：患者自述服药 14 剂后关节肌肉疼痛明显减轻，双下肢自觉不肿，由于家中有事，未来就诊，自行停药 1 个月余。近日自觉双臂略有麻木，来诊。现症见：双上肢时有酸痛，右上肢时有麻木，双腿关节肌肉疼痛减轻，腰不痛，饮食及二便正常。查体：舌淡胖、苔白厚，脉沉。上方加羌活 10g、桑枝 10g，给予 14 剂药后患者未再就诊，后家属就诊时告之已无关节疼痛。

• 处方：

党　参 15g	炒白术 15g	茯　苓 20g	炙甘草 10g
当　归 5g	川　芎 10g	熟地黄 10g	赤　芍 10g
防　风 10g	秦　艽 10g	细　辛 5g	独　活 10g
寄　生 10g	黄　柏 10g	苍　术 10g	川牛膝 15g
炒薏苡仁 20g	煅乳香 10g	煅没药 10g	木　瓜 20g
鸡血藤 10g	海风藤 10g	羌　活 10g	桑　枝 10g

14 剂，水煎服，每日 1 剂。

按：痹证，是因风、寒、湿、热等外邪侵袭人体，闭阻经络而导致气血运行不畅的病症。主要表现为肌肉、筋骨、关节等部位疼痛或麻木、重着、屈伸不利，甚或关节肿大灼热等。临床上具有渐进性或反复发作的特点。痹证的发生，与体质的盛衰以及气候条件、生活环境有关。本例患者为老年男性，久痹正虚夹湿热，方用独活寄生汤加减，以补益肝肾，以四妙散清热利湿，以活络效灵丹活血通络止痛。独活寄生汤出自《备急千金要方》，其功能主治为肝肾两亏，气血不足，腰膝疼痛，酸重无力，屈伸不利，或麻木偏枯。方中用独活、桑寄生祛风除湿，养血和营，活络通痹为主药；牛膝、熟地黄补益肝肾，强壮筋骨为辅药；川芎补血活血；茯苓益气扶脾，均为佐药，使气血旺盛，有助于祛除风湿；秦艽、防风祛周身风寒湿邪。各药合用，是为标本兼顾，扶正祛邪之剂。四妙丸出自《成方便读》，其功效为清热利湿，舒筋壮骨，主治湿热痿证，两足麻木，痿软，肿痛。方中黄柏清利下焦湿热；苍术健脾燥湿；薏苡仁渗湿，舒筋缓急；牛膝补肝肾，强筋骨。活络效灵丹出自《医学衷中参西录》，其功效活血祛瘀，通络止痛，主治气血凝滞证，心腹疼痛，腿臂疼痛，跌打瘀肿，内外疮疡，以及癥瘕积聚等。方中当归补血活血养血，丹参活血化瘀，通络止痛，当归配丹参既能养血，也能治疗血瘀疼痛诸症；煅乳香、煅没药配伍可以活血化瘀，通络止痛。

二十六、腹痛案

王某，女，47 岁。就诊于辽宁中医药大学附属第二医院。

初诊：患者以全腹胀痛、刺痛 8 个月为主诉就诊。患者于 2017 年 11 月在中国医科大学附属盛京医院行左侧输尿管植入支架术后出现全腹反复胀痛、刺痛，自觉内裤、腰带处有束缚感，时有瘙痒，理疗后仍未见好转而来就诊。现症见：全腹胀痛刺痛，如有内裤及腰带紧绷腹部，时有瘙痒难忍，大便正常，舌淡，苔薄黄，脉弦尺弱。辅助检查：尿常规：潜血 1+、镜下红细胞 7.24 个 /HP、镜下上皮细胞 0.67 个 /HP，双肾彩超正常。四诊合参证属气滞血瘀之腹痛，治以健脾行气活血化瘀。方予四逆散、金铃子散合活络效灵丹加减。

- 处方：

柴　胡 15g	枳　实 10g	甘　草 15g	厚　朴 15g
赤　芍 20g	白　芍 20g	川楝子 10g	延胡索 10g
煅乳香 10g	煅没药 10g	丹　参 20g	当　归 15g

7 剂，水煎服，每日 1 剂。

二诊：服上药后腹部疼痛较前减轻，大便正常，自觉内裤腰带束缚感减轻，瘙痒症状明显减轻，自觉小腹柔软，无之前那种压痛、硬痛感，月经 2 个月未行（除外怀孕），自觉双腿疼痛。舌暗，苔白，脉沉。调整中药汤剂上方加乌药 15g、伸筋草 25g、木瓜 20g、益母草 20g 以增加行气活血之力。

- 处方：

柴　胡 15g	枳　实 10g	甘　草 15g	厚　朴 15g
赤　芍 20g	白　芍 20g	川楝子 10g	延胡索 10g
煅乳香 10g	煅没药 10g	丹　参 20g	当　归 15g
乌　药 15g	伸筋草 25g	木　瓜 20g	益母草 20g

7 剂，水煎服，每日 1 剂。

三诊：服药后腹部已无刺痛、胀痛，腹部束缚感明显好转，因工作原因赴外地出差，停药 3 周。目前再次腹部胀痛，腹部束缚感，肩部及颈部、小腹部瘙痒，服上药后月经来潮。久坐后双下肢略水肿，双下肢沉重，多汗。舌淡，尖有瘀点，苔根白厚，脉沉。继服上方 14 剂而愈。

- 处方：

柴　胡 15g	枳　实 10g	甘　草 15g	厚　朴 15g
赤　芍 20g	白　芍 20g	川楝子 10g	延胡索 10g
煅乳香 10g	煅没药 10g	丹　参 20g	当　归 15g
乌　药 15g	伸筋草 25g	木　瓜 20g	益母草 20g

14 剂，水煎服，每日 1 剂。

按：腹痛是指胃脘以下，耻骨毛际以上部位发生疼痛为主要表现的一种脾胃肠病症。多种原因导致脏腑气机不利，经脉气血阻滞，脏腑经络失养，皆可引起腹痛。文献中的"脐腹痛""小腹痛""少腹痛""环脐而痛""绕脐痛"等，均属本病范畴。腹痛的病因病机，不外寒、热、虚、实、气滞、血瘀等 6 个方面，但其间常常相互联系，相互影响，相因为病，或相兼为病，病变复杂。如寒邪客久，郁而化热，可致热邪内结腹痛；气滞日久，可成血瘀腹痛等。腹痛的部位在腹部，脏腑病位或在脾，或在肠，或在气在血，或在经脉，需视具体病情而定，所在不一。形成本病的基本病机是脏腑气机不利，经脉气血阻滞，脏腑经络失养，不通则痛。临床辨证辨寒热虚实，辨在气在血，辨急缓。本案腹痛特点为胀痛、刺痛，结合其有腹部手术病史，故考虑其为气滞血瘀，不通则痛，故选用四逆散、金铃子散以行气止痛，活络效灵丹以行气活血止痛，经方合用，方小而功显。疼痛性疾病的疼痛特点决定了其病机特点，因此，要抓住疼痛的特点，确定病机，因机施治，事半功倍。

二十七、心悸案

金某，男，60岁。就诊于辽宁中医药大学附属第二医院。

初诊：患者以心悸、胸闷反复发作1年余为主诉就诊。患者既往患高血压10余年，现用缬沙坦胶囊80mg，2次/日，口服，控制血压，血压控制达标。近1年来无明显诱因出现阵发性心悸、胸闷，曾在辽宁省金秋医院做各种相关检查均无明显异常，先后服用多种扩冠、营养心肌等药物以及中成药治疗均未见显效，遂求治于中医。现症见：心悸，胸闷，动则气喘，时有头晕目胀，夜寐不安，疲乏，口苦，舌质红，苔黄腻，脉细滑。四诊合参证属心气不足，痰热结胸之心悸，治以化痰清热，益气宁心，方用十味温胆汤合小陷胸汤加减。

● 处方：

太子参 20g	丹 参 15g	炒枣仁 20g	远 志 10g
陈 皮 10g	法半夏 10g	茯 苓 15g	枳 实 8g
竹 茹 10g	黄 连 4g	炒瓜蒌 6g	天 麻 15g
葛 根 30g	炙甘草 10g		

14剂，水煎服，每日1剂。

二诊：患者服药后胸闷、心悸、气喘均较前减轻，但仍夜寐不安，口干口苦，舌质红、苔薄黄，脉细滑，上方加龙骨20g，黄连改为6g以增强清热安神之功。

● 处方：

太子参 20g	丹 参 15g	炒枣仁 20g	远 志 10g
陈 皮 10g	法半夏 10g	茯 苓 15g	枳 实 8g
竹 茹 10g	黄 连 6g	炒瓜蒌 6g	天 麻 15g
葛 根 30g	炙甘草 10g	龙 骨 20g	

28剂，水煎服，每日1剂。

三诊：再服上方28剂后，患者心悸、胸闷偶有发作，但仍有口干口渴，舌质红，苔薄黄，脉弦细略数，上方加麦冬20g养肺胃之阴。

● 处方：

太子参 20g	丹 参 15g	炒枣仁 20g	远 志 10g
陈 皮 10g	法半夏 10g	茯 苓 15g	枳 实 8g

| 竹 茹 10g | 黄 连 6g | 炒瓜蒌 6g | 天 麻 15g |
| 葛 根 30g | 炙甘草 10g | 龙 骨 20g | 麦 冬 20g |

28 剂，水煎服，每日 1 剂。

按：本案患者以心悸、胸闷为主症，故病变部位主要在心，动则气喘为心气不足的表现。口苦，苔黄腻，脉细滑提示有痰热结胸，故应用十味温胆汤合小陷胸汤化痰清热，益气宁心。另有头晕目胀，故加天麻、葛根。十味温胆汤出自《景岳全书》，由人参、熟地黄、炒枣仁、远志、陈皮、半夏、枳实、竹茹、茯苓、五味子组成，具有化痰清热、益气宁心之功效，常用于治疗心胆气虚夹痰热之胸闷、心悸、失眠之证。国医大师熊继柏教授根据临床经验将方中熟地黄改为丹参，以增强其活血化瘀作用。小陷胸汤出自《伤寒论》第 138 条："小结胸病，正在心下，按之则痛，脉浮滑者，小陷胸汤主之"。其由黄连、瓜蒌、半夏三味药物组成，具有清热化痰，宽胸散结之功效，用于治疗痰热互结于心下或胸膈者，临床上无论是呼吸系统、循环系统及消化系统有痰热互结者均可应用。

二十八、痹证案②

张某，男，33 岁。就诊于辽宁中医药大学附属第二医院。

初诊：患者以双踝关节红肿疼痛反复发作 5 年为主诉就诊。患者近 5 年来每因进食海鲜或着凉后反复出现双踝关节红肿疼痛，时左时右，或双侧同时发作，局部可触及痛风石。既往患泌尿系统结石，多次碎石治疗，查血肌酐 151.4μmol/L，血尿酸 657mmol/L，尿素氮 11.6mmol/L，尿常规：蛋白 ±，潜血 +。现症见：双踝关节红肿疼痛，不能行走，口苦，腰痛，时便溏，舌边紫，舌苔黄腻，脉滑数。四诊合参证属湿热夹瘀血之湿热痹证。治以清热祛湿，通络止痛，方用加味二妙散合石韦散。

• 处方：

苍 术 10g	黄 柏 10g	川牛膝 20g	薏苡仁 20g
萆 薢 15g	秦 艽 15g	当 归 5g	防 己 8g
煅乳香 8g	煅没药 8g	石 韦 15g	通 草 8g
滑 石 10g	瞿 麦 15g	冬葵子 10g	王不留行 15g
炒白术 10g	炙甘草 10g	赤 芍 10g	

14 剂，水煎服，每日 1 剂。

二诊：服上方 14 剂后，患者踝关节疼痛明显减轻，已可以行走，局部皮色基本正常，仍有水肿，便溏，舌边紫、舌苔黄腻，脉滑略数。上方去煅没药，加红花 6g、茯苓皮 20g，以继行活血化瘀，并加利水消肿之力。

• 处方：

苍 术 10g	黄 柏 10g	川牛膝 20g	薏苡仁 20g
萆 薢 15g	秦 艽 15g	当 归 5g	防 己 8g
煅乳香 8g	石 韦 15g	通 草 8g	滑 石 10g

瞿　麦 15g	冬葵子 10g	王不留行 15g	炒白术 10g
炙甘草 10g	赤　芍 10g	红　花 6g	茯苓皮 20g

14 剂，水煎服，每日 1 剂。

三诊：再服上方 14 剂后，患者关节红肿疼痛已缓解，但局部仍有痛风石存在，便溏、口苦已缓解，复查尿常规正常，血肌酐 131μmol/L，尿酸 520mmol/L，尿素氮 8.9mmol/L，舌边紫、苔白腻，脉沉滑。上方去煅乳香，黄柏改 6g，防己改 6g，加白芥子 10g、浙贝母 30g 以增强化痰散结之功。

● 处方：

苍　术 10g	黄　柏 6g	川牛膝 20g	薏苡仁 20g
萆　薢 15g	秦　艽 15g	当　归 5g	防　己 6g
石　韦 15g	通　草 8g	滑　石 10g	瞿　麦 15g
冬葵子 10g	王不留行 15g	炒白术 10g	炙甘草 10g
赤　芍 10g	红　花 6g	茯苓皮 20g	白芥子 10g
浙贝母 30g			

28 剂，水煎服，每日 1 剂。

四诊：再服上方 28 剂，患者无关节疼痛，痛风石略缩小变软，近日出现晨起喷嚏、流涕症状，查血肌酐 113μmol/L，尿酸 497mmol/L，尿素氮 7.6mmol/L，舌边紫，苔薄白，脉沉细，上方去白术、甘草、滑石，加苍耳子 10g、辛夷 10g、薄荷 10g、白芷 20g 疏风，通鼻窍。

● 处方：

苍　术 10g	黄　柏 6g	川牛膝 20g	薏苡仁 20g
萆　薢 15g	秦　艽 15g	当　归 5g	防　己 6g
石　韦 15g	通　草 8g	瞿　麦 15g	冬葵子 10g
王不留行 15g	赤　芍 10g	红　花 6g	茯苓皮 20g
白芥子 10g	浙贝母 30g	苍耳子 10g	辛　夷 10g
薄　荷 10g	白　芷 20g		

28 剂，水煎服，每日 1 剂。

按：痛风病是目前临床上的常见病、多发病，多见于中青年男性，但近年来发病是低龄化，多见肥胖之人。多由于饮食因素而引起或诱发，归属于中医的痹证范畴。临床上尤以湿热痹多见。初期既可以表现为行痹、痛痹、着痹，也可以表现为湿热痹、热痹，但日久会造成气血两虚，肝肾不足，气血瘀阻以及痰浊阻滞。

该患者痛风反复发作 5 年，而且出现了痛风石，说明已有瘀阻及痰浊。因此，该患者病机为湿热夹瘀。因此，治疗上选用清湿热之加味二妙散治疗湿热痹，同时加上煅乳香、煅没药、红花活血化瘀，理气止痛，再加上茯苓皮、浙贝母、白芥子以利水消肿、化痰散结。加味二妙散出自《医宗金鉴》，方由黄柏、苍术、牛膝、萆薢、当归、秦艽、防己、龟板组成，具有清热利湿，通络止痛之功效，临床上主要用于湿热痹证及痿证。石韦散出自《外台秘要》，方由石韦、滑石、通草、瞿麦、冬葵子、王不留行、当归、芍药、炙甘草、白术组成，具有清热利水、活血通淋之功效，临床上常用于治疗石淋、热淋等。

二十九、脱发案（油风病）

李某，女，42岁。就诊于辽宁中医药大学附属第二医院。

初诊：患者以脱发1年余为主诉就诊。患者1年来因劳累及精神紧张而出现脱发，逐渐加重，自服中成药效不显而来诊。现症见：脱发，头发稀疏，头皮渗油，瘙痒，精神疲乏，面色淡黄，夜寐欠佳，月经量少，色淡红，舌质淡红，舌苔薄黄腻，脉沉细。四诊合参证属精血亏虚、水湿上泛之油风病，治以养血渗湿，方用神应养真丹合苓泽饮加减。

- 处方：

当 归 10g	白 芍 10g	川 芎 8g	熟地黄 15g
天 麻 15g	菟丝子 20g	羌 活 10g	木 瓜 15g
茯 苓 30g	泽 泻 15g	炒枣仁 20g	远 志 10g

14剂，水煎服，每日1剂。

二诊：服上方后自觉头皮渗油及瘙痒有所缓解，睡眠及精神有所改善，但仍有脱发，舌质淡红、舌苔薄黄，脉沉细，上方加太子参20g、黄芪30g以增强补气之功。

- 处方：

当 归 10g	白 芍 10g	川 芎 8g	熟地黄 15g
天 麻 15g	菟丝子 20g	羌 活 10g	木 瓜 15g
茯 苓 30g	泽 泻 15g	炒枣仁 20g	远 志 10g
太子参 20g	黄 芪 30g		

14剂，水煎服，每日1剂。

三诊：服上方后，自觉头发脱落明显减少，且无头皮渗油及瘙痒现象，月经来潮较前量增多，饮食睡眠正常，舌质淡红、苔薄白，脉细，上方去远志，加防风10g以增强祛风除湿之功。

- 处方：

当 归 10g	白 芍 10g	川 芎 8g	熟地黄 15g
天 麻 15g	菟丝子 20g	羌 活 10g	木 瓜 15g
茯 苓 30g	泽 泻 15g	炒枣仁 20g	太子参 20g
黄 芪 30g	防 风 10g		

28剂，水煎服，每日1剂。

按：脱发在临床上分为脂溢性脱发和生理性脱发。《医宗金鉴》中称之为"油风"，其表现为脱发，头部渗油，头皮瘙痒，与现代医学的脂溢性脱发相类似。临床上分为虚实两大类，实证可为血热、湿浊、风邪导致。《诸病源候论》曰："人有风邪在头，有偏虚处，则发脱落，肌肉枯死"。《黄帝内经》指出："高巅之上，唯风可到"。由此可见，脱发与风邪密切相关。虚证可有血虚和肾虚之别。《黄帝内经》曰："肾主藏精，精生于血，其华在发"；"发为血之余"。《诸病源候论》："冲任之脉，为十二经之海，谓之血海，其别络上唇口，若血盛则荣于须发，故须发美；若血气衰弱，经脉虚竭，不能荣润，故须发秃落"。由此可见，精血荣衰与须发盛疏密切相关。本案患者为多年重点高中的班主任老师，一直倍感精神压力巨大以及体力耗费较多，每日早出晚归，身心俱疲，因此，明显是虚证为主。由血虚引起的，同时兼有头油、瘙痒湿浊表现。因此，应用神应养真丹合苓泽饮，另合黄芪、太子参以补气养血、渗利水湿。

神应养真丹出自《三因极一病症方论》。方由四物汤加天麻、菟丝子、羌活、木瓜组成，具有补益肝肾，活血祛风，养血生发之功效。临床上常用于肝肾血虚，风邪外袭之脱发症。其中当归、川芎、白芍、熟地黄养血活血；熟地黄、木瓜、菟丝子滋养肝肾；天麻、羌活祛风通络，引药上行巅顶，寓"治风先治血，血行风自灭"之意。苓泽饮由茯苓、泽泻两药组成，具有渗利水湿之效。岳美中老先生云："水气上泛巅顶，侵蚀发根，使发根腐而枯落"。"气为血之帅，血为气之母"，故加用太子参、黄芪，取其补血先补气之意，但虚可以生风，故加用防风以祛风止痒。

三十、小便不利案

潘某，男，27岁。就诊于辽宁中医药大学附属第二医院。

初诊：患者以尿频10余年，加重3个月为主诉就诊。患者10余年前无明显诱因出现尿频，且逐渐加重，曾于吉林省中医院及长春市中医院就诊，查尿常规未见异常，泌尿系统彩超示前列腺略肥大，予以中药汤剂口服后症状缓解不明显。现症见：小便频数，日间排尿1次/0.5~1小时，夜间12点之前1次/2小时，12点之后1次/小时，无排尿疼痛，偶有排尿灼热感，憋尿后周身胀闷不舒，畏寒肢冷，口渴，遗精，夜寐欠佳，时有便溏。舌体胖大，边有齿痕，舌质暗红，舌苔薄白；脉滑。四诊合参为气机郁滞、膀胱气化不利所致，治以化气行水，方用五苓散合四逆散加减。

- 处方：

茯 苓 20g	猪 苓 15g	泽 兰 20g	炒白术 15g
桂 枝 10g	柴 胡 10g	赤 芍 20g	甘 草 10g
川 芎 20g	枳 实 8g	丹 参 20g	炒薏苡仁 20g
土茯苓 20g	陈 皮 15g	金樱子 20g	益智仁 20g
煅龙骨 20g	煅牡蛎 20g	熟地黄 15g	

14剂，水煎服，每日1剂。

二诊：患者服药后自觉夜间排尿次数较前明显减少，日间排尿大约1次/小时，夜间排尿4~5次，无尿痛，偶有排尿灼热感，憋尿后周身胀闷不舒，双下肢明显，小便急，排尿等待，畏寒肢冷，口渴便溏，多梦遗精。舌体胖大，边有齿痕，舌质暗红，苔白厚，脉滑。调整中药汤剂上方中枳实改为10g，去熟地黄，加肉桂10g、党参15g、乌药15g、菟丝子20g、小茴香15g增加行气温中之力。

- 处方：

茯 苓 20g	猪 苓 15g	泽 兰 20g	炒白术 15g

桂　枝 10g	柴　胡 10g	赤　芍 20g	甘　草 10g
川　芎 20g	枳　实 10g	丹　参 20g	炒薏苡仁 20g
土茯苓 20g	陈　皮 15g	金樱子 20g	益智仁 20g
煅龙骨 20g	煅牡蛎 20g	肉　桂 10g	党　参 15g
乌　药 15g	菟丝子 20g	小茴香 15g	

28 剂，水煎服，每日1剂。

三诊：患者服药后自觉排尿次数较前明显减少，目前日间排尿约 10 余次，夜间排尿 3～4 次，无尿痛，偶有排尿灼热感，憋尿后周身胀闷不舒，双下肢明显，偶有尿急，尿等待，畏寒肢冷减轻，口渴减轻，遗精，多梦，大便溏。舌质暗红，舌体胖大，边有齿痕，苔白厚，脉滑。调整中药汤剂上方中去小茴香、土茯苓，加覆盆子 15g、山茱萸 20g、通草 6g 增加补肾固涩之力。

● 处方：

茯　苓 20g	猪　苓 15g	泽　兰 20g	炒白术 15g
桂　枝 10g	柴　胡 10g	赤　芍 20g	甘　草 10g
川　芎 20g	枳　实 10g	丹　参 20g	炒薏苡仁 20g
陈　皮 15g	金樱子 20g	益智仁 20g	党　参 15g
煅龙骨 20g	煅牡蛎 20g	肉　桂 10g	乌　药 15g
菟丝子 20g	山茱萸 20g	覆盆子 15g	通　草 6g

28 剂，水煎服，每日1剂。

四诊：患者自述尿频明显减轻，日间排尿次数正常，夜间排尿 2～3 次，四肢不凉，时有口渴，偶有遗精，夜寐可，便溏减轻。舌质红，舌苔薄白，脉沉滑。调整中药汤剂上方中去枳实，加天花粉 20g、山药 20g 增加清热生津之力。

● 处方：

茯　苓 20g	猪　苓 15g	泽　兰 20g	炒白术 15g
桂　枝 10g	柴　胡 10g	赤　芍 20g	甘　草 10g
川　芎 20g	丹　参 20g	炒薏苡仁 20g	土茯苓 20g
陈　皮 15g	金樱子 20g	益智仁 20g	煅龙骨 20g
煅牡蛎 20g	肉　桂 10g	党　参 15g	乌　药 15g
菟丝子 20g	熟地黄 15g	山茱萸 20g	天花粉 20g
山　药 20g	覆盆子 15g	通　草 6g	

28 剂，水煎服，每日1剂。

此后患者以五苓散、缩泉丸加减治疗 3 个月余，排尿基本正常，病情平稳停药。

按：本案患者具有两大主症：一个是尿频；另一个是畏寒肢冷。该患者病史 10 年，多次求治于中医，查其既往处方均为温补肾阳之品，用量较大，品种较多，且应用时间较长，但疗效不明确。这就引起我们的反思，认真分析该患者特点，年轻男性，既往无不良嗜好，亦无重大疾病，应用温补肾阳之剂无明显效果，因此可除外肾阳亏虚之证。尿频一症归属于《伤寒论》之小便不利证，在《伤寒论》中有多条提到小便不利，如 71 条、156

条等，其伴随症状可有小腹硬满或胀满，渴欲饮水，饮后口渴不解等。与本病症状相同，应属实证，因此其病机应为水蓄膀胱，气化不利，治法通阳化气行水，方用五苓散，其组成茯苓、猪苓、泽泻、白术、桂枝。在临床上广泛应用于泌尿系统疾病中。本案另一主症为畏寒肢冷。通过触诊可明显感觉到患者两肘关节以下肢凉，而上端不明显，从这一特点可推断其肢冷为阳气内郁，气机不畅。正如《伤寒论》318 条所言："少阴病，四逆，其人或咳，或悸，或小便不利，或腹中痛，或泄利下重者，四逆散主之"。据此，应用具有疏畅气机，透达郁阳之四逆散，其由柴胡、芍药、枳实、炙甘草四味药物组成。总之，本案通过抓主症，抓主症特点，详细分析疾病发生、发展、治疗过程，梳理疾病治疗过程，抓住蛛丝马迹，从而抓住疾病的性质，正所谓"失败乃成功之母"。

第八章 杨秀炜教授临床常用方剂

第一节 临床常用方剂

一、四物汤

【来源】《仙授理伤续断秘方》。

【组成】当归、白芍、熟地黄、川芎。

【功效】补血和血，调经化瘀。

【主治】治冲任虚损，月经不调，脐腹亏痛，崩中漏下，血瘕块硬，时发疼痛；妊娠将理失宜，胎动不安，腹痛血下；及产后恶露不下，结生瘕聚，少腹坚痛，时作寒热；跌打损伤，腹内积有瘀血。

二、桃红四物汤

【来源】《医垒元戎》。

【组成】当归、熟地黄、芍药、川芎、桃仁、红花。

【功效】养血活血。

【主治】血虚兼血瘀证。妇女经期超前、而多有块、色紫黏稠、腹痛等。

三、补肝汤

【来源】《医学六要》。

【组成】当归、白芍、熟地黄、川芎、炙甘草、木瓜、酸枣仁。

【功效】补肝养筋明目。

【主治】肝血不足，筋缓手足不能收持，目暗视物不清，舌质淡，脉弦细。

四、暖肝煎

【来源】《景岳全书》。
【组成】当归、枸杞子、小茴香、肉桂、乌药、沉香、茯苓、生姜。
【功效】滋补肝肾，行气止痛。
【主治】肝肾不足，寒滞肝脉。睾丸冷痛，或小腹疼痛，疝气痛，胃寒喜暖，舌淡苔白，脉沉迟。

五、化肝煎

【来源】《景岳全书》。
【组成】芍药、牡丹皮、栀子、贝母、青皮、陈皮、泽泻。
【功效】疏肝泄火，理气止痛。
【主治】烦热胁痛，胃脘灼痛，反酸口苦，舌红苔黄，脉弦数。

六、六味地黄丸

【来源】《小儿药证直诀》。
【组成】熟地黄、山茱萸、山药、牡丹皮、泽泻、茯苓。
【功效】滋阴补肾。
【主治】肾阴亏损，头晕耳鸣，腰膝酸软，骨蒸潮热，盗汗遗精，消渴。

七、参芪地黄汤

【来源】《沈氏尊生书》。
【组成】人参、黄芪、熟地黄、山药、茯苓、牡丹皮、山茱萸、生姜、大枣。
【功效】益气养阴，滋肾健脾。
【主治】脾肾不足，气阴两虚，头晕目眩，腰膝酸软，低热倦怠，手足心热，短气易汗，舌偏红少苔，脉沉细或细数无力。

八、知柏地黄丸

【来源】《医方考》。
【组成】熟地黄、山茱萸、山药、牡丹皮、泽泻、茯苓、知母、黄柏。
【功效】滋阴降火。
【主治】肝肾阴虚，虚火上炎证。头目昏眩，耳鸣耳聋，虚火牙痛，五心烦热，腰膝酸痛，血淋尿痛，遗精梦泄，骨蒸潮热，盗汗颧红，咽干口燥，舌质红，脉细数。

九、四君子汤

【来源】《太平惠民和剂局方》。

【组成】人参、白术、茯苓、炙甘草。

【功效】益气健脾。

【主治】脾胃气虚证。面色萎黄，语声低微，气短乏力，食少便溏，舌淡苔白，脉虚弱等。

十、香砂六君子汤

【来源】《古今名医方论》引柯韵伯方。

【组成】人参、茯苓、甘草、白术、陈皮、半夏、木香、砂仁、生姜。

【功效】益气健脾，行气化痰。

【主治】脾胃气虚，痰阻滞证。呕吐痞闷，不思饮食，脘腹胀痛，消瘦倦怠，或气虚肿满。

十一、归脾汤

【来源】《内科摘要》。

【组成】白术、茯神、黄芪、龙眼肉、酸枣仁、人参、木香、炙甘草、当归、远志、当归、生姜、大枣。

【功效】益气补血，健脾养心。

【主治】①心脾气血两虚证。所致心悸怔忡，健忘失眠，盗汗，体倦食少，面色萎黄，舌淡，苔薄白，脉细弱。②脾不统血证，便血，皮下紫癜，妇女崩漏，月经超前，量多色淡，或淋漓不止，舌淡，脉细弱。

十二、防己黄芪汤

【来源】《金匮要略》。

【组成】防己、黄芪、白术、甘草、生姜、大枣。

【功效】益气祛风，健脾利水。

【主治】风水或风湿，脉浮，身重，汗出恶风。

十三、真武汤

【来源】《伤寒论》。

【组成】茯苓、白术、芍药、附子、生姜。

【功效】温阳利水。

【主治】阳虚水泛证。畏寒肢厥，小便不利，心下悸动不宁，头目眩晕，身体筋肉瞤动，站立不稳，四肢沉重疼痛，水肿，腰以下为甚；或腹痛、泄泻；或咳喘、呕逆；舌质淡胖，边有齿痕，舌苔白滑，脉沉细。

十四、五子五皮饮

【来源】《重订通俗伤寒论》。

【组成】莱菔子、白芥子、车前子、苏子、葶苈子、桑白皮、大腹皮、茯苓皮、陈皮、生姜皮。

【功效】健脾化湿，理气消肿。

【主治】痰胀腹胀轻减，喘肿未除。

十五、栝蒌瞿麦丸

【来源】《金匮要略》。

【组成】栝蒌根、瞿麦、茯苓、山药、附子。

【功效】化气、利水、润燥。

【主治】小便不利者，有水气，其人苦渴。

十六、清心导赤散

【来源】《小儿药证直诀》。

【组成】生地黄、木通、甘草梢、竹叶、黄连、灯芯草。

【功效】清心火，利小便。

【主治】心火上炎之舌上灼痛、生疮及小便热痛。

十七、济川煎

【来源】《景岳全书》。

【组成】当归、牛膝、肉苁蓉、泽泻、升麻、枳壳。

【功效】温肾益精，润肠通便。

【主治】肾阳虚弱，精津不足。大便秘结，小便清长，腰膝酸软，头目眩晕，舌淡苔白，脉沉迟。

十八、赞育丹

【来源】《景岳全书》。

【组成】熟地黄、山茱萸、山药、附子、肉桂、枸杞子、杜仲、当归、仙茅、淫羊藿、巴戟天、肉苁蓉、韭子、蛇床子、白术。

【功效】温阳补肾填精。

【主治】肾阳虚衰之腰膝冷痛，阳痿遗精，卵巢早衰之闭经、月经后期。

十九、猪苓汤

【来源】《伤寒论》。

【组成】泽泻、茯苓、猪苓、滑石、阿胶。

【功效】利水，养阴，清热。

【主治】水热互结证。小便不利，发热，口渴欲饮，或心烦不寐，或兼有咳嗽、呕恶、下利，舌红苔白或微黄，脉细数。又治血淋，小便涩痛，点滴难出，小腹满痛者。

二十、清心莲子饮

【来源】《太平惠民和剂局方》。

【组成】黄芩、麦冬、地骨皮、车前子、炙甘草、石莲肉、茯苓、黄芪、人参。

【功效】清心火，益气阴，止淋浊。

【主治】心火偏旺，气阴两虚，湿热下注证。遗精淋浊，血崩带下，遇劳则发，或肾阴不足，口舌干燥，烦躁发热。

二十一、血府逐瘀汤

【来源】《医林改错》。

【组成】桃仁、红花、当归、生地黄、牛膝、川芎、桔梗、赤芍、枳壳、甘草、柴胡。

【功效】活血化瘀，行气止痛。

【主治】胸中血瘀证。胸痛，头痛，每日久不愈，痛如针刺而有定处，或呃逆日久不止，或饮水即呛，干呕，或内热瞀闷，或心悸怔忡，失眠多梦，急躁易怒，入暮潮热，唇暗或两目暗黑，舌质暗红，或舌有瘀斑、瘀点，脉涩或弦紧。

二十二、身痛逐瘀汤

【来源】《医林改错》。

【组成】秦艽、川芎、桃仁、红花、甘草、羌活、没药、当归、五灵脂、香附、牛膝、地龙。

【功效】活血行气，祛风除湿，通痹止痛。

【主治】瘀血痹阻经络证。肩痛、臂痛、腰痛、腿痛，或周身疼痛经久不愈。

二十三、活络效灵丹

【来源】《医学衷中参西录》。

【组成】丹参、当归、乳香、没药。

【功效】活血祛瘀，通络止痛。

【主治】气血凝滞证。心腹疼痛、腿臂疼痛、跌打瘀肿、内外疮疡以及癥瘕积聚等。

二十四、升阳益胃汤

【来源】《内外伤辨惑论》。

【组成】黄芪、半夏、人参、炙甘草、独活、防风、白芍药、羌活、橘皮、茯苓、柴胡、泽泻、白术、黄连。

【功效】益气升阳，清热除湿。

【主治】①治脾胃虚弱、怠惰嗜卧。②时值秋燥令行，湿热方退，体重节痛，口苦舌干，心不思食，食不知味，大便不调，小便频数。③兼见肺病，洒淅恶寒，惨惨不乐。

二十五、益气聪明汤

【来源】《东垣试效方》。

【组成】黄芪、人参、葛根、蔓荆子、白芍、黄柏、升麻、炙甘草。

【功效】益气升阳，聪耳明目。

【主治】治脾胃气虚，致患内障，目暗，视物昏花，神水变淡绿色，次成歧视（复视），久则失明，神水变成纯白色；耳聋，耳鸣。

二十六、四神丸

【来源】《内科摘要》。

【组成】补骨脂、吴茱萸、肉豆蔻、五味子。

【功效】温肾暖脾，固肠止泻。

【主治】脾肾阳虚之肾泄证。五更泄泻，不思饮食，食不消化，或久泄不愈，腹痛喜暖，腰酸肢冷，神疲乏力，舌淡，苔薄白，脉沉迟无力。

二十七、三仁汤

【来源】《温病条辨》。

【组成】杏仁、滑石、通草、白蔻仁、竹叶、厚朴、生薏苡仁、半夏。

【功效】清利湿热，宣畅气机。

【主治】湿温初起及暑温夹湿之湿重于热证。头痛恶寒，身重疼痛，肢体倦怠，面色淡黄，胸闷不饥，午后身热，苔白不渴，脉弦细而濡等。

二十八、四妙丸

【来源】《成方便读》。

【组成】黄柏、苍术、牛膝、薏苡仁。

【功效】清热利湿，舒筋壮骨。

【主治】湿热痿证。两足麻木，痿软，肿痛。

二十九、加味二妙散

【来源】《医宗金鉴》。

【组成】黄柏、苍术、牛膝、萆薢、当归、秦艽、防己、龟板。

【功效】清热利湿，通络止痛。

【主治】湿热之痹证、痿证，舌红苔黄腻，脉滑数。

三十、甘露饮

【来源】《太平惠民合剂局方》。

【组成】麦冬、天冬、熟地黄、生地黄、黄芩、枇杷叶、炙甘草、枳壳、石斛、茵陈。

【功效】清热养阴，行气利湿。

【主治】用于阴虚火旺之口腔疾病。

三十一、二冬汤

【来源】《医学心悟》。

【组成】天冬、麦冬、天花粉、知母、人参、黄芩、甘草、荷叶。

【功效】养阴清热，生津止渴。

【主治】上消，渴而多饮；肺热咳嗽痰少者。

三十二、涤痰汤

【来源】《奇效良方》。

【组成】南星、半夏、枳实、茯苓、橘红、石菖蒲、人参、竹茹、甘草。

【功效】豁痰开窍。

【主治】卒中，痰迷心窍，舌强不能言。

三十三、五苓散

【来源】《伤寒论》。

【组成】茯苓、猪苓、泽泻、桂枝、白术。

【功效】利水渗湿，温阳化气。

【主治】膀胱气化不利之蓄水证。小便不利，头痛微热，烦渴欲饮，甚则水入即吐；或脐下悸动，吐涎沫而头目眩晕；或短气而咳；或水肿、泄泻，舌苔白，脉浮或浮数。

三十四、四逆散

【来源】《伤寒论》。

【组成】柴胡、芍药、枳实、炙甘草。

【功效】透邪解郁，疏肝理脾。

【主治】①阳郁厥逆证，手足不温，或腹痛，或泄利下重，脉弦。②肝脾气郁证，胁肋胀闷，脘腹疼痛，脉弦。

三十五、小柴胡汤

【来源】《伤寒论》。

【组成】柴胡、半夏、人参、炙甘草、黄芩、生姜、大枣。

【功效】和解少阳。

【主治】①伤寒少阳证。往来寒热，胸胁苦满，默默不欲饮食，心烦喜呕，口苦，咽干，目眩，舌苔薄白，脉弦。②热入血室。妇人伤寒，经水适断，寒热发作有时。③黄疸、疟疾，以及内伤杂病而见少阳证者。

三十六、神应养真丹

【来源】《三因极一病症方论》。
【组成】当归、川芎、芍药、熟地黄、天麻、菟丝子、羌活、木瓜。
【功效】滋补肝肾，活血祛风，养血生发。
【主治】肝肾血虚，风邪外袭致风盛血燥之脱发症。

三十七、柴苓汤

【来源】《丹溪心法附余》。
【组成】柴胡、半夏、人参、黄芩、生姜、炙甘草、茯苓、猪苓、泽泻、桂枝、白术。
【功效】分利阴阳，和解表里。
【主治】伤寒、温热病、伤暑、疟疾、痢疾等，邪在半表半里，症状发热，或寒热往来，或泻泄，小便不利者，以及小儿麻疹、痘疮、疝气见有上述症状者。

三十八、柴胡加龙骨牡蛎汤

【来源】《伤寒论》。
【组成】柴胡、半夏、人参、黄芩、生姜、大枣、桂枝、茯苓、大黄、龙骨、牡蛎、铅丹（铅丹有毒，现常代之以代赭石、磁石、瓦楞子等重镇药物）。
【功效】和解清热，镇惊安神。
【主治】往来寒热，心烦心悸，胸胁苦满，小便不利，谵语，身重。

三十九、安神定志丸

【来源】《医学心悟》。
【组成】茯苓、茯神、人参、石菖蒲、远志、龙齿。
【功效】安神定志，益气镇惊。
【主治】心胆气虚，心神不宁致精神烦乱，失眠多梦，心悸胆怯，舌淡脉细。

四十、半夏泻心汤

【来源】《伤寒论》。
【组成】黄连、半夏、人参、甘草、黄芩、干姜、大枣。
【功效】寒热平调，消痞散结。
【主治】寒热错杂之痞证。心下痞，但满而不痛，或呕吐，肠鸣下利，舌苔腻而微黄。

四十一、旋覆代赭汤

【来源】《伤寒论》。

【组成】旋覆花、半夏、甘草、人参、代赭石、生姜、大枣。

【功效】降逆化痰、益气和胃。

【主治】胃虚气逆痰阻证，心下痞硬、噫气不除，或者伴有纳差、呃逆、恶心，甚至呕吐等症状。舌苔白腻、脉缓或滑等。

四十二、温胆汤

【来源】《三因极一病症方论》。

【组成】陈皮、半夏、茯苓、炙甘草、枳实、竹茹、生姜、大枣。

【功效】理气化痰，和胃利胆。

【主治】胆郁痰扰证。胆怯易惊，头眩心悸，心烦不眠，夜多易梦，或呕恶呃逆，眩晕，癫痫，苔白腻，脉弦滑。

四十三、黄连温胆汤

【来源】《六因条辨》。

【组成】黄连、陈皮、半夏、茯苓、炙甘草、枳实、竹茹、生姜。

【功效】清热燥湿，理气化痰，和胃利胆。

【主治】伤暑汗出，身不大热，烦闭欲呕，舌黄腻。

四十四、中满分消丸

【来源】《兰室秘藏》。

【组成】白术、人参、炙甘草、猪苓、姜黄、茯苓、干姜、砂仁、泽泻、陈皮、知母、黄芩、黄连、半夏、枳实、厚朴。

【功效】行气健脾、清热利湿。

【主治】脾虚湿热蕴结，腹胀满痛，烦渴口苦，小便黄赤，大便秘结，苔黄腻，脉弦数。

四十五、止嗽散

【来源】《医学心悟》。

【组成】桔梗、荆芥、紫菀、百部、白前、甘草、陈皮。

【功效】宣利肺气，疏风止咳。

【主治】风邪犯肺证。咳嗽咽痒，咯痰不爽，或微有恶风发热，舌苔薄白，脉浮缓。

四十六、尿血方

【来源】自拟方。

【组成】黄芪、太子参、生地、山茱萸、牡丹皮、茯苓、泽泻、山药、女贞子、旱莲草、菟丝子、桑葚、滑石、土茯苓、白花蛇舌草、枳壳、仙鹤草、蒲黄、茜草、地榆炭。

【功效】益气养阴，凉血止血。

【主治】气阴两虚所致尿血。

四十七、肾毒清灌肠液（外用）

【来源】自拟方。

【组成】大黄、丹参、黄连、金银花、龙骨、牡蛎、益母草。

【功效】温补脾肾，活血利湿。

【主治】脾肾阳虚之慢性肾功能不全。

四十八、通络足浴方（外用）

【来源】自拟方。

【组成】花椒、艾叶、苍术、川芎、丹参、防风、桂枝、红花、寄生、牛膝、羌活、桑枝、丝瓜络、透骨草、威灵仙。

【功效】温经活血通络。

【主治】慢性肾脏病见阳虚或血瘀证。

四十九、尿感 1 号方

【来源】自拟方。

【组成】黄芪、太子参、茯苓、石莲子、酒黄芩、地骨皮、柴胡、麦冬、车前子、炙甘草、乌药、枳壳、肉苁蓉、生龙骨、生牡蛎、益母草、生薏仁、白花蛇舌草、败酱草、白术、生地、牛膝、枸杞子、桑葚、川芎、赤芍、丹参、菟丝子。

【功效】益气养阴，清热利湿。

【主治】气阴两虚夹湿热所致反复发作的尿路感染（劳淋）。

五十、尿感 2 号方

【来源】自拟方。

【组成】熟地黄、山茱萸、茯苓、泽泻、牡丹皮、菟丝子、鹿角胶、肉苁蓉、桑螵蛸、炒薏苡仁、土茯苓、败酱草、蒲公英、柴胡、香附、乌药、龙骨、牡蛎、白术、川芎、丹参。

【功效】温补脾肾，清热利湿通淋。

【主治】脾肾阳虚夹湿热所致尿路感染。

第二节　常用治疗水肿方剂

一、越婢加术汤

【来源】《金匮要略》。

【组成】麻黄、石膏、生姜、甘草、白术、大枣。

【功效】疏风泄热、发汗利水。

【主治】治皮水，一身面目悉肿，发热恶风，小便不利，苔白，脉沉。

二、防己茯苓汤

【来源】《金匮要略》。

【组成】防己、黄芪、桂枝、茯苓、甘草。

【功效】益气健脾，温阳利水。

【主治】皮水为病，四肢肿，水气在皮肤中，四肢聂聂动。

三、五苓散

【来源】《伤寒论》。

【组成】猪苓、茯苓、白术、泽泻、桂枝。

【功效】温阳化气，利湿行水。

【主治】膀胱气化不利之蓄水证。小便不利，头痛微热，烦渴欲饮，甚则水入即吐；或脐下动悸，吐涎沫而头目眩晕；或短气而咳；或水肿、泄泻。舌苔白，脉浮或浮数。

四、猪苓汤

【来源】《伤寒论》。

【组成】猪苓、茯苓、泽泻、阿胶、滑石。

【功效】滋阴清热利水。

【主治】水热互结证。小便不利、发热、口渴欲饮，或心烦不寐，或兼有咳嗽、呕恶、下利、舌红苔白或微黄，脉细数。又治血淋、小便涩痛、点滴难出、小腹满痛者。

五、五皮饮

【来源】《华氏中藏经》。

【组成】陈皮、茯苓皮、生姜皮、桑白皮、大腹皮。

【功效】利水消肿、理气健脾。主治皮水，一身悉肿，肢体沉重，心腹胀满，上气喘急，小便不利以及妊娠水肿等症及苔白腻，脉缓。

【主治】脾虚湿盛之皮水证。全身水肿、脘腹胀满。

六、柴苓汤

【来源】《丹溪心法附余》。

【组成】柴胡、黄芩、人参、猪苓、泽泻、茯苓、白术、桂、半夏、甘草、生姜。

【功效】分利阴阳，和解表里。

【主治】伤寒，温热病，伤暑，疟疾，痢疾等，邪在半表半里，症状发热，或寒热往来，或泻泄，小便不利者，以及小儿麻疹、痘疮、疝气见有上述症状者。

七、五子五皮饮

【来源】《重订通俗伤寒论》。

【组成】紫苏子、莱菔子、白芥子、葶苈子、车前子、生桑皮、茯苓皮，大腹皮、陈皮、生姜皮。

【功效】健脾化湿、理气消肿。

【主治】痰胀腹胀轻减，喘肿未除者。

八、真武汤

【来源】《伤寒论》。

【组成】茯苓、芍药、白术、生姜、附子（炮，去皮，破）。

【功效】温阳利水。

【主治】温阳利水。小便不利、肢体沉重或水肿，常用于慢性肾小球肾炎、心源性水肿、甲状腺功能低下等。

九、瓜蒌椒目汤

【来源】《医醇賸义》。

【组成】椒目、瓜蒌果、桑皮、葶苈子、橘红、半夏、茯苓、苏子、蒺藜、生姜。

【功效】清热解毒，利水消肿。

【主治】消水逐饮。主治悬饮，气短而喘，咳唾引胸胁痛，胸闷胀痛，咳逆倚息。时见西医之渗出性胸膜炎等。

十、中满分消丸

【来源】《兰室秘藏》。

【组成】白术、人参、炙甘草、猪苓、姜黄、茯苓、干姜、砂仁、泽泻、橘皮、知母、炒黄芩、炒黄连、汤洗半夏、炒枳实、姜厚朴。

【功效】行气健脾、清热利湿。

【主治】肝硬化腹腔积液，湿热臌胀，腹大坚满，脘腹撑急疼痛，烦渴口苦，渴而不欲饮，小便黄赤，大便秘结或垢溏，苔黄腻，脉弦数。

第九章　杨秀炜教授临床常用药物

第一节　临床常用药物

（1）补气类：太子参、党参、黄芪、白术、山药、甘草。

（2）养血类：熟地黄、当归、阿胶、龙眼肉。

（3）滋阴类：麦冬、北沙参、女贞子、墨旱莲、枸杞子、桑葚、玉竹、石斛、龟板、鳖甲。

（4）温阳类：补骨脂、肉苁蓉、菟丝子、鹿角霜、益智仁、覆盆子、杜仲、续断、肉桂、干姜、吴茱萸、巴戟天。

（5）活血化瘀类：泽兰、牛膝、益母草、川芎、牡丹皮、丹参、桃仁、红花、赤芍、延胡索、郁金、乳香、没药、鸡血藤、三棱、莪术、姜黄、水蛭。

（6）清热类：黄连、黄芩、黄柏、连翘、金银花、蒲公英、白花蛇舌草、栀子、知母、天花粉、夏枯草、青蒿、地骨皮。

（7）利水渗湿类：茯苓、猪苓、泽泻、滑石、薏苡仁、车前子、石韦、茵陈。

（8）推陈致新类：大黄。

（9）祛风湿类：独活、木瓜、威灵仙、防己、桑寄生、秦艽、穿山龙。

（10）芳香化湿类：藿香、佩兰、苍术、厚朴、砂仁。

（11）解表类：桂枝、白芷、荆芥、防风、羌活、葛根、柴胡、升麻。

（12）止血类：仙鹤草、白茅根、侧柏叶、蒲黄、槐花、茜草、艾叶、地榆炭、牡丹皮、生地黄、玄参、赤芍、大蓟、小蓟。

（13）平肝熄风类：天麻、钩藤、地龙、僵蚕、全蝎、珍珠母。

（14）理气类：陈皮、青皮、香附、木香、枳实、乌药。

（15）收涩类：龙骨、牡蛎、金樱子、芡实、五味子、桑螵蛸、山茱萸。

（16）化痰类：半夏、瓜蒌、浙贝、白芥子、胆南星、竹茹。

第二节 临床常用药对

一、黄芪、党参

党参性味甘平，主要功效为补气健脾，常作为人参的代用品治疗气虚证。黄芪味甘性微温，功效为补气升阳、益卫固表、利水消肿、托疮生肌。对气虚证候常同用，如补中益气汤、参芪地黄汤、归脾汤等。

二、藿香、佩兰

藿香味辛，性微温，功效芳香化湿、和胃止呕、祛暑解表。佩兰味辛，性平，功效芳香化湿、醒脾开胃、发表解暑。藿香芳香而不嫌其燥烈，温煦而不偏于燥热，既能散表邪，又能化里湿而醒脾开胃。佩兰气香辛平，其醒脾化湿之功较强，并有一定的利水作用，历来被推为治脾瘅口甘要药。二药相须为用，芳香化浊，清热祛暑，和胃止呕，醒脾增食之功益彰。

三、陈皮、青皮

陈皮味辛、苦，性温，功效理气健脾、燥湿化痰。青皮味苦、辛，性温，功效疏肝理气、消积化滞。二者同用，可疏肝健脾，消积化滞。如化肝煎、癫狂梦醒汤、海藻玉壶汤等。

四、龙骨、牡蛎

龙骨味甘、涩，性平，生龙骨偏于平肝潜阳、镇惊安神；煅龙骨偏于收敛固涩。牡蛎味咸、涩，性微寒，生用偏于益阴潜阳、软坚散结；煅用偏于收敛固涩。如桂枝加龙骨牡蛎汤、桂枝甘草龙骨牡蛎汤、柴胡加龙骨牡蛎汤、固冲汤。

五、柴胡、黄芩

柴胡味苦、性平，功效和解退热、疏肝解郁、升阳举陷。黄芩味苦性寒，功效清热燥湿、泻火解毒、凉血止血、泄热安胎。柴胡解经邪，黄芩清腑热，二者合用主要针对少阳经腑同病的特点。如小柴胡汤、柴胡桂枝干姜汤等。

六、菟丝子、鹿角霜

鹿角霜味甘性温，功效温肾助阳、收敛止血、补阴中之阳。菟丝子味甘、辛，性温，功效补肾固精、养肝明目、止泻安胎、偏于益精、温而不燥。二者合用，补肾阳，益精血，如斑龙丸、补肾固冲汤、菟丝子丸、毓麟珠等。

七、金樱子、芡实

金樱子味酸、涩，性平，功效固精缩尿、涩肠止泻。芡实味甘、涩，性平，功效益肾固精、补脾止泻、除湿止带。二药伍用，相得益彰，益肾固精、补脾止泻、缩小便、止带下的力量增强。如水陆二仙丹。

八、败酱草、炒薏苡仁

败酱草味辛、苦，性凉，功效清热解毒、祛痰排脓。炒薏苡仁，味甘、淡，性微寒，功效利水渗湿、健脾除痹、清热排脓。二者合用，增强清热排脓的功效，常用于肠痈、淋证的治疗，如薏苡附子败酱散。

九、白花蛇舌草、土茯苓

白花蛇舌草味甘、淡，性凉，功效清热解毒、活血消肿、利尿。土茯苓味甘、淡，性平，功效解毒除湿、通利关节。二者合用可增强解毒除湿的功效，用于泌尿系统疾病。现代药理认为二者均具有抑制癌细胞生长，又能增强机体免疫功能，常用于各种肿瘤的治疗。

十、青风藤、海风藤

青风藤味苦、辛，性平，功效有祛风湿、通经络、利小便。海风藤味辛、苦，性微温，功效祛风湿、通经络。二者合用，可治疗关节疼痛、麻木、拘挛、沉重等症状。

十一、天麻、钩藤

天麻味甘，性平，功效平肝潜阳、祛风通络、息风止痉。钩藤味甘，性凉，功效清热平肝、息风定惊。天麻配钩藤，天麻息风祛痰，平肝止痉，稍嫌温燥；钩藤清热息风，定惊止抽，两药合用，钩藤之清能减天麻之燥，平肝息风，而无弊害。治疗肝风内动，风痰上扰之头晕目眩，行路不稳，手足麻木。如天麻钩藤饮。

十二、夏枯草、法半夏

夏枯草味苦、辛，性寒，功效清肝火、散郁结。法半夏味辛，性温，有毒，功效燥湿化痰、降逆止呕、消痞散结，外用消肿止痛。二者合用，增强化痰散结的功效，临床常用于治疗瘿瘤、瘰疬等。同时二者合用常用于治疗失眠，半夏五月而生，夏枯草五月而枯，半夏得至阴之气而生，夏枯草得至阳之气而长，二药配伍，交通阴阳，和调肝胆，并可化痰和胃，顺应阴阳之气而安神，如半夏枯草煎、双夏汤。

十三、珍珠母、远志

珍珠母味甘、咸，性寒，功效平肝潜阳、清肝明目、镇心安神。远志味苦、辛，性温，功效宁心安神、祛痰开窍、消散痈肿。二者合用，治疗心肝阴虚，心经有热之失眠。

十四、法半夏、黄连

法半夏味辛，性温，有毒，功效燥湿化痰、降逆止呕、消痞散结，外用消肿止痛。黄连味苦，性寒，功效清热燥湿、泄火解毒。二者合用，一寒一热，辛开苦降，脾胃升降得复。如小陷胸汤、半夏泻心汤等。

十五、干姜、黄连

干姜味辛，性热，功效温中散寒、回阳通脉、温肺化饮。黄连味苦，性寒，功效清热燥湿、泄火解毒。两药相伍，寒热同用，相互促进，相互制约，辛开苦降，除寒积，清内热，开痞结，和脾胃，如黄连汤、半夏泻心汤、干姜黄芩黄连人参汤等。

十六、三棱、莪术

三棱味辛、苦，性平，莪术味辛、苦，性温，二者均为破血行气、消积止痛之品，功效相近，用于血瘀气滞之痛经、癥瘕、胸脘满闷胀痛等症，合用效果更佳，虚人当与补益药同用，以免损伤正气，另外不可久用，因其破气，中病即止。

十七、桂枝、肉桂

桂枝味辛、甘，性微温，功效发汗解肌、温通经脉、助阳化气、气薄上行发表，专走上焦。肉桂味辛、甘，性大热，功效补火助阳、散寒止痛、温通经脉、引火归元、气厚、下行温肾、专走下焦。二者合用能增强散寒止痛，温通经脉的功效，可治寒凝血瘀之里寒证，还能助心、脾、肾之阳气。

十八、桃仁、红花

桃仁味苦、甘，性平，有小毒，功效活血化瘀、润肠通便。红花味辛，性温，具有散寒止痛、温通经脉的功效，可治寒凝血瘀之里寒证，还能助心、脾、肾之阳气。桃仁破瘀力强，红花色赤，行血力胜。二药伍用，相互促进，活血通经、去瘀生新、消肿止痛的力量增强。如桃红四物汤、桃仁红花煎等。

十九、女贞子、墨旱莲

女贞子味甘、苦，性凉，功效补肝肾阴、乌须明目。墨旱莲味甘、酸，性凉，功效补肝肾阴、凉血止血。两药配伍，可增强滋补肝肾的作用。二药均入肝、肾两经，相须为用，互相促进，补肝肾、强筋骨，清虚热、疗失眠，凉血止血、乌须黑发之力增强。如二至丸。

二十、苍术、白术

苍术味辛、苦，性温，辛香以发散，芳香以化湿，苦温以燥湿，外可祛风湿之邪，内可化脾胃之湿，故为燥湿健脾，祛风湿之要药。白术味苦、甘，性温，功效补气健脾、燥湿利水、止汗安胎，甘以补脾，苦则燥湿以健脾，温则养脾胃阳气。其补气之力，虽不及参芪，然温燥之性较强，为补中焦脾胃要药。苍术、白术二药相伍，一散一补，互为促进，中焦得健，脾胃纳运如常，水湿得以运化，共奏补脾益气、运脾燥湿之功。如当归拈痛汤、完带汤、胃苓汤等。

第三节　临床常用治疗慢性肾小球肾炎的药物

一、茯苓

【性味】味甘、淡，性平。
【归经】归心、肺、脾、肾经。
【功效】利水渗湿、健脾、宁心。

二、菟丝子

【性味】味甘,性温。

【归经】归肾、肝、脾经。

【功效】补益肝肾、固精缩尿、安胎、明目、止泻;外用消风祛斑。

三、山茱萸

【性味】味酸、涩,性微温。

【归经】归肝、肾经。

【功效】补益肝肾、收敛固脱。

四、黄芪

【性味】味甘,性微温。

【归经】归脾、肾经。

【功效】补气升阳、固表止汗、利水消肿、托疮生肌。

五、熟地黄

【性味】味甘,性微温。

【归经】归肝、肾经。

【功效】补血滋阴、益精填髓。

六、山药

【性味】味甘,性平。

【归经】归肺、脾、肾经。

【功效】补脾养胃、生津益肺、补肾涩精。

七、牡蛎

【性味】味咸,性微寒。

【归经】归肝、胆、肾经。

【功效】潜阳补阴、重镇安神、软坚散结、收敛固涩、制酸止痛。

八、牡丹皮

【性味】味苦、辛，性微寒。
【归经】归心、肝、肾经。
【功效】清热凉血、活血祛瘀、清虚热。

九、泽兰

【性味】味苦、辛，性微温。
【归经】归肝、脾经。
【功效】活血调经、祛瘀消痈、利水消肿。

十、鹿角霜

【性味】味甘、咸，性温。
【归经】归肾、肝经。
【功效】壮肾阳、益精血、强筋骨、调冲任、托疮毒。

十一、龙骨

【性味】味涩、甘，性平。
【归经】归心、肝、肾经。
【功效】镇心安神、平肝潜阳、固涩、收敛。

十二、穿山龙

【性味】味甘、苦，性温。
【归经】归肝、肾、肺经。
【功效】祛风除湿、舒筋通络、活血止痛、止咳平喘。

十三、防风

【性味】味辛、甘，性微温。
【归经】归膀胱、肝、脾经。
【功效】祛风解表、胜湿止痛、止痉。

十四、金樱子

【性味】味酸、甘、涩，性平。
【归经】归肾、膀胱、大肠经。
【功效】固精缩尿、固崩止带、涩肠止泻。

十五、独活

【性味】味辛、苦，性微温。
【归经】归肾、膀胱经。
【功效】祛风除湿、通痹止痛。

十六、川芎

【性味】味辛，性温。
【归经】归肝、胆、心包经。
【功效】活血行气、祛风止痛。

十七、车前子

【性味】味甘、性寒。
【归经】归肝、肾、肺、小肠经。
【功效】清热利尿通林、渗湿止泻、明目、祛痰。

十八、芡实

【性味】味甘、涩，性平。
【归经】归脾、肾经。
【功效】益肾固精、补脾止泻、除湿止带。

十九、川牛膝

【性味】味苦、甘、酸，性平。
【归经】归肝、肾经。
【功效】逐瘀通经、补肝肾、强筋骨、利水通林、引火（血）下行。

二十、益母草

【性味】味苦、辛，性微寒。

【归经】归心包、肝、膀胱经。

【功效】活血调经、利尿消肿、清热解毒。

二十一、土茯苓

【性味】味甘、淡，性平。

【归经】归肝、胃经。

【功效】除湿，解毒，通利关节。

二十二、薏苡仁

【性味】味甘、淡，性凉。

【归经】归脾、胃、肺经。

【功效】利水渗湿，生用长于除痹，排脓，解毒散结；炒用长于健脾止泻。

第十章 肾内科常用中医特色疗法

第一节 中药灌肠疗法

中药灌肠疗法是将中药药液自肛门灌入直肠及结肠，使具有清热解毒、软坚散结、活血化瘀等作用的药液保留于肠道内，通过局部和全身作用达到治疗目的。

一、目标

中药灌肠技术促进毒素由肠道排出，促进氮质类毒素排泄，增强治疗效果。

二、适应证

适用于慢性肾衰竭伴血瘀、浊毒内蕴者。

三、禁忌证

（1）肛门失禁及严重痔疮患者。
（2）急腹症和胃肠道出血者。
（3）妊娠期妇女。

四、物品准备

治疗车上层备：治疗盘、中药液体、输液器（剪掉过滤网及头皮针）、输液瓶（250mL）、瓶筐、胶单、手纸、水温计、液体石蜡、一次性手套、手部消毒液。
治疗车下层备：医用垃圾桶、生活垃圾桶、锐器盒。
必要时备：屏风。

五、操作程序

（1）将输液瓶中药液加温至 39~40℃。

（2）插入输液器，并将输液器下端（过滤网连同头皮针）剪掉，排出空气，携至患者床旁，核对并向其说明目的，消除顾虑，以取得合作，嘱其排尿，用屏风遮挡患者。

（3）戴一次性手套，协助患者取左侧卧位，脱裤至膝盖部，右腿屈膝，左腿自然伸直，移臀部至床边，取出治疗巾垫于臀下，弯盘置臀边。

（4）将输液瓶挂于输液架上，液面距离肛门 40~60cm，润滑肛管前端，放出少量液体，左手持手纸分开患者臀部，显露肛门，嘱其张口呼吸，使括约肌放松，轻轻插入直肠 15~20cm，放开输液器的调节器，使溶液缓缓流入。

（5）溶液流尽时，闭管，用手纸包住肛管拔出放入弯盘内，擦净肛门。嘱其保留 40 分钟。

六、注意事项

（1）插管时若遇到阻力或流速不畅，可能肛管被粪块堵塞或肛管紧靠肠黏膜之故，移动肛管或挤压橡皮管阻力可消失。

（2）灌肠前药液温度为 39~40℃，若温度达到 41℃以上，灌肠液能使肠道黏膜充血、水肿，甚至烫伤肠黏膜，影响治疗效果。若药液温度低于 38℃以下，会因药液温度过低刺激肠道，出现肠蠕动异常，引起腹部不适而不利于药液的保留，而不能达到最佳治疗效果。

（3）如有肛周痔疮，插管时痔疮破裂出血：应立即停止插管。观察出血量如果不多，请患者卧床休息，肛门部垫手纸，防止污染衣裤；如果出血量较多，通知医生，做好生命体征监测，必要时请肛肠科会诊，遵医嘱应用止血药物。

（4）灌肠过程中注意观察患者的反应，若出现面色苍白、出冷汗、剧烈腹痛、脉速、心慌气急，应立即停止灌肠，通知医生进行处理。

第二节 结肠透析疗法

结肠透析是通过向人体结肠注入过滤水，进行清洁洗肠，清除体内毒素，充分扩大结肠黏膜与药物接触面积，然后再注入专用药液，使药液在结肠内通过结肠黏膜吸附出体内各种毒素，并及时排出，最后再灌入特殊中药制剂，并予保留，在结肠中利用结肠黏膜吸收药物有效成分，起到对肾脏治疗作用，并可降逆泄浊，降低血肌酐和尿素氮、尿酸等尿毒症毒素。

一、目标

结肠透析通过清降肠腑，可部分代替肾脏的排泄功能，利用肠黏膜作为半透膜，可促进毒素由肠道排出。

二、适应证

慢性肾衰竭（失代偿期、衰竭期）。

三、禁忌证

心功能不全不能耐受，严重痔疮，精神性病史或家族史，凝血功能障碍，神智异常者。

四、物品准备

治疗盘、止血钳、液体石蜡、棉球、一次性手套、卫生纸、消毒液、一次性中单、必要时备开塞露。

五、操作程序

（1）准备工作、开机、药液配制、治疗方案设置。

（2）核对解释，协助患者采左侧卧位，双下肢半屈位，暴露肛门，注意保暖。

（3）插管：用液状石蜡润滑肛门及管路，将粗管缓慢地插入患者肛门至直肠部位，一般为 7~8cm。

（4）开泵灌注，将细管缓慢向结肠高位推进，并注意观察有无阻力。

（5）治疗过程中，注意患者的舒适感受，透析液注完后，将粗管退出肛门，进行高位结肠给中药肾毒清灌肠液保留 30 分钟左右。

（6）治疗结束后，拔管、抬高臀部，改右侧卧位 3~5 分钟，协助患者穿衣。

（7）整理用物，洗手，记录。

六、注意事项

（1）为了防止交叉感染，探头为一次性使用。

（2）打开探头包装前，应查看包装标识，是否过期或外包装是否破损。如果发现不符合，请不要使用。

（3）当灌注或排泄压力曲线过高，可能发生探头进水管打折，需要向回拉动进水管，然后再向前推进。

（4）如果发生患者有强憋胀感或漏水可按红色的"急停开关"，处理后向右旋转再打开。

第三节　中药塌渍疗法

中药塌渍是利用传统中医经络理论与中药渗透理论，局部治疗以起到益肾理气、活血化瘀的作用。

一、目标

减轻或消除局部酸痛、麻木、酸胀等症状。

二、适应证

慢性肾脏病见阳虚或血瘀证者。

三、禁忌证

高血压、冠心病、心功能不全及年老体弱者。

四、物品准备

治疗车上层备：治疗盘、治疗卡、遵医嘱准备药物、双层纱布药袋两个、治疗巾、手套、纸巾、手消夜。

治疗车下层备：医疗垃圾桶、生活垃圾桶。

另备：电磁炉、蒸锅；必要时备屏风。

五、操作程序

（1）遵医嘱配制药物，并将药物置于布袋中，把做好的药袋放入蒸锅中加热30分钟至药物热透。

（2）备齐用物携至床旁，核对、解释，并对患者进行告知。

（3）协助患者取合适体位，暴露药熨部位，注意保暖。

（4）将药袋调整适宜温度置于患者病变部位，盖好垫巾及小棉被保暖。

（5）随着药袋温度降低可更换药袋以保证一定热度。

（6）治疗过程中注意观察局部皮肤的颜色情况同时询问患者对温度的反应，防止烫伤。

（7）治疗完毕，用小毛巾清洁局部皮肤，协助患者穿衣、下床，整理床单位。

（8）整理所用物品，做好记录。

六、注意事项

（1）治疗中保持药袋的温度，药袋温度下降应后及时更换或加热。

（2）治疗过程中要及时观察病情变化，若患者感到疼痛或出现水疱时，立即停止操作，报告医生并配合处理。

（3）药袋温度适宜，尤其对老年人，实施中药塌渍治疗时温度不易过高，避免烫伤。

（4）药袋用后消毒、清洗、晾干、灭菌后备用。

第四节　中药封包疗法

中药封包，是将中药粉碎后装入布袋后放置于治疗部位表面的中医外治特色技术，有软坚散结、活血利水的功效。

一、目标

将中药粉碎后装入布袋后放置于治疗部位表面，达到软坚散结、活血利水的目的。

二、适应证

适用于慢性肾脏病见水肿或血瘀证者。

三、禁忌证

（1）哺乳期或崩漏的女性患者，孕妇。

（2）皮肤过敏者、下肢局部皮肤有破损、溃烂、炎症或皮肤有大块瘢痕组织的患者。

（3）患有严重的精神疾病或因其他原因不能配合诊治者。

（4）高热及急性软组织出血者。

（5）妊娠或哺乳期妇女。

四、物品准备

治疗车上层备：治疗盘、中药粉、布袋、治疗卡、记录本、洗手液。

治疗车下层备：医用垃圾桶、生活垃圾桶。

必要时备：屏风，毛巾被。

五、操作程序

（1）根据肢体肿胀部位和肢体周径选择不同型号的封装袋，将药物粉碎混匀后装入小布袋里，每个小袋所装药量相同，袋盖反折后用魔术贴粘贴固定以免药物外漏。

（2）根据治疗部位需要，患者选择适当体位。

（3）外敷与固定：将封装袋平整均匀包敷在穴位处，调整松紧以患者耐受为度，最后用系带固定。

（4）治疗结束后，整理用物。

六、注意事项

（1）固定封装袋要松紧适宜，定时观察肢体末梢循环。

（2）外敷固定后，注意观察局部皮肤及询问患者的感受，若出现红疹、瘙痒、水疱等过敏现象时，应及时停止使用，对症处理。

（3）体质虚弱患者治疗时间适当缩短，以患者能耐受为度。

（4）治疗后用温水擦洗外敷后的芒硝痕迹，保持皮肤清洁。

（5）卧床患者应铺一次性中单，防止污染床单。

第五节 中医定向透药疗法

中医定向透药治疗仪是采用瞬时的高电压在皮肤角质层的质脂双层打出暂时性的水通道（电致孔技术），并通过独创的非对称脉冲电场，使药物中的有效成分更深入，有效地透过角质层快速进入人体，靶向作用患者病灶。

一、目标

通过中频电流直接到达患处，使药物的有效成分通过皮肤到达受影响部位后更容易被吸收，并可起到温经止痛的治疗作用。

二、适应证

（1）慢性肾脏病见阳虚或血瘀或水肿证者。

（2）高血压、糖尿病、腰椎间盘突出症、颈椎病、风湿性关节炎、类风湿关节炎等，同时还可以减轻神经根压迫，缓解疼痛。

三、禁忌证

（1）产生皮肤损伤时不建议采取这种治疗方式。

（2）皮肤破溃、瘀血处、孕妇。

（3）严重心脏病患者、安装起搏器者禁忌。

（4）有脑血管意外病史的患者，不要将电极对置于头部。

四、物品准备

中医定向透药治疗仪、治疗用药，弯盘、纱布、治疗卡、记录单、手消液、医用垃圾桶，必要时备屏风。

五、物品准备及操作步骤

（1）携用物品至床旁，核对解释、洗手。

（2）取合理体位，暴露粘贴部位，注意保暖。

（3）取穴、询问感觉。

（4）将输出导线的插头插入仪器前面板的输出插座上（上下两个输出口分别对应触摸控制液晶显示界面的第一路控制和第二路控制）。

（5）连接电极片，放置好药棉。

（6）将极片直接粘贴在治疗部位上（注意：电极片和人体接触的面有一层透明的薄膜，一定要撕掉）。

（7）开机将电源线插头插入仪器电源插座，接上电源。打开电源开关（在设备右侧面）约1秒后听到"滴"一声，仪器自动完成默认参数设定值进入待机状态。开始治疗：根据病情需要，旋转按钮，调节适宜的治疗时间、治疗热度及按摩导入的强度。

（8）治疗结束，取下电极，用纱布擦拭局部皮肤，复位，关闭电源。协助患者穿衣，安排舒适体位。

（9）整理用物，核对洗手，记录。

六、注意事项

（1）治疗时应采取合理体位，治疗部位皮肤有瘢痕、溃疡、皮疹时，电极应该避开。

（2）初次治疗时，刺激强度应从低强度逐渐调试，患者耐受后再逐渐增加。

第六节　耳针疗法

耳针疗法是指使用短毫针针刺或其他方法刺激耳穴，以诊治疾病的一种方法。耳穴刺激方法最常用的有 3 种：毫针、埋针、压豆。我国运用耳穴诊治疾病历史已相当悠久。历代医学文献也有介绍用耳针方法刺激耳廓以防治疾病，以望、触耳廓诊断疾病的记载，并一直为很多医家所应用。为了便于国际间的研究和交流，我国制定了《耳穴名称与部位的国家标准方案》，法国 P.Nogier 博士在 20 世纪 50 年代中期发表了他的耳穴图，对耳针法的发展起了重要的促进作用。

一、目标

通过耳穴压籽的方法对耳部穴位进行刺激，从而达到治疗疾病与强身健体的目的。

二、适应证

慢性肾脏病伴失眠、血压高者。

三、禁忌证

（1）如耳部皮肤有炎症或局部有冻疮时，不宜进行耳针。

（2）对习惯性流产的孕妇应禁耳针。

（3）患有严重器质性病变，如严重心脏病、高血压患者不宜行强刺激。

（4）对出血性疾病、慢性病末期、诊断不明的危笃患者慎用针刺。

四、物品准备

治疗车上层备：治疗盘、弯盘、镊子、镊子缸、酒精、棉签、耳穴磁珠或王不留行籽、探棒、治疗卡、记录本、手部消毒液。

治疗车下层备：医用垃圾桶、生活垃圾桶。

五、操作程序

（1）携用物至床旁，核对解释，洗手。
（2）取合理体位，选穴，询问感觉。
（3）消毒耳部皮肤。
（4）将王不留行籽或磁珠附于穴位处，询问感觉，固定。
（5）操作完毕，安排舒适体位。
（6）整理用物，洗手，记录。

六、注意事项

（1）急性扭伤者留埋后指导患者进行患侧活动，以促进疗效。
（2）用探棒探查穴位时要以轻慢均匀的压力由穴位周围向中心探查。
（3）耳部皮肤有皲裂、结痂、冻伤、红肿、破溃等暂时不宜用耳穴压籽法，待其痊愈后再行操作。

第七节　埋针治疗

埋针治疗是用 30 号或 32 号不锈钢丝制成的图钉型或麦粒型的两种针具刺入皮内，固定后留置一定时间，利用其持续刺激作用，来治疗疾病的一种方法。

一、目标

本法可以给穴位以持续刺激，减少反复针刺的麻烦，患者还可以自己手压埋针以加强刺激，达到调理气血，防治疾病的目的。

二、适应证

适用于慢性肾脏病患者。

三、禁忌证

关节处、红肿局部、皮肤化脓感染处、紫癜和瘢痕处，均不宜埋针。皮肤过敏患者、出血性疾病患者也不宜埋针。

四、物品准备

治疗车上层备：酒精、棉签、胶布、针具、治疗卡、记录本、手部消毒液。
治疗车下层备：医疗垃圾桶、生活垃圾桶。

五、操作程序

（1）对患者的病情、心理状态、年龄进行评估。

（2）取合理体位，依据辨证论治结果取相应腧穴，暴露埋针部位，注意保暖。

（3）埋针

①图钉型皮内针埋针法：图钉型皮内针也称揿针，用于耳穴和体穴埋藏。在局部常规消毒后，用镊子夹持针柄，对准穴位，垂直刺入，使环状针柄平整地留在皮肤上，用胶布固定。

②麦粒型皮内针埋针法：可应用于身体大部分穴位（也有人做成蝌蚪型的皮内针）。用消毒镊子夹持针柄，对准已消毒的穴位，沿皮下刺入 0.5～1cm，针柄留于皮外，用胶布固定。如无皮内针，亦可用 5 分毫针代之。

（4）结束治疗，清洗局部，整理用物。

六、注意事项

（1）穴位、针具、镊子都要常规消毒。

（2）治疗前局部清洗，衣着适度，避免出汗过多。埋针处不宜有水浸泡。夏季多汗时，要检查埋针处有无汗浸皮肤发红等。

（3）治疗部位必须避开破损、皮疹等有皮肤问题处，以免造成感染。患者按压针柄时应注意手部的卫生。

（4）埋针期间饮食应清淡，禁食生冷、海鲜、辛辣刺激性食物。

第八节　拔罐疗法

拔罐疗法是以罐为工具，利用燃烧、抽吸、蒸汽等方法造成罐内负压，使罐吸附于腧穴或相应体表部位，使局部皮肤充血或瘀血，以达到防治疾病的外治方法。拔罐疗法治病广泛，疗效迅速，方法简便，安全经济，是多快好省的治病方法，无论是在医学领域里，还是在家庭环境中，都是值得推广应用的。

一、目标

通过将拔罐器具叩拔在人体的穴位上，形成局部瘀血，使人体疏通经络、通畅气血、消肿止痛、调理人体阴阳平衡，祛风拔毒，驱寒除湿，达到治疗疾病和预防保健的作用。

二、适应证

适用于慢性肾脏病并发感冒、颈项痛、腰背痛等疾病。

三、禁忌证

（1）精神过于紧张、醉酒、过饥、过饱、过劳、抽搐不合作者。

（2）重度心脏病、呼吸衰竭、皮肤局部溃烂或高度过敏、活动性肺结核、全身消瘦以致皮肤失去弹性、全身高度水肿者及恶性肿瘤患者。

（3）有出血性疾病者。

（4）妊娠妇女腹部、腰骶部及五官部位、面部、前后二阴等及儿童禁用重手法。

（5）局部有疝疾病（如脐疝、腹壁疝、腹股沟疝等）、静脉曲张、癌肿等。

四、物品准备

玻璃罐、镊子或止血钳、95%酒精、棉球、新毛巾、干纱布、脸盆、火柴、治疗盘。

五、操作程序

（1）对患者的病情、心理状态、年龄进行评估。

（2）按合作程度，采取适当方式与患者进行有效沟通。

（3）取适宜体位，协助患者松开衣着，暴露治疗部位，注意保暖。

（4）根据部位的面积大小，患者体质强弱、以及病情而选用大小适宜的火罐或竹罐及其他罐具等。

（5）擦洗消毒：先用毛巾浸开水洗净患部，再以干纱布擦干，为防止发生烫伤，一般不用酒精或碘酒消毒。

（6）拔罐：用镊子或止血钳等挟住乙醇棉球，点燃后在火罐内壁中段绕1~2圈，或稍做短暂停留后，迅速退出并及时将罐扣在施术部位上，即可吸住。

（7）罐拔上后，应不断询问患者有何感觉，观察罐内皮肤反应情况。

（8）拔罐时间：大罐吸力强，1次可拔5~10分钟，小罐吸力弱，1次可拔10~15分钟。此外还应根据患者的年龄、体质、病情、病程以及拔罐的施术部位而灵活掌握。

（9）起罐：向下取罐子时，为避免疼痛宜用一只手使罐子倾斜，用另一只手压迫罐子对侧之皮肤，使之形成一个空隙，空气由此得以入于罐中，此时罐子之吸引力立即消失而坠落，如今患者自行皮肤收缩亦很易使罐子坠落若于同一部位重复拔火罐时，必须选择未拔过的空隙地方施行。

（10）操作完毕后，清理用物，归还原处。

六、注意事项

（1）拔罐时要选择适当体位和肌肉丰满的部位，骨骼凹凸不平及毛发较多的部位均不适宜。

（2）拔罐时要根据不同部位选择大小适宜的罐，拔罐的吸附力度应视病情而定，身体强壮者力量可稍大，年老体弱及儿童力量应小。

（3）拔罐和留罐中要注意观察患者的反应，患者如有不适感应立即取罐；严重者可让患者平卧，保暖并饮热水或糖水，还可揉内关、合谷、太阳、足三里等穴。

（4）注意勿灼伤或烫伤皮肤，若烫伤或留罐时间太长而皮肤起水疱时，水疱无须处理，仅敷以消毒纱布，防止擦破即可。水疱较大时用消毒针将水放出，涂以甲紫药水，或用消毒纱布包敷，以防感染。

（5）皮肤有过敏、溃疡、水肿、高热抽搐者和孕妇的腹部、腰骶部位不宜拔罐。

（6）拔罐时应注意防火。

（7）治疗后要注意局部保暖、避风，如有出汗者应及时擦干，因治疗后局部毛孔开泄，需避免再次遭受外邪侵袭。

第九节　督灸疗法

督灸，是指在督脉的脊柱段上隔药灸的中医外治特色疗法，发挥益肾通督、温阳散寒、壮骨透肌、破瘀散结、通痹止痛的功效。

一、目标

遵医嘱取督脉的大椎穴至腰俞穴作为施灸部位。达到益肾通督、温阳散寒、壮骨透肌、破瘀散结、通痹止痛的目的。

二、适应证

适用于慢性肾脏病见阳虚或血瘀证者。

三、禁忌证

（1）哺乳期或崩漏的女性患者，孕妇。

（2）有糖尿病、心血管、脑血管、肝、肾和造血系统等严重原发疾病、精神病患者及过敏体质、高血压者。

（3）关节畸形活动不利的患者及皮损者。

四、物品准备

治疗车上层备：治疗盘、弯盘、75%酒精棉球、棉签、纱布、艾绒、姜绒、中药粉、桑皮纸、打火机、压舌板、玻璃管、治疗卡、记录本、洗手液。

治疗车下层备：医用垃圾桶、生活垃圾桶。

必要时备：屏风、毛巾被。

五、操作程序

（1）选择体位：令患者裸背俯卧于床上。

（2）取穴：医者用拇指的指甲沿脊柱（督脉）凸处按压"十"字痕迹。

（3）施术部位消毒：以75%酒精棉球自上而下沿脊柱常规消毒3遍。

（4）涂抹姜汁：沿脊柱凸部医者按压"十"字痕迹涂抹姜汁。

（5）撒督灸粉：沿脊柱凸部医者按压"十"字痕迹撒督灸粉呈线条状。

（6）敷盖桑皮纸：将宽10cm、长40cm的桑皮纸敷盖在药粉的上面。

（7）铺姜泥：把姜泥牢固地铺在桑皮纸中央，要求姜泥底宽3cm、高2.5cm、顶宽2.5cm、长为大椎穴至腰俞穴的长度，形如梯形。

（8）放置艾炷：在姜泥上面放置梭形艾炷首尾相接，艾炷直径如患者的中指中节直径。

（9）点燃艾炷：以线香点燃艾炷的上、中、下3点，任其自燃自灭。

（10）换艾炷：1壮灸完后再换1壮，连续灸完3壮。

（11）去姜泥：灸完3壮后取下姜泥。用湿热毛巾轻轻擦净灸后药泥及艾灰。

六、注意事项

（1）调节饮食：要求患者在治疗前7天开始调节饮食，忌食一切酒类和水产品鸡、羊、狗肉及肥甘之品，以免降低疗效或发疱过大。

（2）防火设备：治疗室内应准备1个水杯，贮存点燃过的火柴柄，以防火灾。

（3）治疗后保暖：适当休息、不能熬夜和久居空调室内。

（4）发疱后的护理：保护水疱，发疱后无须抓、挠和涂抹任何药物。

（5）医者在操作时要密切注意患者情况，防止由于患者活动引起艾炷的脱落；患者治疗结束后，医者应嘱其缓慢坐起，并在治疗床上静坐 5 ~ 10 分钟，以免出现体位性眩晕而摔倒。